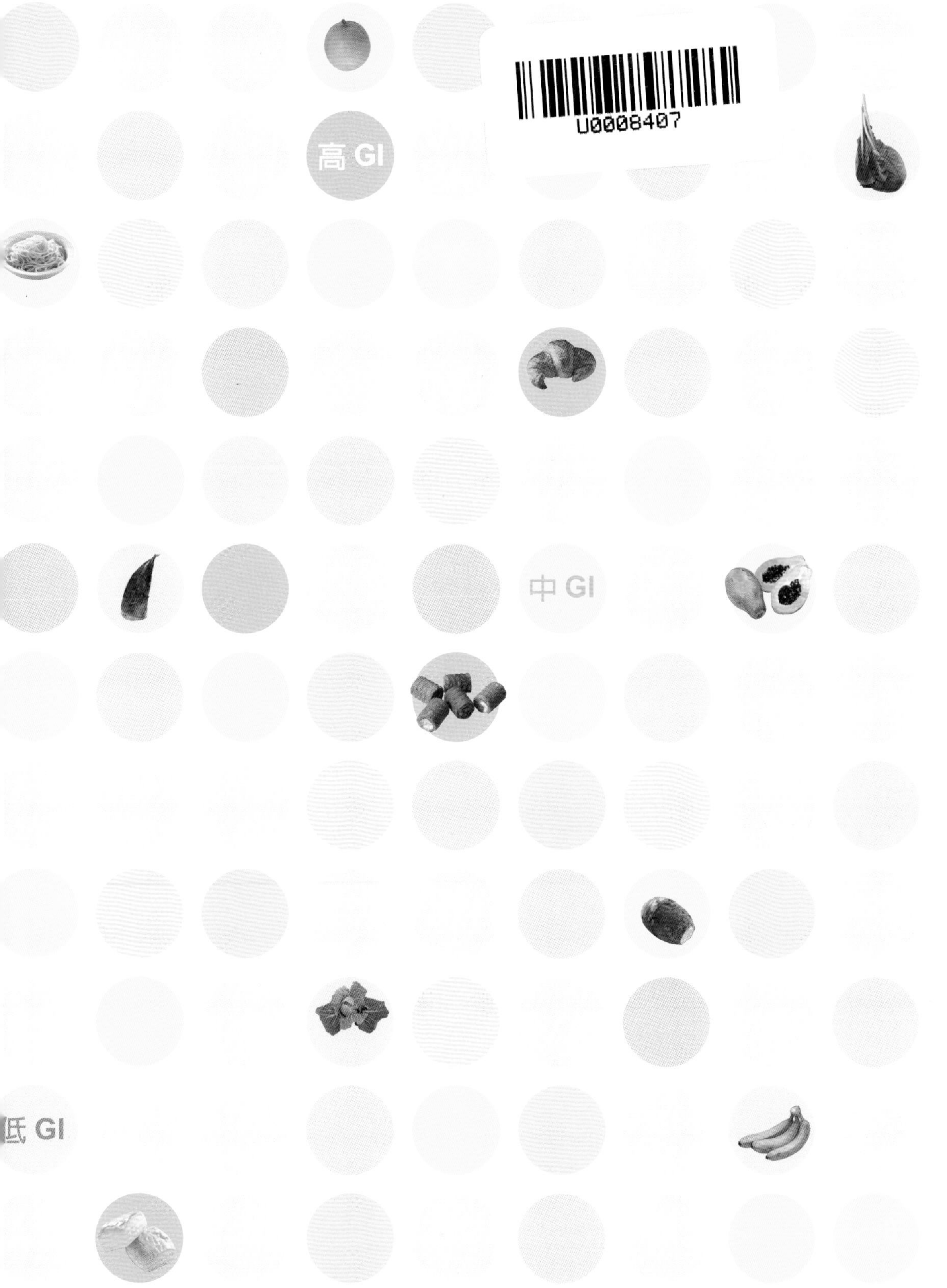
高 GI
中 GI
GI

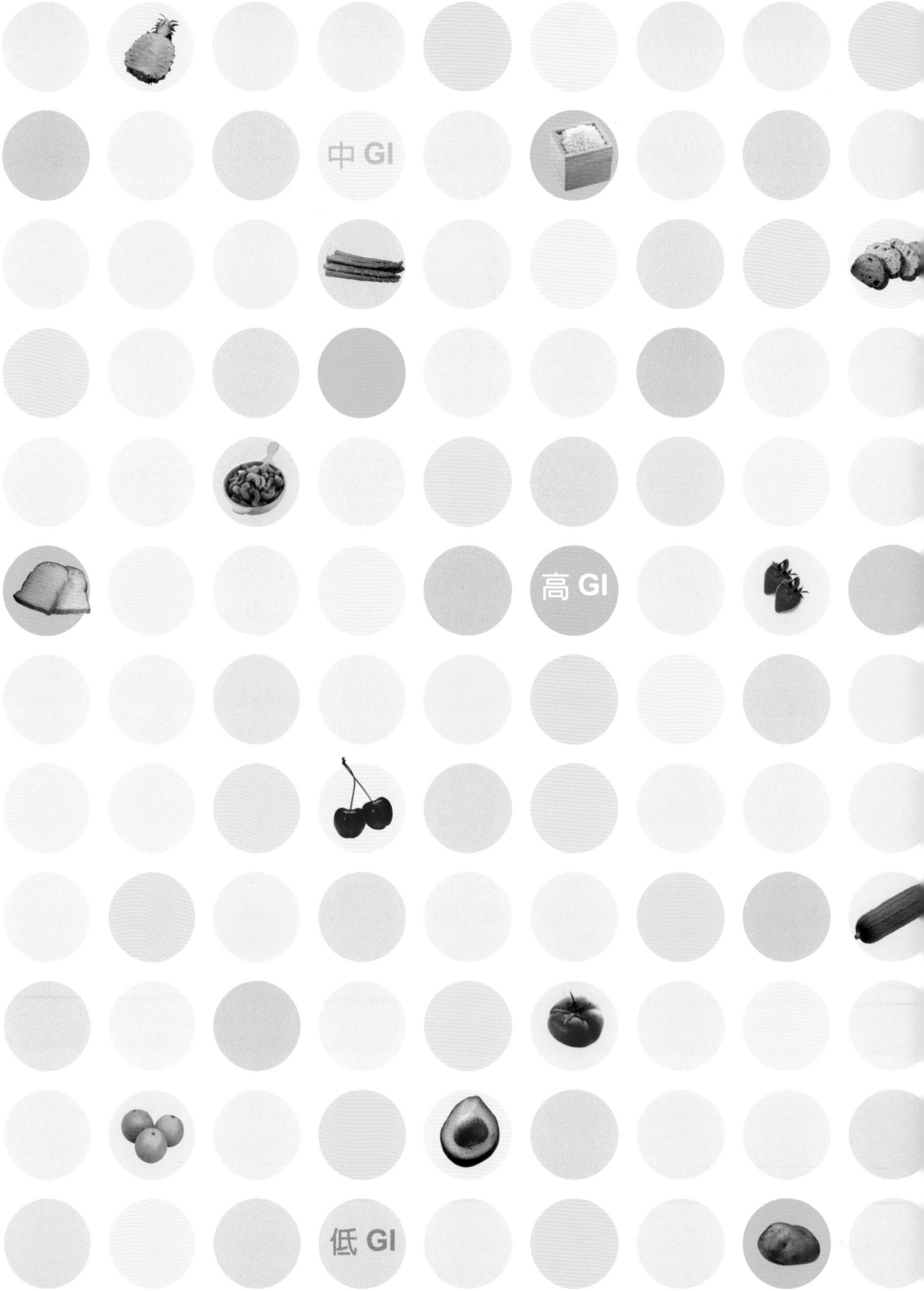
中 GI
高 GI
低 GI

減脂肪　降血糖　防三高

低GI

低升糖指數飲食 LOW Glycemic Index Diet

飲食全書

吳益群
美國麻省理工學院生物學博士
台灣大學分子與細胞生物學研究所教授

柳秀乖
財團法人乳癌防治基金會營養保健講師

◎合著

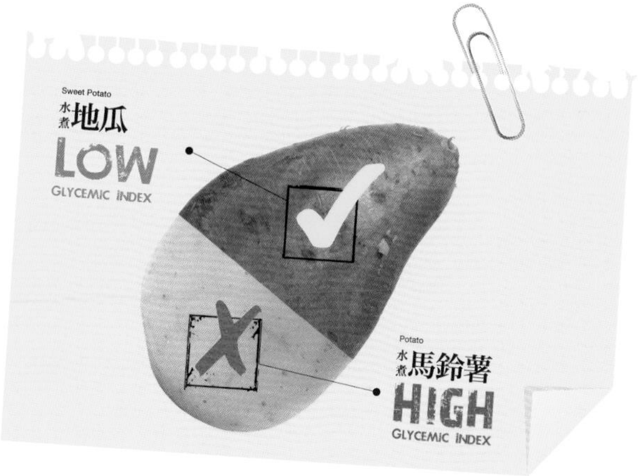

原水文化

目 錄 CONTENTS

PART1 選擇低 GI 飲食，遠離肥胖、糖尿病、心血管疾病

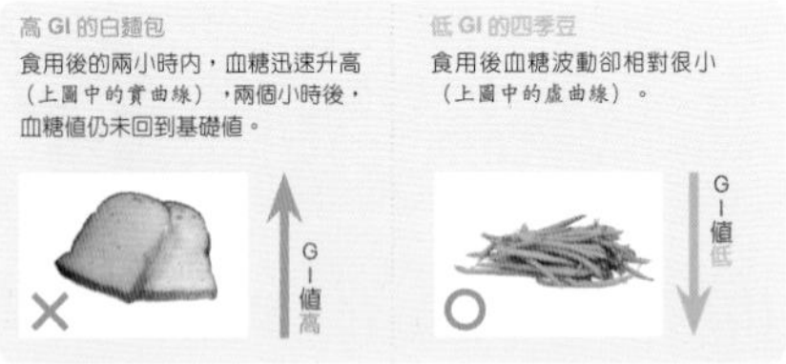

（詳見本書 P.017）

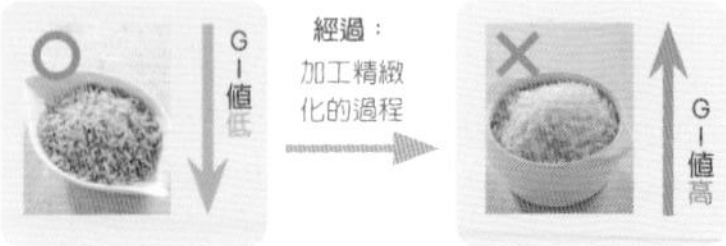

（詳見本書 P.029）

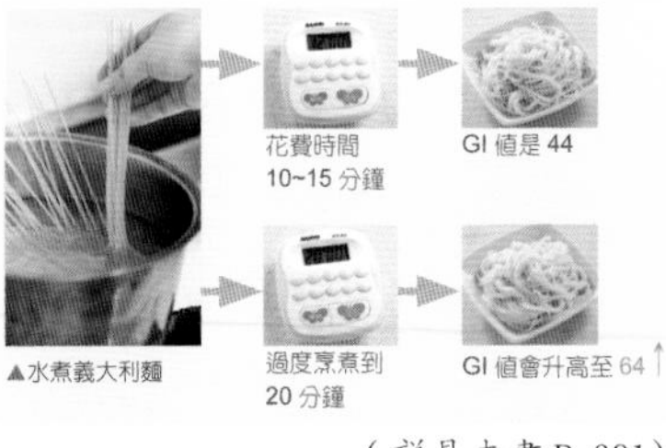

（詳見本書 P.031）

PART2 小心！肥胖是糖尿病及高血糖的警訊

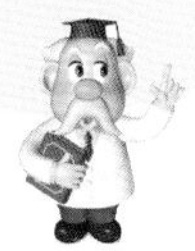
腰臀圍指數超過標準，是屬於代謝症候群高危險族群，這個警戒值同時也能預測罹患糖尿病、高血壓的風險。

PART3 低 GI 飲食的健康原則

建議的米食選擇

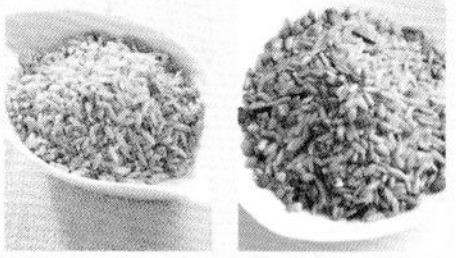

糙米 多穀米

（詳見本書 P.051）

建議的麵食選擇

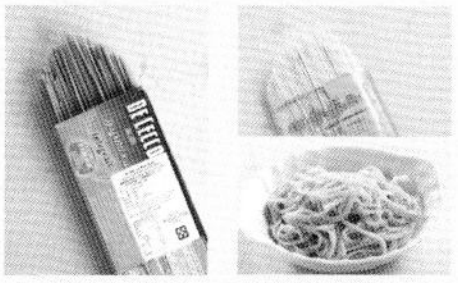

全麥義大利麵 全麥及蕎麥麵

（詳見本書 P.058）

建議的麵包選擇

全麥麵包 全穀粒雜糧麵包

（詳見本書 P.063）

PART4 低 GI 健康廚房 【一星期早 / 午 / 晚餐示範食譜目錄】

PART4 低 GI 健康廚房【一星期早 / 午 / 晚餐示範食譜目錄】

第5套

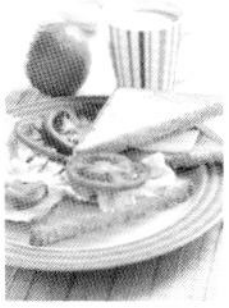
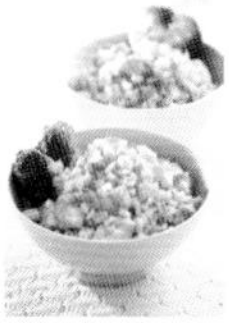
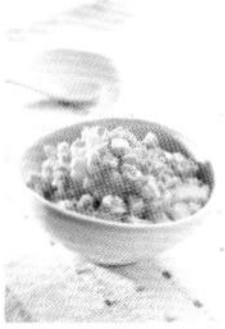
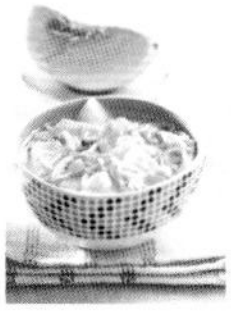
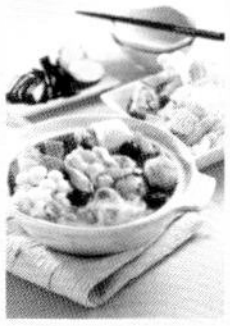

第6套

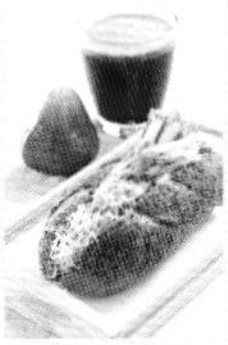
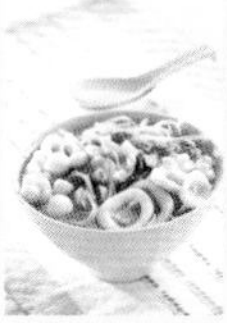
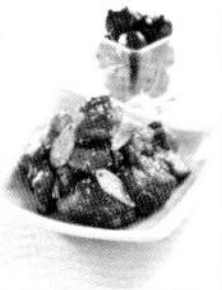
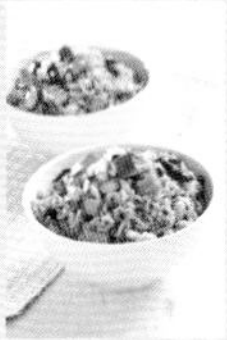
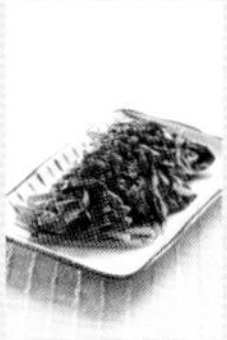
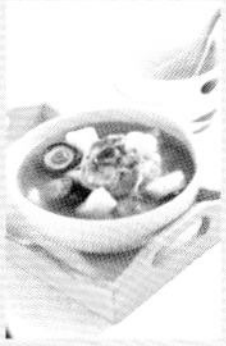

第7套

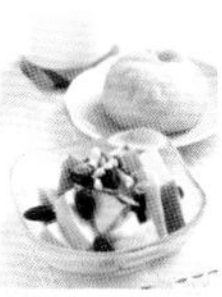
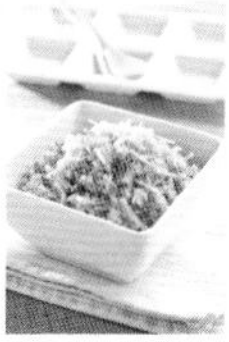
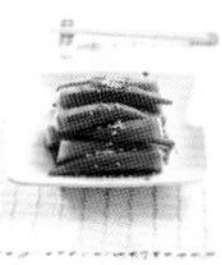
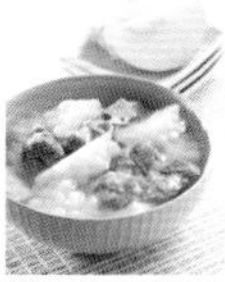
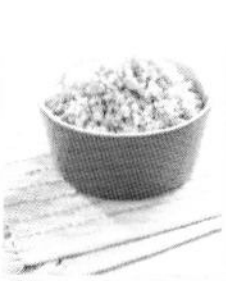
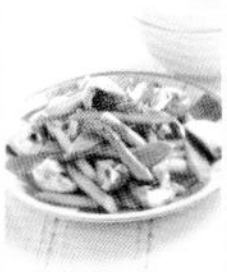
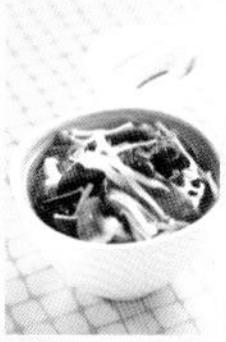

PART4 低 GI 健康廚房【一星期早 / 午 / 晚餐營養成分速查目錄】

正常人一天所需的熱量為：體重 ×30 大卡。換言之 60 公斤重的人，一日所需熱量即為 1800 大卡（不過這個公式的前提是，體重必須合於標準，不能超重或不足）。因此，讀者可依據個人每日的需求熱量，參考本書 P6、7、8 頁的【一星期早／午／晚營養成分速查目錄】，自由調配每日三餐的飲食內容，如主食、副食、湯品等食譜，享受變化十足的健康飲食。

午餐			熱量	蛋白質	脂肪	醣類	膳食纖維
第1套	111–115	主食／野菇番茄義大利麵	457	13.4	12.2	73.4	5.2
		副食／紅酒醋沙拉	64.5	0.7	5.3	3.5	1
		湯品／番茄蔬菜湯	20.2	1.3	0.2	3.3	1.4
		午點水果／芭樂 160 克	70.2	1.1	0.2	16	8
第2套	117–119	主食／韭菜水餃	210.5	8.5	0.5	43	1.4
		副食／涼拌黃瓜	74.1	1.6	0.1	16.7	8.5
		湯品／海帶竹筍湯	242.6	14.1	12.2	19.1	9.9
		午點水果／柳丁 1 顆	55.9	1	0.3	13.8	3
第3套	121–123	主食／蕎麥炸醬麵	328.7	18.7	7.1	47.5	1.3
		副食／木耳炒白菜	107.8	0.8	10.2	3.2	2
		湯品／高纖牛蒡湯	100	8.5	0.8	14.7	4.5
		午點水果／奇異果 1 顆	60.95	1.38	0.39	14.8	2.3
第4套	125–127	主食／海苔壽司	236.4	9.8	2.4	43.9	2.6
		副食／三色涼拌	164.4	7.3	12.8	5	2.2
		湯品／虱目魚湯	137.8	12.8	8.6	1.9	0.7
		午點水果／水蜜桃 1 顆	64.5	1.2	0.3	16.1	0.3
第5套	129–133	主食／鮭魚炒飯	410	17	19.9	40.9	2.6
		副食／苦瓜鹹蛋	104.1	4	8.5	2.9	1
		湯品／金菇蘿蔔湯	36.8	1.7	0.4	6.6	2.3
		午點水果／哈蜜瓜 1/4 顆	62	1.4	0.4	15.2	1.6
第6套	135–137	主食／柴魚全麥湯麵	282.1	17.1	2.9	46.9	9.6
		副食／梅汁排骨	180.7	11.9	9.9	11	1.7
		午點水果／櫻桃 9 顆	63.2	0.72	0.32	14.4	1.2
第7套	139–141	主食／櫻花蝦干貝飯	373	24.3	11.7	42.6	1.4
		副食／和風秋葵	124.3	5.6	5.5	13.1	5
		湯品／苦瓜排骨湯	126	8.8	8.7	3.15	1.5
		午點水果／水梨 1/4 片	60	0.6	0.45	15.15	2.4

PART4 低 GI 健康廚房 【一星期早 / 午 / 晚餐營養成分速查目錄】

低 GI 飲食 是個健康的象徵

當我收到《減脂肪　降血糖　防三高 低 GI 飲食全書》的初稿時，百感交集，因為我在 1982 年得到德國聯邦政府獎學金，到德國研讀博士學位時，當年德國杜賽爾多夫大學，世界衛生組織糖尿病中心的香德羅醫師（Dr. Chanteleau）剛好也試著研究德國常見主食與其 GI 值。

數十年來，德國的糖尿病患者一直執行一個非常良好的制度一麵包單位（Broteinheit）的代換，因此施打胰島素的患者，只要計算主食（多少片麵包）及水果（多少蘋果），最多加上甜點與蔬菜的碳水化合物的總量，就可以知道自己這一餐應追加多少胰島素，德國的食品也都有標示麵包單位，因此糖尿病患者只要心算一下，馬上可以實行基礎與追加胰島素注射（basal and bolus insulin injection）。

在我回國後，香德羅醫師的研究有繼續發表，但是僅能提供糖尿病患者參考，沒有變成碳水化合物代換之下的進一步胰島素治療的指南。我在 1985 年回國也針對國人常用 16 種主食，做了與米飯當作標準的研究，每 50 公克主食在兩小時內的曲線面積，做成百分比。

在數年後也發表為「糖尿病飲食治療的新論點——主食的升糖，健康食物信念，可口程度及飽足感指數的衡量《中華民國營養學會雜誌 1990;15（3,4）:P137- P154》，之後美國的糖尿病學會，也曾經試著把所有成千的主食或水果做成表列，但是一直未成為治療糖尿病或胰島素治療的指引，因為每個人，對食物的升糖反應也會有所不同；即使同樣食物，同樣質量，在不同日，升糖反應也會有所差異，於是只能成為碳水化合物代換數值參考。

其次人們選擇食物並非理性，在不同環境下也非全然都能有所選擇，看到好吃的食物，與食物的健康信念，食物的存在，甚至當時的氛圍，例如：其他肉類，與誰一起用餐，在哪裡用餐，都會影響人類對主食的選擇，因此再加上肉類、主食與蔬果的合奏，在胃裡面，對腸胃道激素又會產生不同的影響，所以只要均衡營養，在混合餐，主食之間的升糖差異會縮小。

難道這樣就失去對GI值的重視，剛好相反，我在日常業務中，也是再三叮嚀，新陳代謝症（肥胖，高血壓，糖尿病，高脂血症）的患者，無論在預防或治療上，都要注意主食與蔬菜的升糖效果，因為低GI值是一個健康的象徵，有比較原始食物的風貌，提供較多的纖維素，與維生素、礦物質，甚至對於癌症的防治，維生素的供需，骨質密度的維護，都扮演一些非常重要的健康角色。

由於現代的人大多沉迷在自己的象牙塔或職業的深淵裡，看不到周遭的景色，聽不到自然的韻律，雖然每天在街頭奔走，但是往往都忽略了基本的人體工學，與身心靈的原始設計，當有病症發生時，又基於時間的考量，有時會忽略，更不用說平時的保養。

其實身體保養很簡單，只有一句重點：「反璞歸真」。但是言簡意賅，平時需要多閱讀健康的養生書，有很多醫學資訊可以幫助您改善健康。因此我樂於為之推薦。

洪建德

現任職於台北尹書田紀念醫院／新陳代謝科主任醫師

學歷

- 德國邁因茲約翰固騰堡大學醫學博士
- 美國約翰霍普金斯大學公共衛生學院衛生財務及管理碩士
- 高雄醫學院醫學系畢業

得獎記錄

- 民國83年獲衛生署獎章
- 民國84年獲頒中華民國糖尿病學會諾和傑出醫學研究獎
- 民國89年獲頒台北市杏林獎

作者序 1

飲食態度決定健康的指數

文 / 吳益群

民國八十七年我接受台灣大學的教職，十多年來一直致力於「細胞死亡」機制的研究。九十五年我前往美國加州大學柏克萊分校進行訪問研究，帶著兩個小孩，一個四歲，一個七歲，白天除了到研究室工作外，還要忙著小孩的接送與餐點的張羅，晚上也不得閒，要繼續透過視訊和台灣的研究生們討論實驗進度，可以說是蠟燭兩頭燒，時間根本不夠用。折騰了三個多月後，我的身體終於吃不消、生病了。這時，才驚覺到自以為硬朗的身體，居然是這麼的無助，讓我也完全體認到唯有健康的身體，才能在人生走長遠的路。

於是，我開始大量閱讀有關養生的書籍，跟同事、親友、醫師討論養生保健之道，赫然發現，周遭的親友，年過四十罹患糖尿病的人竟如此多，有些年長者，還因肥胖而導致第二型糖尿病，進而造成截肢、洗腎。這些原因，促使我對糖尿病的預防與保健產生一股研究狂熱、縱橫書海、找尋資料，經過仔細比較不同的飲食概念、飲食療法以及其背後所支持的理論與臨床數據後，我發現 Low Glycemic Index Diet（低升糖指數飲食）是簡單、又有效的飲食概念。這個飲食概念是以臨床實驗的結果為基礎，依據不同食物對血糖造成的起伏情況，歸納出重要的擇食概念。由於血糖直接影響體重，低升糖指數不僅可有效預防及減緩糖尿病的病情，也可以用來減輕體重。

於是，我開始實踐「低升糖指數」飲食，也將「低升糖指數」飲食的概念告訴周遭的一些親友，在實行短短的三個月後，幾位罹患糖尿病親友的糖化血紅素（可反應出三個月內的血糖狀況）顯著的降低，高血壓、高血脂、體重超重等毛病，也逐漸改善。大家除了驚喜之外，直催我寫書，希望能嘉惠更多的人。

身為一位實驗科學家，看到、聽到周遭親友以及親友轉而介紹的朋友們，實行「低升糖指數」飲食的成效，竟與國外的臨床數據不謀而合，遂促使我開始提筆寫書。我由衷感謝參與這本書的所有工作團隊——柳老師、總編輯小鈴、美雲、玉春及攝影師，因為你們的用心與專業，讓健康的「低升糖指數」飲食概念有機會藉著本書傳達給更多人，為更多的家庭帶來健康和幸福！

吳益群

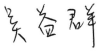

作者序 2

血糖失控 百病叢生

文／柳秀乖

隨著生活水平的提升，現代人的飲食大多是吃得好又精緻化，工作壓力大，日常生活運動量不足，容易引發「代謝症候群」，而「代謝症候群」即是很多疾病的先兆，表示體內的新陳代謝出現異常，如：血壓升高、血糖、血脂肪偏高及胰島素阻抗等現象。而患有代謝症候群，其糖尿病罹患率高達一般人之九倍，所以血糖的控制，尤其是飲食的控制，更關係到糖尿病友的治療及預後，亦可說是血糖失控，百病叢生。

近年來本人在台北醫學大學進修推廣部研習各種疾病的自然療法，接受林松洲教授的指導，深感飲食控制對疾病治療有極大的影響力。「低 GI 飲食法」即是「低升糖指數飲食」，它是既簡單又有效的健康飲食，不僅能幫助糖尿病友控制血糖，同時也能針對代謝症候群（三高、肥胖者），提供健康的飲食控制法，甚至對於癌症病友的三低二高飲食，亦可採用「低 GI 飲食法」來增強免疫力，以免癌友攝取過多的糖分，而妨礙體內白血球的免疫活力，所以血糖的控制對於癌友也是非常重要的。

「低 GI 飲食」強調的是均衡飲食，注重食物的質與量，選擇及分配時間，因此本書以簡單易懂的圖解法分析「低 GI 飲食」相關的健康法則，在「健康廚房」單元，依據食物不同的升糖指數及營養素設計了五十七道的美味食譜，書後還貼心提供常見食物的 GI 值速查表、代糖替換表及食物代換表，方便讀者參考使用，提供讀者獲得更均衡又營養的食物，使您能吃得更滿足又能維持身體健康。

這本書是吳益群教授以科學家的身份，身體力行，且有親友驗證出健康的成效，進而推薦給讀者使用。本人非常榮幸與吳教授合作，期盼本書出版能帶給讀者更多的健康與幸福。此書能順利出版完成，除了要感謝吳教授的指導與協助，還有原水文化的工作團隊們協助及家人的支持，也期盼先進們不吝指教，以作為參考及修正。

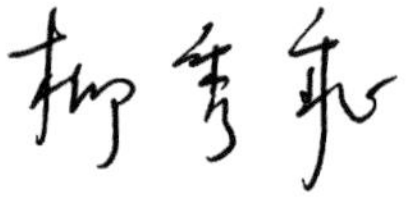

Part 1

選擇低 GI 飲食，
遠離肥胖、糖尿病、心血管疾病

低升糖指數飲食（簡稱低GI 飲食）是具有學理依據和臨床基礎的。醫學研究指出實行低 **GI** 飲食，不僅能減重，增進健康、降低血糖、減少心血管疾病、促進新陳代謝，還能平衡情緒，且有助學習與記憶。

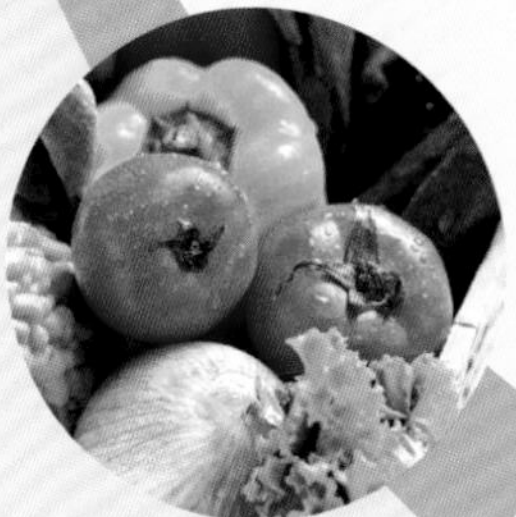

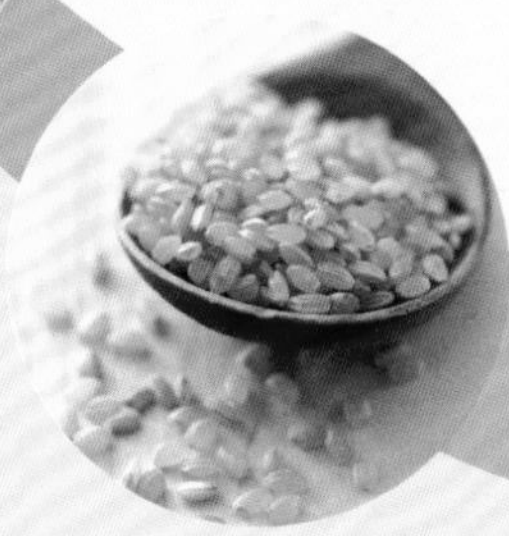

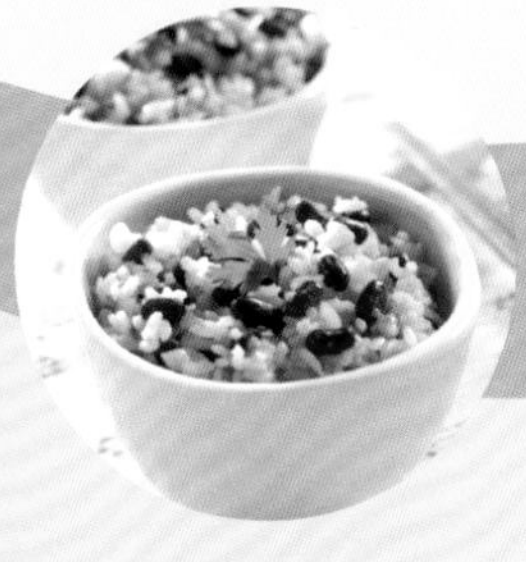

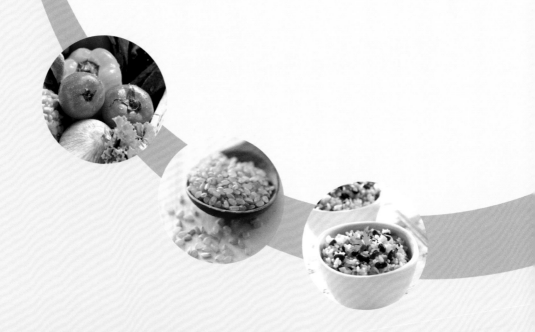

低 GI 飲食可避免血糖上升過快

低升糖指數飲食即是簡稱的「低 GI 飲食」，或者稱為「低胰島素飲食」，可說是目前 21 世紀除了低脂、有機、高纖飲食等之外，另一項健康的觀念。

所謂的低 GI 飲食，就是讓食物在胃腸中慢慢被吸收，如此一來血中的血糖濃度才不會上升太快，胰島素也不會大量分泌，進而達到控制血糖、減重的目的。

低 GI 飲食是選擇代謝後，對血糖影響相對穩定的食物，是一套經過臨床驗證的飲食法則。更重要的是實行起來簡單容易，只要遵守低 GI 食物的特色（詳見本書 PART3），做好食物種類的挑選，再配合食物總熱量的控管，就可以發揮減肥、控制血糖、控制血脂肪濃度的效果。

換個角度說，低 GI 飲食其實是在固定熱量飲食內，重新組合食物的質與量。然而如果僅是攝取低 GI 食物，但總熱量卻還是偏高的話，依然有發胖的危機。

為什麼需要低 GI 飲食法則？

GI 值尚未被研究開發前⋯⋯⋯ → 我們對食物的分類主要是根據成分（例如：馬鈴薯與地瓜同屬於澱粉類主食）。 → 食用等量的馬鈴薯和地瓜會產生等值的熱量。

但是經過臨床的實際研究發現⋯⋯ → 如果在食用等量的水煮馬鈴薯與地瓜後的兩個小時內，測量血糖濃度的變化。 → 發現兩者的差異居然將近兩倍之多（馬鈴薯所造成血糖上升的總量約是地瓜的兩倍）。

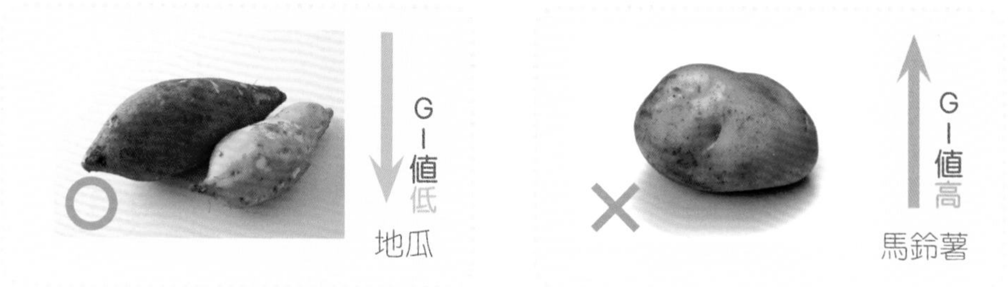

由上圖表示即使是攝取等量的澱粉，但來自不同的食物（如水煮馬鈴薯與地瓜），對血糖的影響就可能會有顯著的差異。

臨床的研究還發現即使屬於同類的米食，例如：糙米和糯米，兩者造成血糖的上升程度也差很多（糙米的升糖指數較低）；甚至同樣的米，只是煮法不同，乾飯和稀飯對血糖造成的波動程度也會有所差異（乾飯煮法對血糖造成的波動程度較低）。

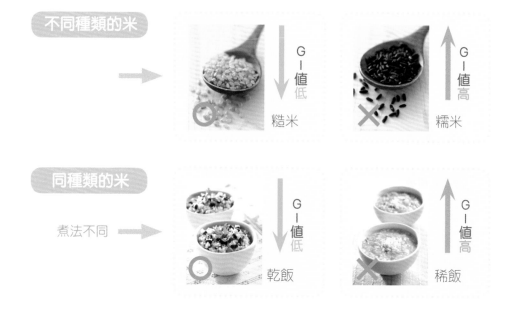

因此食物的種類精緻程度與料理方式等，都會影響血糖的波動。由於血糖的波動會影響胰島素的分泌，進而干擾身體醣類與脂肪的代謝，對健康影響甚大。

所以需要一套新的標準來分類食物，而這個標準是根據食物對血糖波動的影響來區分，也就是升糖指數（GI）的由來。

GI 值的定義是什麼？

GI 值，英文叫 Glycemic Index，就是營養學上所說的「升糖指數」，是指食物吃進去後，血糖升高相對於吃進去葡萄糖時的比例。每種食物經過人體測試後都會有一個 GI 值。葡萄糖的 GI 值是 100，而一些青菜像菠菜的 GI 值是 0。

GI 值的定義是以食用葡萄糖 50 公克後 2 小時內的血糖增加值爲基準（GI ＝ 100）。

→ 其他種類的食物的 GI 值，則以在食用 50 公克後 2 小時內的血糖增加值，與食用葡萄糖 50 公克後 2 小時內的血糖增加值做爲比較。

→ 所得到的升糖指數（GI 值）。

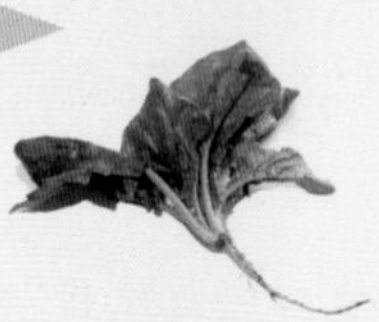

▲菠菜的 GI 值是 0

升糖指數高的食物 (High GI) 稱為「高 GI 飲食」：是指一般含糖量高或消化吸收快的澱粉類食物，例如：法國麵包、果汁、蛋糕、白米、可樂、冰糖、西瓜等。

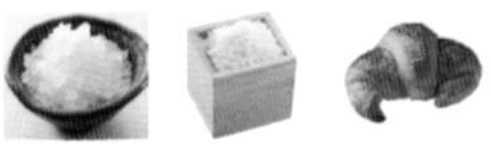

「高 GI 飲食」

1 會影響消化過程，加速血糖上升，增加胰島素分泌，容易囤積脂肪，造成肥胖。
2 使胰島素過度分泌，提高糖尿病、心臟病和某些癌症的危險性。
3 提高代謝症候群及罹患胰臟癌的風險。
4 容易產生心血管疾病。
5 對人體各器官組織細胞會造成損害。

升糖指數低的食物 (Low GI) 稱為「低 GI 飲食」：是指糖量含量低、纖維含量高、消化速度較緩慢的食物，例如：糙米、全麥食物、燕麥、芭樂、番茄及綠色蔬菜等。

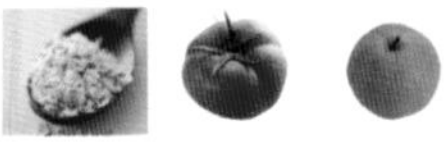

「低 GI 飲食」

1 可避免血糖上升過快，預防現代文明病。
2 不容易有飢餓感，可有效減輕體重。
3 可控制血脂肪濃度，預防心血管疾病。
4 可降低冠狀動脈心臟病及中風的罹患率。
5 可有效降低三酸甘油脂，改善膽固醇。
6 能幫助學習及提高記憶力。

食物的 GI 值高低影響血糖波動

GI 值是加拿大多倫多大學的大衛．詹金斯博士（David J. Jenkins），在 1981 年為控制糖尿病人的飲食所提出的方法。

這個方法是實際測量食物攝取後讓血糖上升多少的數值，以葡萄糖值 100 為基準，將每種食物都給予一個 GI 值，清楚地把這些食物對血糖的影響以數字方式呈現，由數字高低來判定食物對血糖影響的大小。

GI 值的訂定目的是為我們提供能控制血糖的一套選擇食物的標準，再加上 GI 值有其學理根據，經過實際人體測試，進而提供一般大眾即快速又準確的選食標準，而成為全球現代飲食的新風潮。

當攝取等量食物時，高 GI 的食物容易造成血糖上升，低 GI 的食物則對血糖值影響較小。因此可根據 GI 值的高低，來判斷什麼食物較適合控制血糖。

把高 GI 和低 GI 食物食用後，人體血糖變化的測量曲線放在一起做比較：

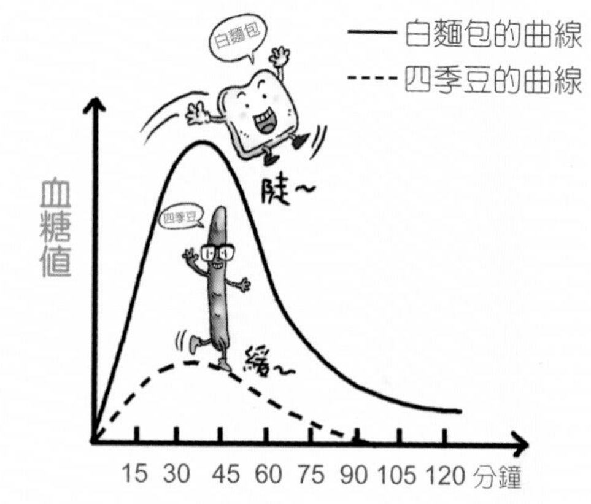

▲低 GI（四季豆）與高 GI（白麵包）指數的食物，會造成不同程度的血糖波動。

高 GI 值的白麵包

食用後的兩小時內，血糖迅速升高（上圖中的實曲線），兩個小時後，血糖值仍未回到基礎值。

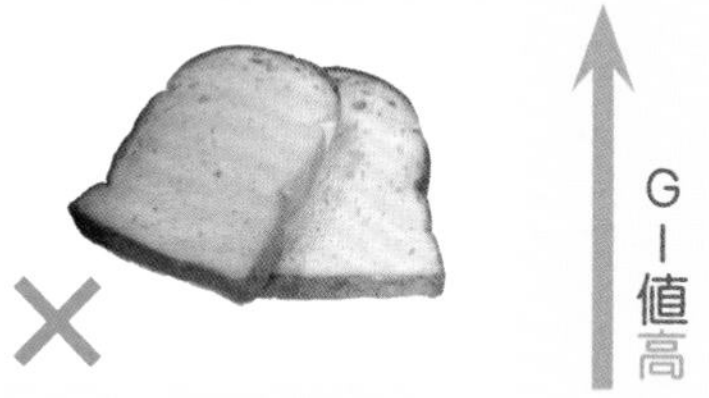

低 GI 值的四季豆

食用後血糖波動卻相對很小（上圖中的虛曲線）。

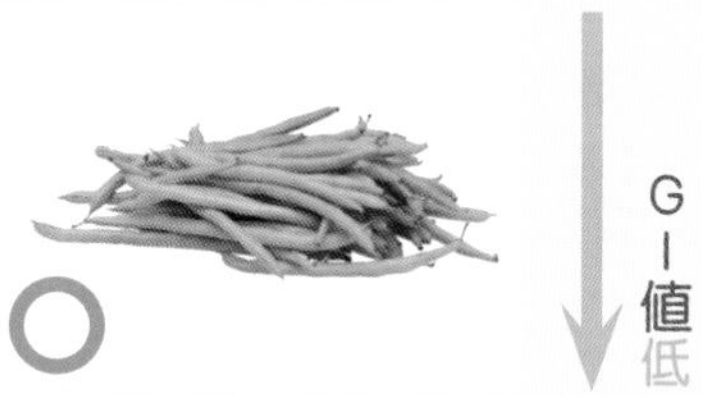

低 GI 飲食的 4 大優點

1 強調均衡的營養	→	不像坊間流行的減肥飲食法（如低澱粉飲食或高蛋白飲食）容易影響健康。
2 強調三餐定食定量	→	不必斷食，因此不容易有飢餓感。
3 低 GI 飲食是健康飲食	→	不是只有在減重期間才實行，可以長久維持，健康受用。
4 不需攝取特殊的減肥食品	→	食材在一般的市場就可以買到，而且強調使用不加工的天然食物，全家人可以一起享用。

如何從日常飲食——快速調整到低 GI 飲食的撇步

1 早餐以大麥、燕麥等全穀類為主食。

2 麵包選擇以全穀粒麵粉製作或是法式酸麵包。

3 午晚餐選糙米、多穀米以及義大利麵為主食。

4 多攝取高纖維的蔬菜，及低糖水果。

5 多食用生菜沙拉，並選擇油醋醬。

6 少攝取含糖的果汁、甜點。

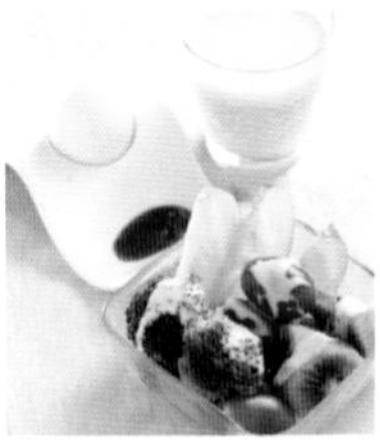

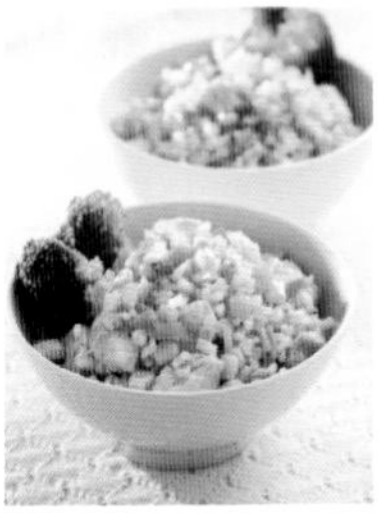

不只減重，還能預防心血管疾病

當我們吃進了高 GI 值的食物，血糖便會快速上升，血糖一旦上升之後，人體就會開始分泌胰島素，而大量的胰島素分泌將會促使體脂肪形成，快速造成飢餓感再度發生，因而使食量增加、血脂肪濃度升高等現象；因此實行低 GI 飲食的好處其實不少，其中最重要的有以下六項特色：

1 減輕體重

低 GI 飲食被許多國外營養師推薦為健康減重的食療模式，已在全世界造成一股自然食療的風潮。

其主要原理是人體內的胰島素不僅能降低血糖，也會刺激細胞利用血糖產生脂肪，由於低 GI 食物不容易造成血糖的大波動，於是胰島素的分泌量低，如此一來，血糖被用來製造脂肪的機會便下降，脂肪的囤積減少，身體甚至還要燃燒已經貯存在體內的脂肪，進而造成自然減肥的效果。

此外，低 GI 飲食較容易達到飽足感，飲食不易過量。主要是因為一些低 GI 食物的特色是消化慢，停留在小腸的時間加長，小腸把「有食物」的訊息傳達到腦部，使飽足感可以維持較久。

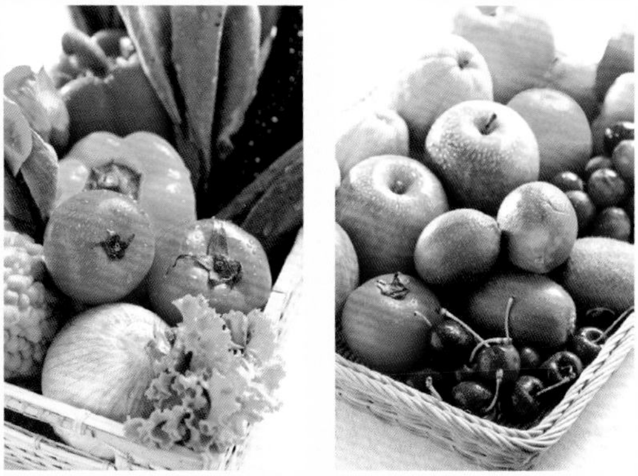

▲選擇低 GI 食材，較有飽足感，且纖維含量較高，可消耗較多的熱量，增強減重的效果。

此外，低 GI 飲食所含的纖維量通常也較高，而胃部在消化高纖維食物時會花費較多時間、消耗較多的熱量，如此更增強低 GI 飲食方式的減重效果。

2 預防糖尿病

根據美國護理健康醫學研究指出，長期食用高 GI 食物的人，罹患糖尿病的危險性高於食用低 GI 食物者將近 3 倍。

所以，如果每個人都採用低 GI、高纖維的飲食方式，將來得糖尿病的機率至少會降低一半，且愈早開始擁有低 GI、高纖維的飲食習慣，就愈有機會遠離糖尿病！

3 控制血糖

低 GI 飲食法最主要原則，就是選擇不容易影響血糖波動的食物種類與烹調方法等。醫學研究發現，第一型與第二型糖尿病患者採用低 GI 飲食，將有利於降低體內糖化血紅素（見附註 1）。

附註 1

Q 什麼是糖化血紅素（HbA1c, Haemoglobin A1C）？

A 血紅素是紅血球內的蛋白質，它主要的功能是輸送氧氣與二氧化碳，也會與血中的葡萄糖結合形成糖化血紅素，血糖愈高，糖化血紅素的比例愈高。

葡萄糖與血紅素結合後，不會從血紅素脫離，而會與血紅素結合到紅血球死亡；紅血球平均壽命約是三個月，因此糖化血紅素的量可以反應過去三個月糖尿病病患者平均血糖控制的情況，相較於一般血糖值的測量，僅能反應當下測量時的血糖值，而糖化血紅素較能反應過去三個月的血糖狀況。

※ 一般人糖化血色素的正常值約為 4 ～ 6%，糖尿病病友宜控制在 7%以下。

4 降低膽固醇

低 GI 食物是低加工、高纖維的食物，簡單地說就是「粗食」。2005 年的一份醫學報告指出，食用「低 GI 飲食」比食用「低卡路里、低脂飲食」更能有效降低三酸甘油脂、改善膽固醇，不僅可降低壞的膽固醇（LDL），還能有效的提升好的高密度膽固醇（HDL）。

5 降低心血管疾病罹患率

根據醫學研究指出，台灣的糖尿病患者有一半以上的人數，罹患有高血壓及高血脂等慢性合併症，而高血壓與高血脂就是造成心血管疾病的罪魁禍首。研究報告也發現，低 GI 飲食有助於降低高血壓和高血脂，並能有效降低冠狀動脈心臟病與中風的罹患率。

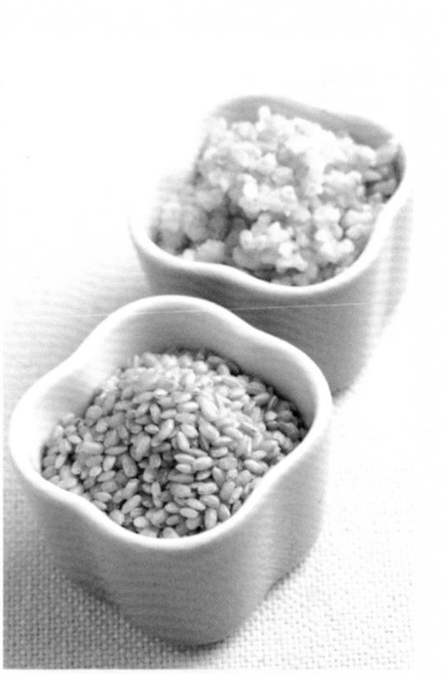

▲粗食是低加工、高纖維的食物，有助於降低三高、冠狀動脈心臟病與中風的罹患機率。

6 有助學習與記憶

根據醫學報導，在食用含澱粉類的碳水化合物後，大腦的智力表現，包括對文字的記憶、複雜迷宮的學習、短期記憶、組織力、判斷力、數字運算能力等，都比食用之前要好。

而且這樣的成果並非只出現在一般人身上，青少年的糖尿病患者，甚至一些失智症患者的智力反應也都有如此的效果。

而許多醫學研究更進一步發現，低 GI 的碳水化合物對增強學習與記憶能力的效果，遠比高 GI 的碳水化合物高出許多。

GI 值的測量方法

GI 值的測量方法必須依據國際標準法規，確實從事人體測試。首先，測試前必須經過一晚的斷食，在早上進行測量，並以葡萄糖作為比較基準。

測量前測試者食用 50 公克的葡萄糖後，在接下來的兩個小時內，每 15 分鐘量一次血糖值，再將每個時間點量到的血糖值，用曲線連接起來，並利用電腦程式（AUC 方法）計算血糖值在兩個小時內的總合（血糖曲線下的面積，如下圖）。

隔天或隔數天之後，再以同樣的方法，測量測試者在食用 50 公克待測食物後的血糖反應，如上所述連續追蹤兩小時內的血糖值，並經電腦運算出待測物的血糖總合值。以葡萄糖為基準，將待測物的血糖總合值，除上攝取葡萄糖所得到的數值，所得的結果即是 GI 值。

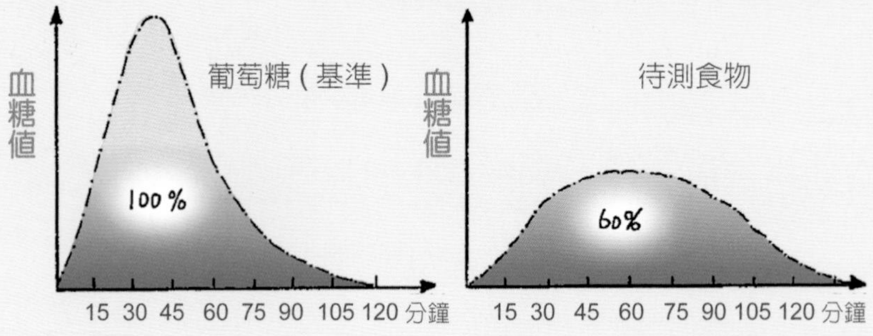

▲**圖中為食物升糖指數的測量曲線。**

葡萄糖的 GI 值是 100，那麼假設某種食物的 GI 值是 60，即表示人體在食用此食物之後的兩個小時內，血糖升高的總值，約是等量葡萄糖所造成血糖上升總值的 60%。

以糙米飯的 GI 值測量為例：

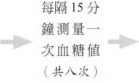

測試者（一般爲十名左右）在食用 50 公克的葡萄糖後，於兩個小時內・・・ → 每隔 15 分鐘測量一次血糖值（共八次） → 再用電腦程式計算血糖值於兩個小時內的總合 ＝ **葡萄糖的血糖總值**

於不同天相同的測試者再做不同食物的測驗・・・・

這些測試者，同樣再食用 50 公克的糙米飯，在接下來的兩個小時內・・・ → 每隔 15 分鐘測量一次血糖值（共八次） → 再用電腦程式計算於兩個小時內的血糖值總合 ＝ **糙米飯的血糖總值**

算好了之後，再將・・・・

糙米飯的血糖總值 ÷ 葡萄糖的血糖總值＝糙米的 GI 值（%）

由於食物的 GI 值是取自十個人的平均值，而每個人的 GI 值都是以自己食用葡萄糖為標準，因此，所測得的 GI 值適用於一般人與高血糖族群。

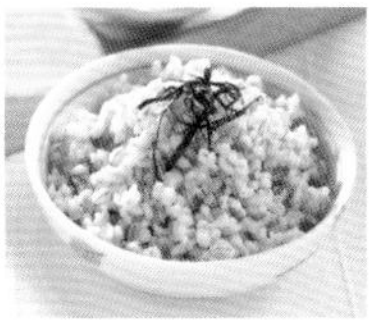
▲糙米飯

依據 GI 值，食物分紅黃綠燈 3 等級

當攝取等重量的食物時，GI 值愈高的食物，愈容易造成血糖上升；相反地，GI 值愈低的食物，愈不容易使血糖上升。

因此，可以依 GI 值將食物區分為種三等級，目前經由測試標準已知：

GI 值分級	代表的燈號	食物的 GI 值	對人體血糖的影響
低 GI 等級	代表的燈號為「綠燈」	介於 0 到 55 之間 	最不容易造成血糖值的波動
中 GI 等級	代表的燈號屬於「黃燈」	介於 56 到 69 之間（包含 56 與 69） 	血糖值是介於高跟低的中間值
高 GI 等級	代表的燈號為危險的「紅燈」	高於 70 以上 	最容易造成血糖值的波動

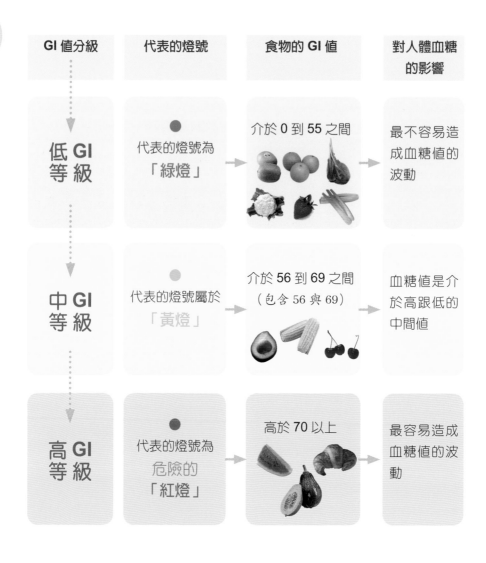

不同的「醣」類食物，血糖高低也不同

一般來說，血糖在用餐後波動最大，因為食物在經過消化後所產生的葡萄糖，會經由小腸吸收後到達血液，形成血糖。

那麼吃什麼食物會產生葡萄糖呢？主要是「醣」類食物中的「糖」和「澱粉」。醣類食物又稱為碳水化合物，可以簡單的區分為三種：

1
吃起來甜甜的
「糖」

2
五穀類中的
「澱粉」

3
全穀類、蔬菜
和水果中的
「纖維」

這三種不同的醣類食物，對血糖也有不同的影響；甜的「糖」和五穀類的「澱粉」，會使血糖升高，但大部分的「纖維」卻可以降低血糖（有關何種纖維會降低血糖，詳見本書 P.032「影響食物 GI 值的因素表」）。

吃起來甜甜的「糖」

我們在調理食物時，所使用具有甜味的糖，像白糖、砂糖、黑糖、蔗糖、冰糖、焦糖等，都是由蔗糖所衍生出來的「糖」（蔗糖是一種雙醣，可產生人體所需的熱量，但此類糖普遍 GI 值較高，屬於●紅燈食材）。

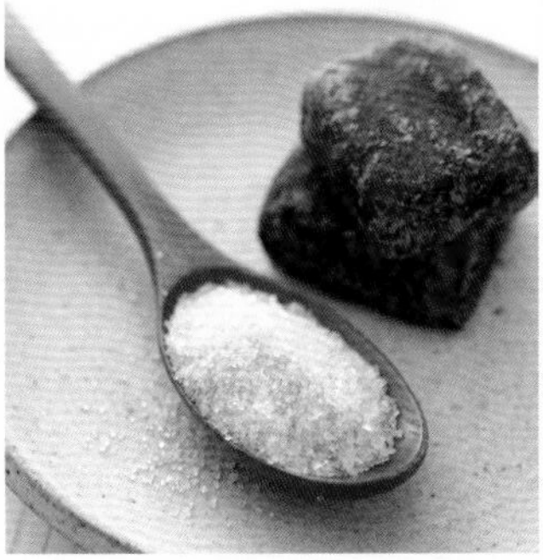

▲砂糖．黑糖是由蔗糖所衍生出來的「糖」，普遍 GI 值高，容易造成血糖波動。

五穀類中的「澱粉」

五穀類是指稻、黍、稷(粟)、麥、菽。

稻	黍、稷（粟）	麥	菽
我們平常吃的米飯，如白米、糙米。	指小米、玉米。	指大麥、小麥，可廣義的包含黑麥、蕎麥、燕麥及高梁等。	指大豆、綠豆、紅豆、黑豆等。

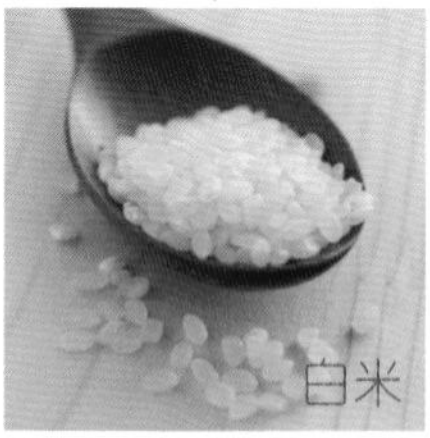

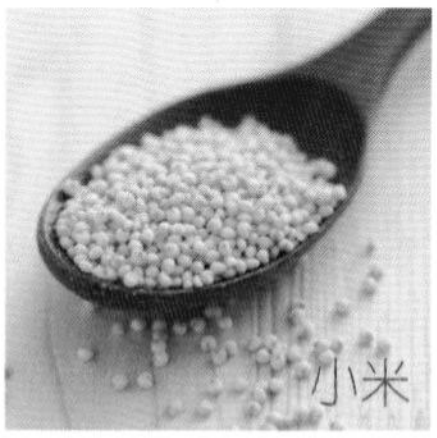

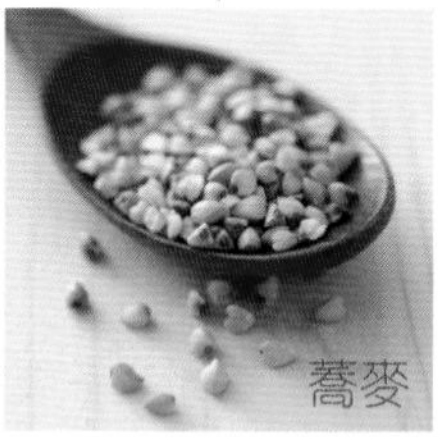

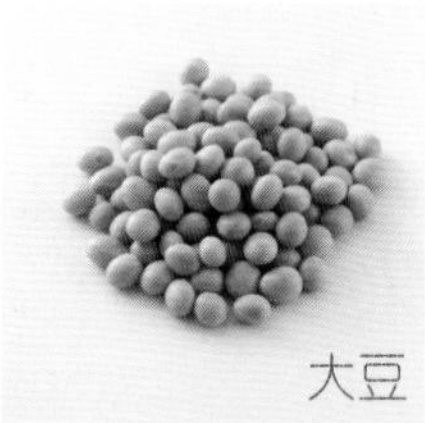

這些五穀類所含的「醣」主要是澱粉，澱粉讓人食用後容易有飽足感，也是人體最重要的能量來源。甜的「糖」和五穀類的「澱粉」，經過消化後，都會產生葡萄糖，但是產生葡萄糖的速度不一樣。因為五穀類的「澱粉」是比較複雜的醣，必須經過層層的酵素催化反應，才能分解成葡萄糖。

所以比起「澱粉」，甜的「糖」被轉化成葡萄糖的速度相對快多了，也較容易造成血糖的快速上升。

全穀類、蔬菜和水果中的「纖維」

除了「糖」和「澱粉」之外，「醣」類中的纖維也會影響血糖。纖維沒有辦法被人體分解吸收，因此多吃不會使血糖升高，相反地，多吃水溶性纖維（如綠花椰菜含量豐富）還會幫助降低血糖。

而許多優質的澱粉類食物中（如糙米、全穀粒燕麥片），因含有豐富的纖維，所以屬於低 GI 值食物，值得多加利用。

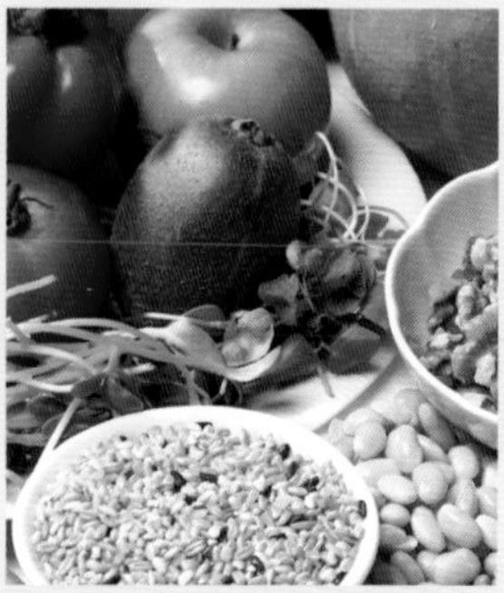

▲低 GI 值食物含有豐富的纖維質，可以幫助消化，促進排便，同時也能預防血糖快速上升。

慎選優質「醣」，不擔心血糖值！

以我們每天都會吃到的五穀類來說，是供應人體基礎熱量不可或缺的食物，因此千萬不可因為五穀類在消化後會產生葡萄糖而不吃。

因為大腦和神經細胞幾乎只能依靠葡萄糖做為能量來源，如果過度限制澱粉的攝取（如每日低於100公克），將會造成注意力不集中、記憶力減退，甚至還可能引起酮酸中毒。因為當體內葡萄糖貯備不足時，只好代謝脂肪產生能量，由於脂肪快速分解氧化會不完整，就容易導致酮酸中毒。

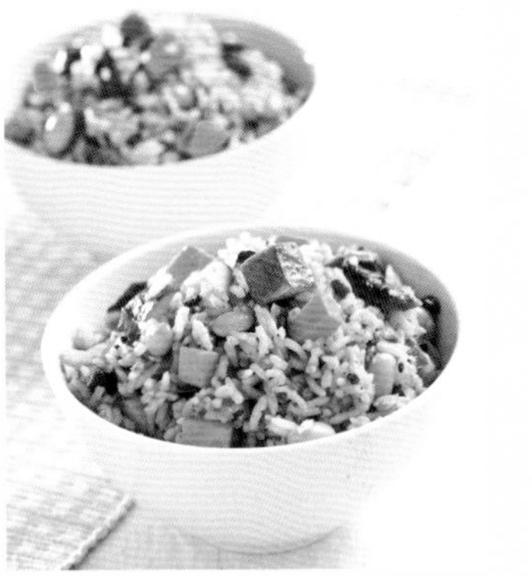

▲其實「醣」的質與量，才是真正影響餐後血糖上升的關鍵。

優質的醣類食物，所含的甜分少，纖維多，其GI值較低，不容易造成血糖上升。所以醣類食物是不是優質，可以很快依它的GI值來判斷。但這並不表示我們可以無限制食用低GI的澱粉類食物，因為即使是低GI的澱粉類食物，攝取過量也容易造成血糖上升。

選對低GI好食物，量也要控管

因此低GI飲食不僅要講究選擇低GI等級的食物，飲食的量也要加以控制，才能事半功倍。

只要選對「醣」類食物，吃得適量，就不會有血糖飆高的煩惱。另外，許多優質的「醣」類食物，不但美味還能提供身體所需的能量和營養，讓人有飽足感、不會飢餓，不僅活得健康，還更有活力。

選擇優質低 GI 食物的 5 大要素

1 食物纖維的完整性

影響食物 GI 值的因素有許多，其中之一就是纖維的含量。纖維是不會被人體消化吸收的「醣」類碳水化合物。

纖維可分為「可溶性纖維」及「不可溶性纖維」。

可溶性纖維	溶水後呈膠黏狀，會結合腸胃道的消化物，增加消化物的黏稠度，於是減緩食物在胃與腸道的消化速度，有助於緩衝血糖上升的速度度。	例如：水果（如柳橙、蘋果）、青菜、豆類、燕麥、大麥都含有豐富的可溶性纖維，屬低 GI 食物。
不可溶性纖維	幾乎存在所有全穀粒食物的最外層，可增加腸道蠕動，有助排便排毒。	例如：糙米的米糠層、小麥粒的麥麩層等，都含有不可溶性纖維。

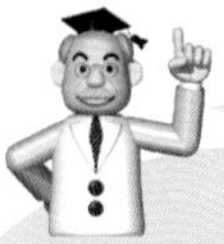

低ＧＩ食物的真相：

不可溶性纖維會形成物理屏障，使內部澱粉的分解消化變慢。但並非所有的不可溶性纖維都可以降低食物的 GI 值，只有以原始天然形式存在於食物中的不可溶性纖維，才有這樣的效果。

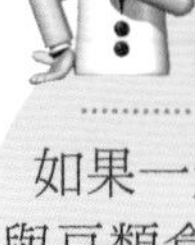

降血糖小撇步：

如果一天飲食中的水果、青菜與豆類食物攝取有限，可考慮在飲食中添加可溶性膳食纖維粉，像是由天然植物萃取的關華豆膠（Guar Gum）（見附註 2）纖維，來幫助降低血糖。

以小麥粒為例，小麥粒被研磨成粉後成為全麥麵粉，利用全麥麵粉做成麵食，GI 值會比研磨前的小麥粒高。因為小麥粒被研磨成粉時，研磨的機械力會破壞麥麩層對澱粉的包覆作用，於是內部澱粉沒有麥麩層的物理屏障，GI 值因此變高。磨得愈碎愈細的全麥麵粉，GI 值也就愈高。不可溶性纖維不溶於水，因此不會結合腸胃道的消化物，所以即使補充不可溶性纖維粉對降低血糖是沒有幫助的。

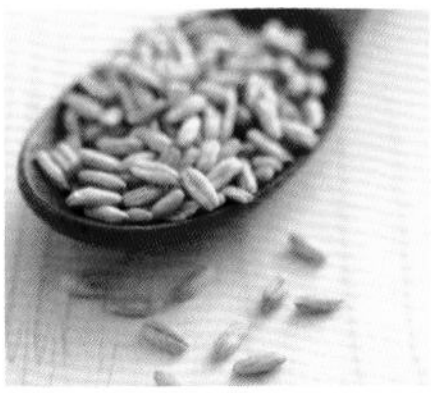

▲小麥粒（完整穀粒）

被研磨成粉

（內部澱粉會失去了麥麩層的物理屏障。）

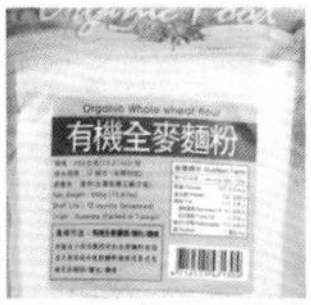

全麥麵粉的GI值會比小麥粒高。

2 食物的精製程度

目前我們所攝取的許多食物，由於經過加工精緻化的過程，不但使營養流失，也使食物不太需要咀嚼消化就可以被快速吸收，如糙米加工後的白米，不僅失去米糠層的營養，也少了米糠層提供的物理屏障，進食後很快被消化吸收，造成血糖迅速上升，因而容易導致肥胖與高血糖。

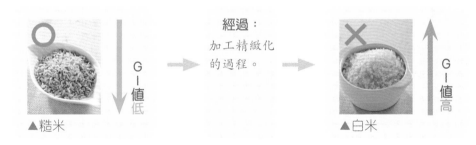

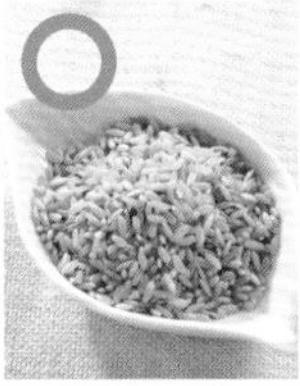

▲糙米

GI值低

經過：

加工精緻化的過程。

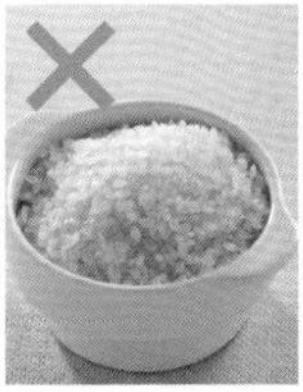

▲白米

GI值高

附註2

Q 何謂關華豆膠？

A 關華豆膠是從關華豆（Cyanopsis tetragonoloba）種子提煉出來的多醣，經再製後呈乳白色粉末狀，類似麵茶，是屬不可溶性纖維，由於吸水會膨脹形成黏液體，所以取名為「關華豆膠」。醫學研究發現，關華豆膠可減低血糖濃度，對於降血糖及降膽固醇有不錯的效果，這個產品可以在一般的健康食品專賣店或化工材料行均有販售。

3 食物的結實度

食物的結實度是影響食物 GI 值的重要因素之一。由於質地緊密的食物在腸胃道內的消化速度較慢，因此 GI 值較低。例如義大利麵的製作過程，運用高壓使麵條質地緊密，內部的澱粉粒較不容易被消化，所以義大利麵的 GI 值就比細軟的麵線低許多。

此外，由等量麵粉製成的麵條與麵包，因麵包是經過酵母菌發酵處理，質地鬆軟，容易消化，因此 GI 值也比一般麵條高。

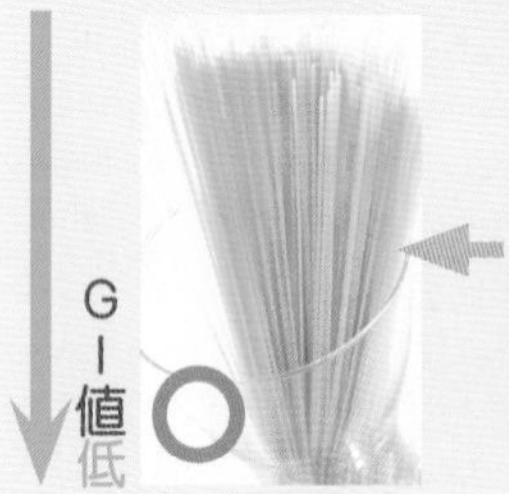

義大利麵屬於質地緊密的食物，在腸胃道內的消化速度較慢。

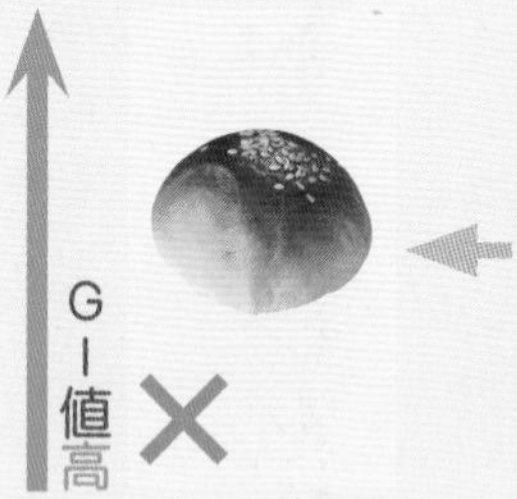

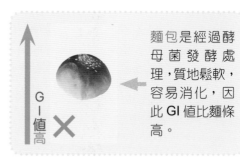

麵包是經過酵母菌發酵處理，質地鬆軟，容易消化，因此 GI 值比麵條高。

4 澱粉糊化的程度

五穀類食物中影響血糖的主要因素就是澱粉。澱粉儲存在澱粉粒（見附註 3）中，澱粉含量愈多的食物，澱粉粒就愈多。

烹煮食物的過程中加水、加熱會使澱粉粒膨脹，甚至破裂，進而釋放出澱粉分子。釋出的澱粉分子會使水呈黏稠狀，如麵粉、太白粉勾芡形成的黏稠狀。

煮稀飯時，煮到米粒破裂的黏糊狀，就是內部的澱粉粒受破壞後釋放出澱粉的現象。

附註3

Q 什麼是「澱粉粒」？

A 澱粉粒是植物儲存澱粉的構造，存在植物的種子裡，澱粉被很緊密地包裹儲存於澱粉粒中。

過度烹煮食物會使食物軟化，煮後澱粉粒愈是膨脹、破裂，食物內的澱粉就愈容易被人體消化，血糖上升就愈迅速。因此煮飯、煮麵的火候要控制好，不宜煮得太軟、太爛。

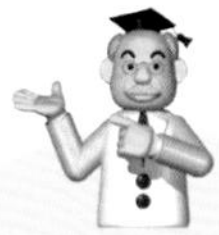

低GI食物的真相：

食物烹調時間的差異，也會影響GI值高低的指數。

▲水煮義大利麵

烹調時間
10~15分鐘

GI值是44

過度烹調到
20分鐘

GI值會升高至64↑

5 食物的酸度

臨床研究發現，每餐中多增加4小匙的食用醋（如白醋、蘋果醋等）或檸檬汁，可以降低體內30%的血糖值，而一些醋製醃製品也有相似的效果。例如：吃飯時搭配醋醃黃瓜就比吃飯配一般黃瓜所造成的血糖值少20～30%。這可能是醋中的醋酸成分造成的影響，其作用機制可能是抑制代謝澱粉的酵素作用，而減緩血糖上升的速度。

每餐增加4小匙的食用醋，可降低30%的血糖值。

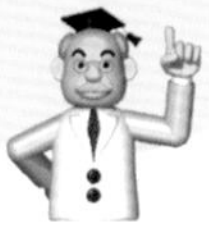

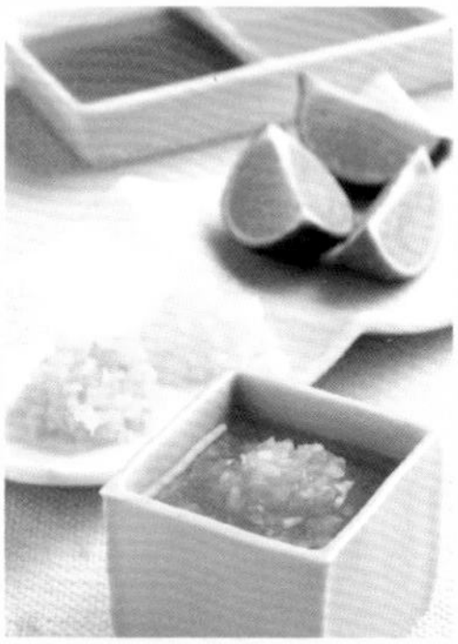

▲醋或檸檬汁可加在沙拉或涼拌菜中，也可在餐後飲用稀釋的果醋水較不傷胃。

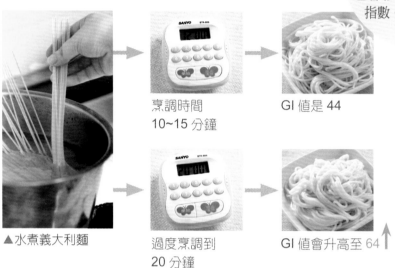

影響食物 GI 值的因素表

因素		機制	實例
食物的纖維含量 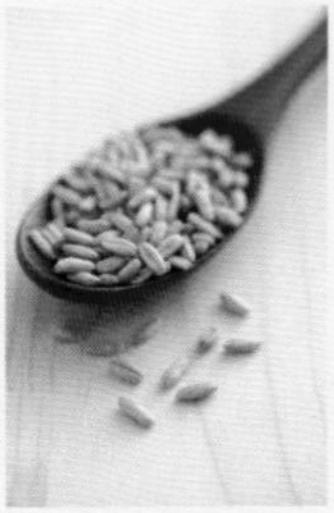	可溶性纖維	可增加消化道內食物的黏稠度，使消化變慢，減緩血糖上升速度。	柳丁、蘋果、豆類、燕麥、愛玉、蒟蒻、海藻類等食物，含有豐富的可溶性纖維，且GI值低。
	不可溶性纖維	纖維化的麩皮，可減緩消化酵素對內部澱粉的消化作用，增加腸道蠕動，有助排便及排毒，減緩血糖上升的速度。	全穀類具纖維化的麩皮，GI值低，如糙米的米糠層、小麥粒的麥麩層等，都含有不可溶性纖維。
食物的精製程度 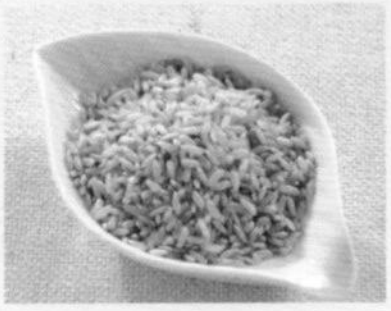		食物愈粗、愈少加工、愈能保留天然的物理屏障，而且也不會很快被消化吸收，因此不容易造成血糖上升。	糙米比白米的GI值低。白米進食後很快被消化吸收，造成血糖迅速上升，因而容易導致肥胖與高血糖。
食物的結實度 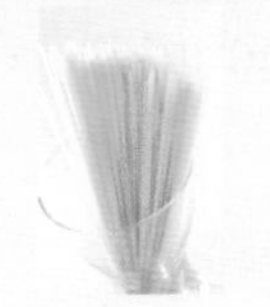		質地緊密的食物在腸胃道內的消化速度較慢，GI值低。	等量麵粉製成的麵條與麵包，因麵包經過酵母菌發酵處理，質地鬆軟，容易消化，因此GI值也比麵條高。
澱粉糊化的程度 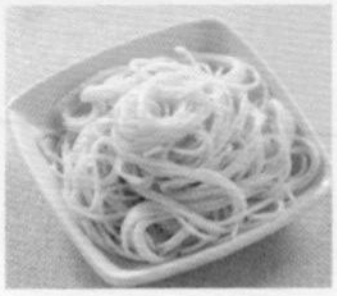		糊化程度愈高的澱粉，愈容易消化，相反的糊化程度低的澱粉較不影響血糖值。	高糊化的白稀飯、勾芡食物，GI值較高；而具咬勁的義大利麵，其澱粉屬低糊化，GI值較低。
食物的酸度 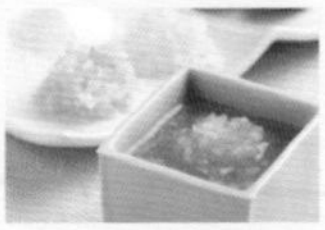		食用醋中的醋酸，可抑制消化澱粉食物的酵素作用。	正餐中多增加4小匙的醋，或是食用醋酸醃製的食物，可降低體內30%的血糖值。

Part 2

小心！肥胖是
糖尿病及高血糖的警訊

「肥胖」，簡單地說就是體內的脂肪堆積過高，也就是當能量的攝取與消耗失去平衡，這些額外吸收了的能量便會儲存於我們的身體內，轉化成「脂肪」，因而導致「肥胖」。全世界目前已經有超過 **10** 億以上的人超重，且至少有 **3** 億人屬於過度「肥胖」。所以說「肥胖」在已發展國家或是發展中國家，都是一項嚴重的健康問題。因爲肥胖並非只是一般的身材臃腫，同時也是一項危害人體健康的病症，這些額外的身體脂肪與各種疾病，如糖尿病、心臟病、高血壓以及過早死亡等，都有著密不可分的連帶關係。

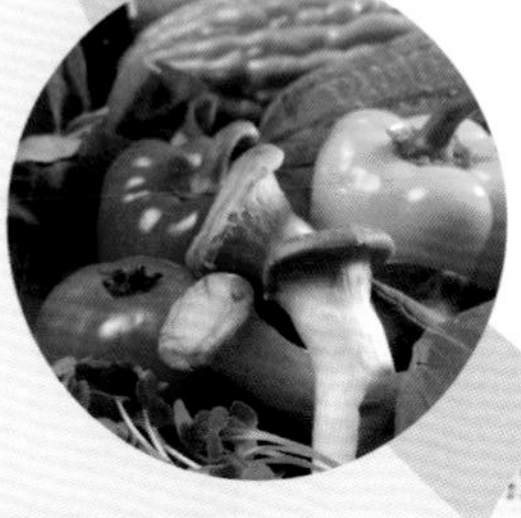

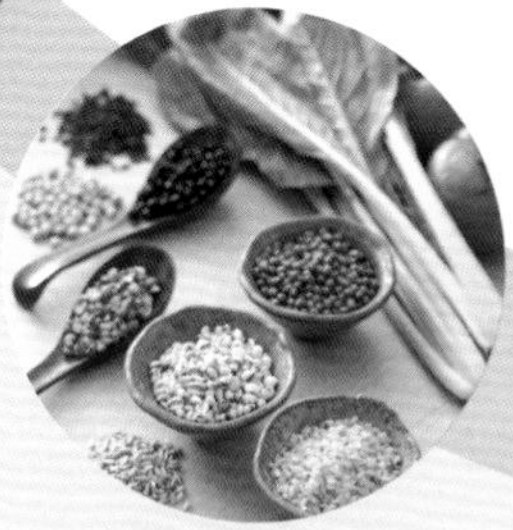

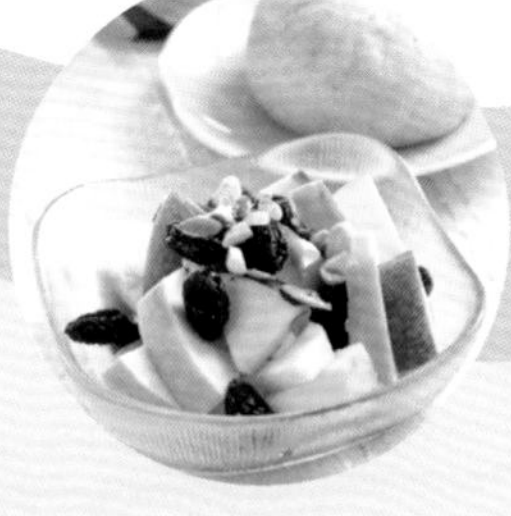

如何判斷身體是否過胖？

肥胖是指身體內有過多脂肪堆積，並非秤體重超重就代表你一定過胖了。依據世界衛生組織對肥胖的標準認定，是依據 BMI（Body mass index）值來判斷，BMI 值也就是所謂的「體格指數」。

BMI 值的計算方式是

體重 ÷ 身高^2（體重以公斤計算，身高以公尺計算）。

例如：小明身高 163 公分，體重 65 公斤。

其 BMI 值計算：$65 \div (1.63)^2 = 23.9$（屬於正常範圍）

衛生署依據國人體質，所訂出的 BMI 值的標準範圍。

正常人的 BMI 值在 18.5 ～ 24 之間，小於 18.5 是體重過輕，24 ～ 27 之間是體重過重，在 27 以上稱為肥胖。舉例來說，若是體重 80 公斤，身高 170 公分：

BMI 值就是 $80 \div 1.7^2 = 27.7$（屬於輕度肥胖）

那麼依據這個數字，對照衛生署的 BMI 值標準，是屬於肥胖體型，必須留意有無脂肪肝等問題。

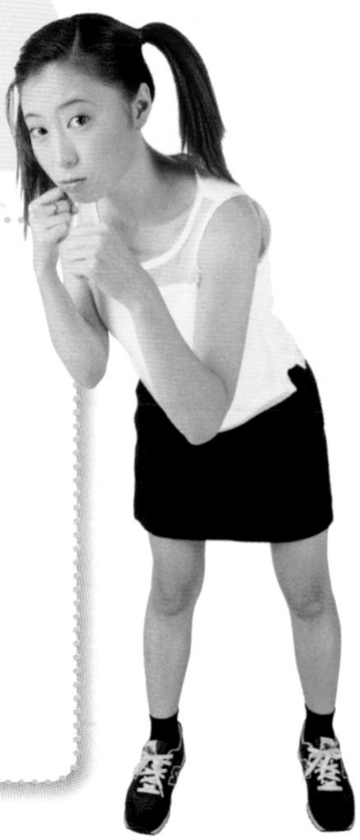

成人的體重分級與標準

分　級	身體質量指數	腰　圍
體重過輕	BMI ＜ 18.5	
正常範圍	18.5 ≦ BMI ＜ 24	
過　　重	24 ≦ BMI ＜ 27	男生≧ 90 公分
輕度肥胖	27 ≦ BMI ＜ 30	女生≧ 80 公分
中度肥胖	30 ≦ BMI ＜ 35	
重度肥胖	BMI ≧ 35	

資料來源：衛生署食品資訊網／肥胖及體重控制

最新的臨床健康指標——腰臀圍指數

除了 BMI 值的計算方式，腰臀圍指數目前被醫療界認為是比 BMI 值更好的肥胖指標。建議超過 30 歲的成人，一定要記得常常測量自己的腰圍、臀圍。

根據衛生署的建議：

腰臀圍超標的指數

- 男性腰圍超過 90 公分（約 35.5 吋）
- 女性腰圍超過 80 公分（約 31 吋）

- 男性臀圍在 102 公分以上
- 女性臀圍在 88 公分以上

腰臀圍指數超過標準，是屬於代謝症候群高危險族群，這個警戒值同時也能預測罹患糖尿病、高血壓的風險。

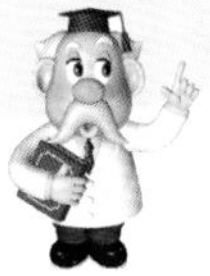

即使 BMI 值在正常範圍內，但腰臀圍指數超標仍舊算是肥胖。若是體型特殊的人，腰圍、臀圍的絕對數值可能不夠準確，還必須計算腰臀比（Waist/Hip ratio, WHR）。腰臀比就是將腰圍值 ÷ 臀圍值，男性在 0.9 以上，女性在 0.85 以上，都屬於高度危險族群。

例如：小傑的腰圍 32÷ 臀圍 38 ＝ 0.842（屬正常範圍）

腰圍的測量方式：
是以肚臍的高度為準，皮尺繞一圈就是腰圍的寬度。

臀圍的測量方式：
將雙腿併攏，皮尺在臀部繞一圈的最大周長，就是臀圍的寬度。

腹部脂肪愈多，糖尿病危機愈高

肥胖已經被視為是許多慢性病的危險因子，可能增加許多疾病的罹患率及死亡率，如高血壓、糖尿病、冠狀動脈心臟病、退化性關節炎，甚至乳癌、子宮內膜癌，大腸直腸癌、打鼾、睡眠呼吸中止症候群、內分泌失調等。

最新的臨床研究發現，脂肪對健康的危害和脂肪所囤積的部位有關；囤積在腹部的脂肪量與高血糖、高血壓和高血脂的關係尤其密切；也就是說腹部脂肪量愈多，表示堆積在腹部內臟附近的脂肪愈多，愈容易產生抑制胰島素作用的毒素，造成高血糖，長期下來就容易罹患糖尿病，而且 BMI 值大於標準值愈多，罹患糖尿病的機會也愈高。

根據研究發現，被 BMI 指數定義為肥胖的人，罹患糖尿病的機率比正常人高出 30 倍以上；而腰臀圍以及 BMI 指數如果都超過標準的話，那麼罹患血液「三高」（高血糖、高血壓與高血脂）的機率也會大幅增加，因此得到糖尿病與心血管疾病的機率也愈大。

BMI 值與腰臀圍值可以預測罹患糖尿病的危險性

BMI 值	腰臀圍正常	腰臀圍過大
正常（18.5 ～ 22.9）	危險性一般	危險性增高
超重（23 ～ 24.9）	危險性增高	危險性劇增
肥胖（>25）	危險性劇增	危險性嚴重增加

第二型糖尿病大多因肥胖而引起

依據世界衛生組織估計，目前全世界約有 1.7 億的人罹患糖尿病，到 2025 年將激增到 3 億人，讓人不可掉以輕心。

糖尿病是一種代謝不良症，可分為第一型與第二型糖尿病，風險族群包含高血糖、肥胖、年過 40 以及有糖尿病家族史的人。

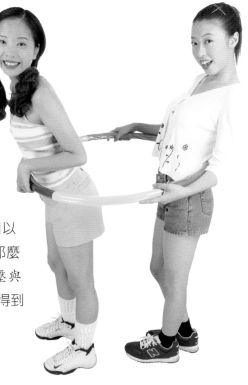

種　類	病　因	常見發病族群
第一型糖尿病	是源於分泌胰島素的 β 細胞無法分泌胰島素，導致胰島素缺乏。	以孩童和青少年最常見。
第二型糖尿病	則是因爲不當的飲食與生活型態所導致的慢性代謝障礙。	常見於四十歲以上的中老年人、體型肥胖者，有家族病史、代謝性症候群患者。

台灣糖尿病患者 95%以上都是屬於第二型，慶幸的是，第二型糖尿病可以經由改善飲食及生活習慣來預防併發症。

在台灣第二型糖尿病患者的年齡層已降至青少年階段，而肥胖也已確定是造成糖尿病年輕化的原因之一；根據衛生署的統計發現 80%的第二型糖尿患者，是由肥胖所引起。且年過 40 後，年齡與糖尿病之間也有密切的關係，統計中發現，50 歲男性中 1/4 有糖尿病，60 歲以上罹患機率更高，將近 1/3 的男性有糖尿病。

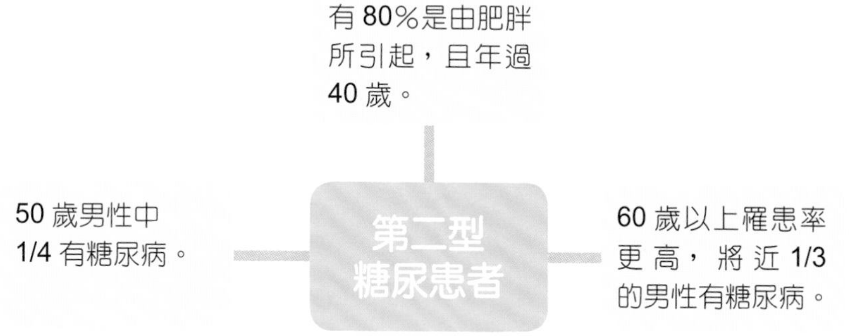

學者研究統計也指出，肥胖者罹患各種慢性疾病的比例會比一般正常人高出很多，當BMI 值大於 28 以上時，罹患糖尿病的機會是一般正常人的 2 倍，隨著 BMI 值再增加，罹患糖尿病的機會也將隨之提高，因此，無論是否罹患糖尿病，都應該注意體重控制，因為糖尿病若沒有及早發現，及早療護，將會容易引起全身性大、小血管及神經等病變，甚至會產生腦血管疾病、冠狀動脈心臟病、腎臟病、視網膜病變、足部壞死等併發症。

健康飲食的１０大基本概念

1 均衡攝取各種食物

依正常飲食為原則，視個人體質、病情而調整熱量、蛋白質、脂肪、醣類的攝取量，提供均衡的營養。

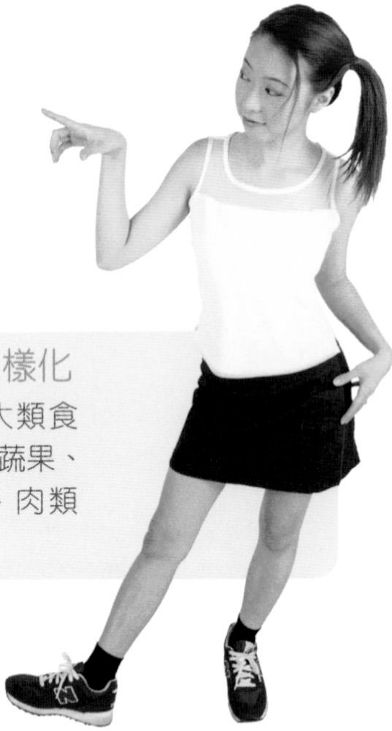

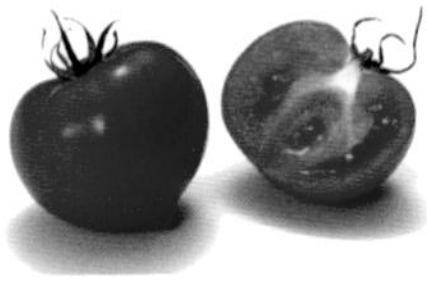

2 食物種類多樣化

均衡攝取六大類食物，如主食、蔬果、油脂、奶類、肉類及蛋類。

3 善用低 GI 值表慎選食物

採取低脂、低鹽、慢糖及高纖食物的飲食原則。

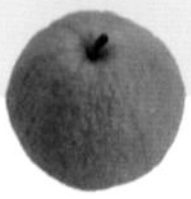

4 合理的營養素比例

醣類占熱量的 55～60％；脂肪提供熱量占 30％以下；蛋白質占熱量比例 20％以下；少吃脂肪及蛋白質，以醣類食物為主。

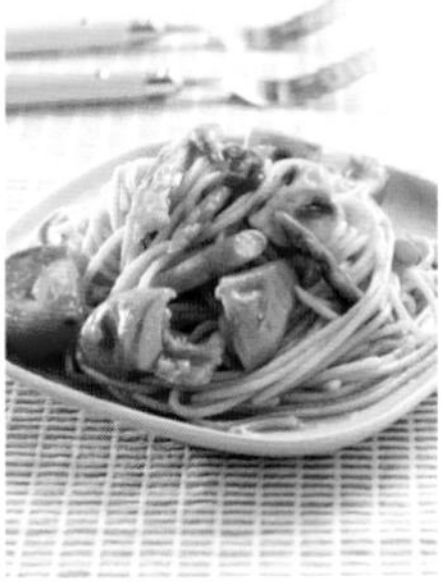

5 善用食物代換表

不論甜或鹹食物，都必須注意攝取量，並妥善利用食物代換表來變換食材。控制熱量期間，可選擇含糖少、纖維多的蔬果，以緩解飢餓感。

6 計算食物中的含醣類分量

包含主食類、水果類、奶類及飲料。

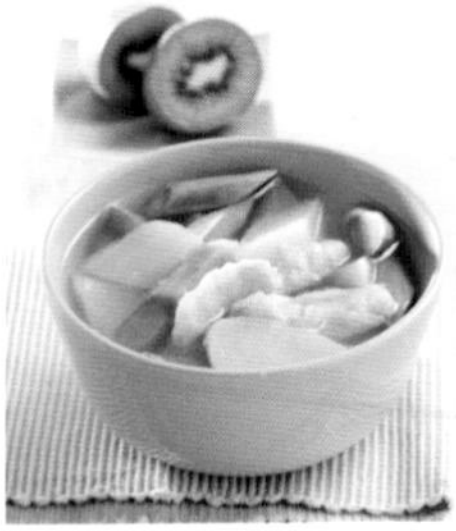

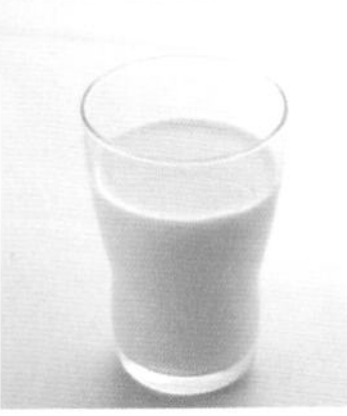

7 少量多餐

可讓肚子隨時維持有飽足感，較不容易暴飲暴食，減少對身體的負擔。

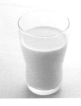

8 定時定量

有助穩定血糖值，維持合理的體重，或依治療需求而調整餐次、用餐時間及食物的份量。

9 盡量減少油脂的攝取

可預防動脈粥狀硬化、心血管疾病合併症的發生。

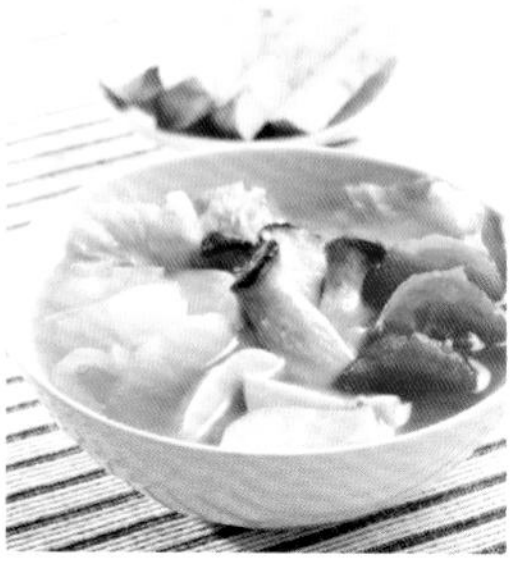

10 限制酒與食鹽的攝取量。

飲酒過量有害健康，而攝取過量的食鹽會增加血壓，影響心血管功能。

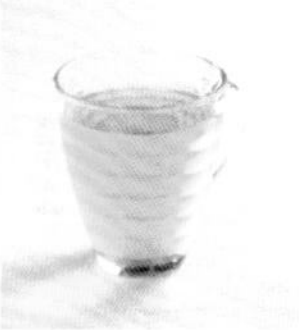

什麼是糖尿病？

當身體缺乏胰島素時，從食物中攝取的葡萄糖得不到充分處理而積存血液中，血糖值就會升高，而高血糖隨著血液循環到達腎臟，此時腎臟的滲透壓便會增加，糖分隨著尿液排出，就會造成所謂的「糖尿」。

不過由於人體胰島強力的「代償作用」，因此當體內的胰島素已經過度分泌時，病人通常仍一無所知，這個過程約可能維持3～5年左右才會真正演變成糖尿病。

糖尿病發病的初期，大多數人都不會出現任何症狀，只是覺得有點不舒服而已，除非做健康檢查，否則不易發現；漸漸地，身體才會開始出現多尿、常口渴、飢餓、貪吃、疲勞、體重減輕、傷口不易癒合、視力模糊、皮膚搔癢等警訊。

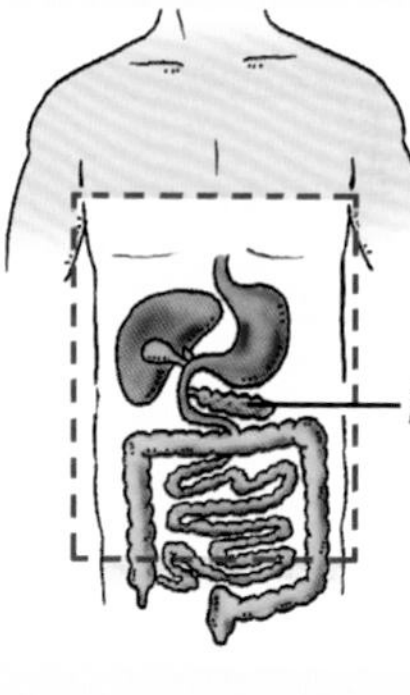

▲胰臟是一個細長型的葡萄串般的腺體，位於胃後下方，胰臟中有一處胰島，會分泌胰島素，可以調節血液中的糖分。

控制血糖，才能有效終止肥胖！

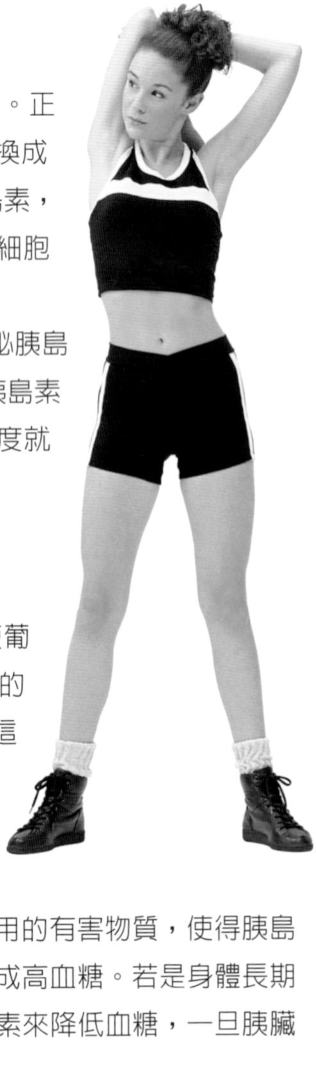

血糖是血液中的葡萄糖，在用餐後的波動最大。正常情況下，人體在消化食物時，會將澱粉類食物轉換成葡萄糖，做為身體的燃料，而由胰臟所製造出的胰島素，就是負責讓葡萄糖進入細胞，葡萄糖進入細胞後經細胞再利用，提供身體的熱量。

一般人進食後體內血糖會上升，會刺激胰臟分泌胰島素來降低血糖，糖尿病患者則因為不能產生足夠的胰島素或是胰島素不敏感，葡萄糖無法進入細胞，血糖濃度就會升高，因而形成糖尿病。進一步的解釋：

健康的人

正常的人體細胞膜有一扇阻擋葡萄糖的門，使葡萄糖不能隨意進入細胞內，胰島素則是打開這扇門的鑰匙；當血糖上升，會刺激胰島素分泌，幫忙打開這扇門，讓血中的葡萄糖進入細胞，進而降低血糖。

肥胖的人

由於體內脂肪細胞過多，會分泌阻礙胰島素作用的有害物質，使得胰島素功能受阻，便無法有效控制上升的血糖，因而造成高血糖。若是身體長期處於高血糖的狀況，將使胰臟疲於分泌更多的胰島素來降低血糖，一旦胰臟超過負荷便會發展成糖尿病。

爲什麼胰島素會如此重要呢？

因為胰島素除了會降低血糖之外，還能促進細胞利用糖分合成脂肪囤積，因此，胰島素和脂肪的關係非常密切；如果不注重血糖的控制，經常放縱自己大吃大喝，餐後的血糖便會急速上升，造成胰島素大量分泌，因而產生脂肪囤積，長久的高血糖現象就會造成肥胖。換句話說，只要控制血糖就能預防肥胖，也能預防第二型糖尿病的產生。

糖尿病更容易引發心血管疾病及血管病變

長期血糖升高，罹患糖尿病固然令人擔憂，但糖尿病最可怕的地方卻在於它所引起的許多併發症，像是血管與神經功能被破壞；如果是血管病變，會導致血液中的膽固醇累積、血栓、動脈硬化等，血管神經的病變則會造成失明、截肢等狀況。

除此之外，糖尿病患者比一般人更容易罹患心血管疾病，像是中風、心臟病、高血壓等，而且罹患率比一般人高出許多倍。因此糖尿病患者如果能有效控制血糖，就可以防止血管與神經受高血糖的侵害，也就可以控制糖尿病的併發症。

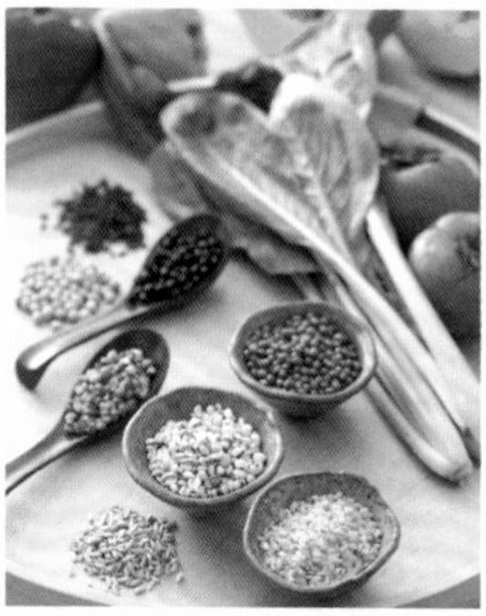

▲食物的選擇及攝取都會造成人體的血糖波動，因此要有效預防疾病，必須先從飲食控制開始做起。

控制血糖的飲食注意事項

- 主食以粗雜糧、燕麥、麥片等富含纖維質食材，有助控制血糖。糙米、粗雜糧等富含纖維質、維生素B群及微量元素，長期食用可降低血糖、血脂。
- 建議食用大豆、豆製品及蔬菜，含低熱量的食物，如青菜、白菜、黃瓜、冬瓜、番茄、豆腐及黃豆芽等。
- 糖尿病友禁食單醣類食物，如葡萄糖、麥芽糖，而水果含有豐富維生素、纖維質、礦物質及抗氧化物可適量食用（每天2份）。
- 餐點可多選擇含豐富的蛋白質、維生素B群及纖維素等食物。如麥麩含有豐富的膳食纖維、維生素B、維生素E及礦物質，可改善醣類代謝及胰島素分泌。

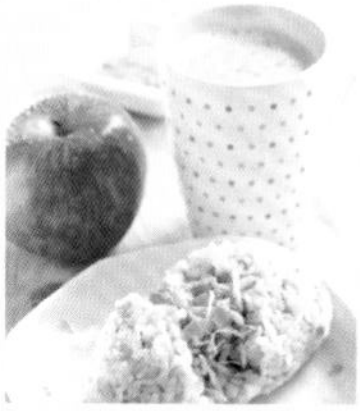

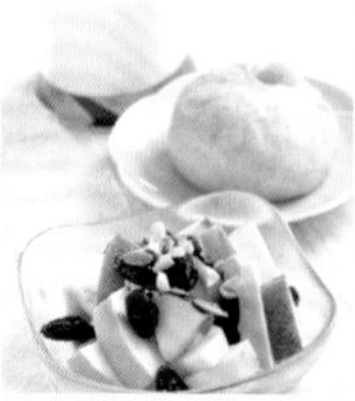

控制血糖飲食 3 YES 3 NO

3YES 食物 ○

五穀雜糧	富含纖維質、維生素B群，可降血糖、血脂。	如糙米、蕎麥、燕麥、緊實的全麥饅頭、緊實的五穀堅果饅頭 。	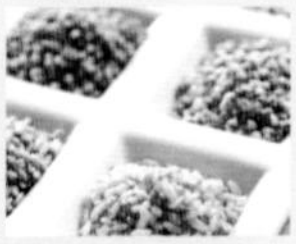
豆類及豆製品	富含蛋白質、維生素，含不飽和脂肪酸，可降膽固醇及三酸甘油脂。	如豌豆仁、扁豆、綠豆、毛豆、黑豆、黃豆、紅豆、雞豆、花豆、皇帝豆、豆腐。	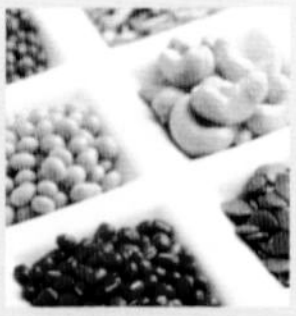
蔬果	富含膳食纖維、熱量低，具有飽足的作用，是降低血糖最理想食物。	如苦瓜、葡萄柚、蘋果、火龍果、柚子、蘆筍、空心菜、黃豆芽、番茄、芭樂及各種綠色蔬菜或葉菜類等。	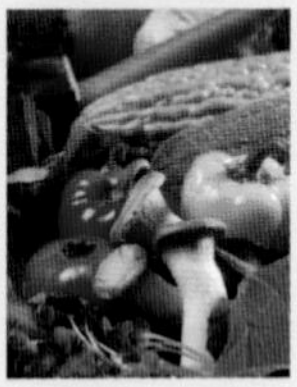

3NO 食物 ✕

高糖食物	熱量及含糖量高、容易使血糖迅速升高，增加罹患心臟病的風險。	如蜜餞、水果罐頭、汽水、果汁、果醬、冰淇淋、甜味餅乾、甜味麵包、精製糕點等各種高糖的食物。	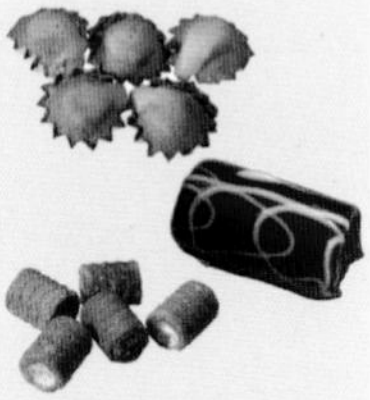
高動物油脂食物	容易使血脂升高，發生動脈粥樣硬化的病症，甚至還會增加罹患帕金森症的機率。	如動物脂肪，臘肉、臘腸、油鴨、內臟類、蛋黃、肥肉、豬油、月餅等各種高油脂的食物。	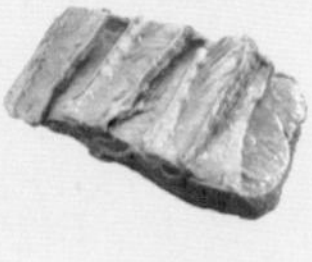
酒類飲品	酒精過量會傷害神經，升高血中三酸甘油脂，而且酒醉會掩蓋低血糖的表現，對糖尿病病友而言非常危險。	如啤酒、米酒、高粱酒等各種含有酒精成分的飲品或食物。	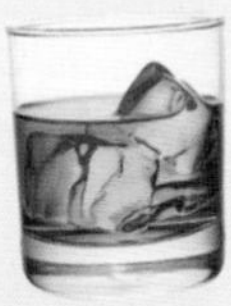

有益血糖控制的食物

	食材	成分	功效
葉菜類	地瓜葉 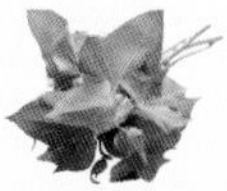	含維生素A及鈣、磷、鐵與黏液蛋白，豐富葉綠素及纖維素。	可幫助通便及平衡血糖，降血糖。
葉菜類	韭菜 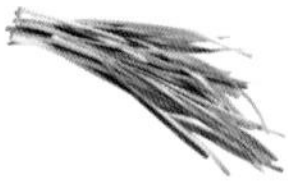	含胡蘿蔔素、維生素B群、維生素C、E、鈣、磷、鎂、鐵。	可促進血糖値維持平衡，預防高血壓、高血脂、冠心症。
根莖類	蘆筍 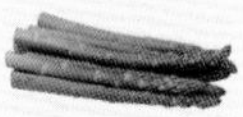	含胡蘿蔔素、各種胺基酸、甘露聚醣、天門冬胺酸、葉酸。	可平衡血糖、保護視網膜，預防高血壓、肥胖症，促進新陳代謝，提升免疫力。
根莖類	芹菜 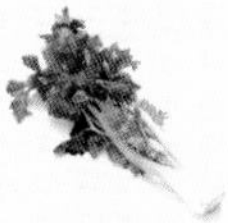	含粗纖維、鈣、磷、鐵、甘露醇、胡蘿蔔素、維生素C。	可以中和尿酸及體內的酸性物質，有助於降血壓、平衡血糖及分解脂肪等作用。
根莖類	洋蔥 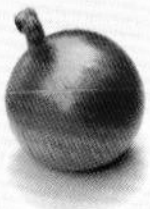	含鈣、磷、鎂、硒等多種礦物質、維生素、硫醇、類黃酮硫化物。	可促進胰島素作用，適合中老年第二型糖尿病友，預防高血壓、高血脂。
根莖類	大蒜 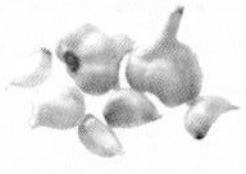	含維生素B1、B2、C、E、胡蘿蔔素、辛辣素、鈣、磷、鋅、鐵等營養素。	可平衡血糖、血脂、血壓，改善心血管功能。
根莖類	白蘿蔔 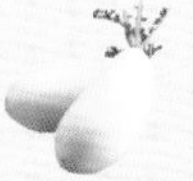	含甲硫醇、香豆酸、維生素C、維生素B群、類胡蘿蔔素及鈣含量高。	可平衡血糖、膽固醇、預防高血壓、冠心病、骨質疏鬆。
瓜果類	絲瓜 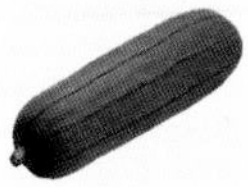	為低熱量、低脂、低糖的高鉀食物，含鈣、鎂、磷、皂苷、苦味素、多量黏液、木聚糖、類胡蘿蔔素。	可平衡血糖及防治高血壓合併症。
瓜果類	苦瓜 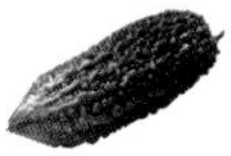	含維生素B1、B2、C、鈣、磷、鎂及苦瓜甙等。	可改善體內的脂肪平衡，具有促進糖代謝的作用，有降血糖的功能，是糖尿病友最佳的保健蔬菜。
瓜果類	冬瓜 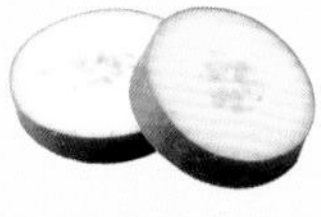	為低熱量、低脂、低糖的高鉀食物，含葫蘆巴鹼、甘露醇，多種維生素及礦物質。	可維持醣類新陳代謝平衡，輔助治療高血壓、高血脂及腎臟病的併發症。

	食材	成分	功效
其他類	扁豆 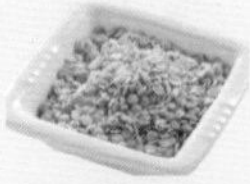	含鉀、鎂、磷、鈣。	可預防高血壓、維護胰島素分泌正常。
	香椿 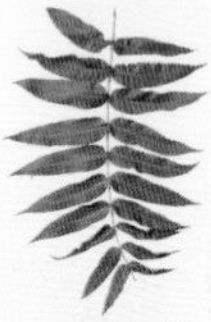	含類胡蘿蔔素、維生素B、維生素C。	具有消炎、解毒，保護肝臟的作用，有效保持血糖的平衡，還有降血脂、降膽固醇及增強心臟等功能。
	羅漢果 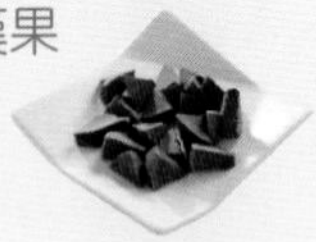	含尼克酸、食物纖維、多種維生素、鈣、鉀、鎂、磷、鐵，其甜味來自於非糖成分，為三萜化合物。	可改善糖的代謝，平衡血糖，止咳、清肺。
	銀耳 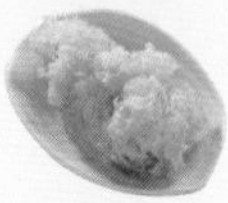	含蛋白質、多醣體、維生素B群、C、鈣、磷、鎂、鉀、鈉、鐵。	可平衡血糖，預防高血壓、高血脂。
	海帶 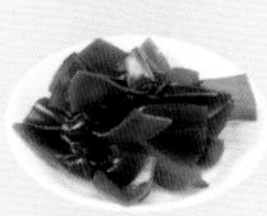	含碘、鈣、鐵、磷、鋅等礦物質、粗纖維、多醣體。	可增加血液循環順暢，平衡血糖、血脂、血壓，預防動脈硬化。
	蒟蒻 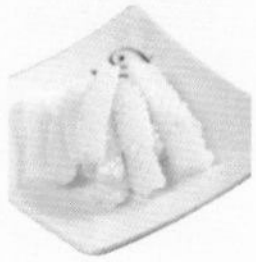	含甘露聚醣、鐵、鈣及多種胺基酸，還有水溶性纖維質。	可提高食物黏度、延緩食物在腸道的消化吸收速度、穩定血糖值，改善便秘及平衡血脂肪。
	啤酒酵母 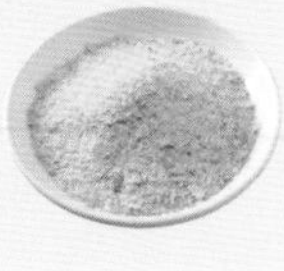	含豐富的鉀、鉻、維生素B群及硒等。	鉻有助胰島素的作用，可有效降低血糖。

※ 有些啤酒酵母會經過加工處理以去除苦味，這個過程會造成鉻的流失，對平衡血糖效果大打折扣，建議應選擇未加工的原味產品較佳。

Part 3

低 GI 飲食的健康原則

在 GI 值尚未研究開發前，大家普遍有個錯誤的觀念，認爲只要吃澱粉就會造成肥胖，因此把「少醣、少澱粉」作爲減肥的首重原則，但卻往往不見好的成效，但是經過 GI 值概念的革新，了解到食物種類的精緻度、結實度、糊化度與烹調方式不同，就會產生不同的 GI 值，因此只要依照低 GI 飲食法則，重視食物的質與量，慎選醣類食物，注意優質脂肪的攝取，遵守「一飯、二菜、三指肉」的調配原則，即能有效預防脂肪形成，還能提昇人體的新陳代謝率，也有助於血糖的控制，預防各種慢性病的產生。

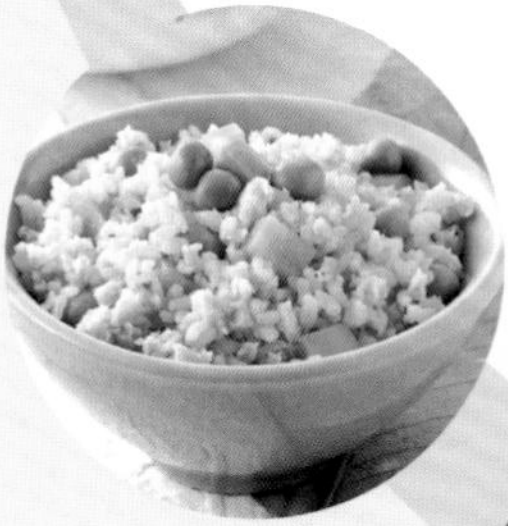

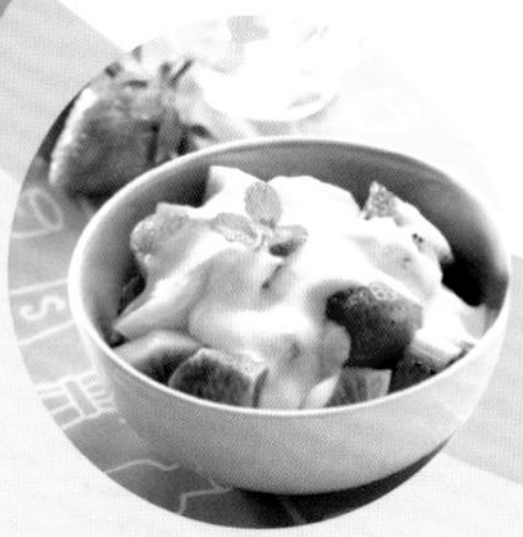

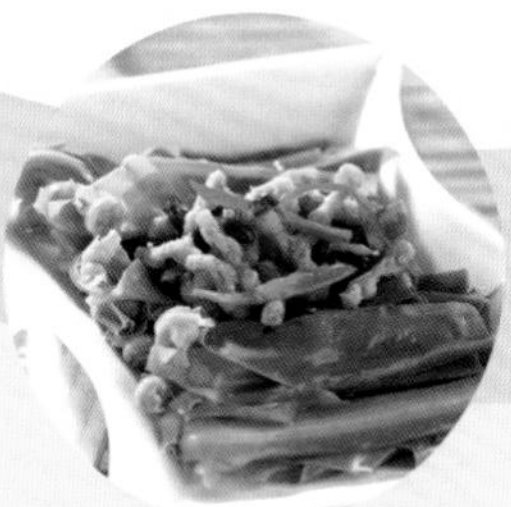

如何選對低 GI 的澱粉主食

控制血糖最重要的方法就是控制飲食，「吃什麼」、「怎麼吃」都會影響到用餐後血糖上升的程度。所以，想要維持餐後血糖的穩定，就要知道自己「吃了什麼」，還有「應該怎麼吃」，才是用飲食控制血糖最有效率的做法。

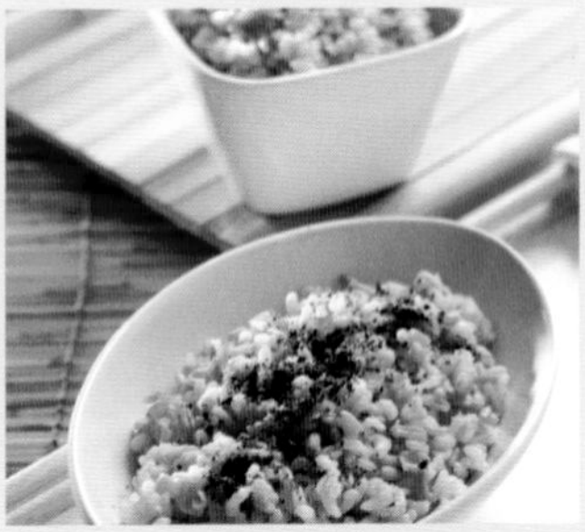

▲飲食會影響到餐後血糖上升的指數，所以學會「健康吃」，才是控制血糖最有效率的做法。

碳水化合物是大腦的唯一燃料

首先，不能不吃的就是碳水化合物！大腦是人體消耗能量最多的器官，雖然大腦的重量只占全身體重的 2%，身體所使用的能量，至少有 1/4 以上是用在大腦上，其中有一半就是用在神經細胞間的訊息傳遞。神經細胞所需要的能量是身體其他細胞的兩倍；而碳水化合物正是大腦最主要的能量來源。除非飢餓，平常大腦只會使用葡萄糖作為能量來源。

醫學報導指出如果葡萄糖的供應不足，大腦的運作功能就會受阻，產生反應遲鈍、頭痛等症狀，因此，一定要適時、適量的補充食物，才能讓身體機能正常運作。

「慢」醣才對！「少」醣不對！

在 GI 值尚未研究開發前，大家普遍有個錯誤的觀念，認為只要吃澱粉，就會造成肥胖，因此把「少醣、少澱粉」作為減肥的方法，但卻往往不見成效。其實主要是因為澱粉是人體不可或缺的主食，如果澱粉攝取不足，將會造成腦力不足、體力缺乏，並且容易飢餓，下一餐反而會吃得更多。

但是經過 GI 值概念的革新，我們可以了解到，食物種類的精緻度、結實度、糊化度與烹調方式不同，就會產生不同的 GI 值，造成肥胖的程度也會不同。舉例來說：

低 GI 的澱粉食物消化慢

讓食物產生的葡萄糖被緩慢地吸收，於是血糖起伏較小。

低 GI 的澱粉食物容易有飽足感

低 GI 食物在腸胃道停留的時間較久，所以不容易感到飢餓，也因此能控制飲食的攝取量。

優質的低 GI 澱粉食物可提供我們能量、飽足感，也有助於血糖的控制，所以選擇澱粉主食的原則不是「少醣」，而是「慢醣」。

那麼「慢醣」的食物種類包含有那些呢？以下我們便針對五穀、米食、麵食、麵包、穀片、餅乾等大類進行詳盡的圖文解說：

五穀首選：完整的全穀粒食物

澱粉食物是三餐中的主食，主要來自五穀類食物（包括稻米、玉米、小米、小麥、燕麥、蕎麥等）。選擇全穀粒（Whole grain）的五穀類食物最好。

全穀粒是指穀類在收割後，只去除外殼，仍保留完整的穀粒。

全穀粒

可分為三部分

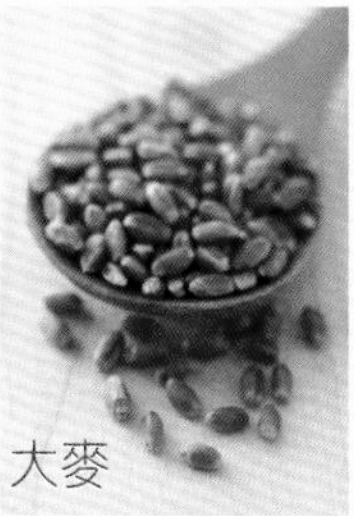

麩皮（Bran）

位於最外層，是植物保護穀粒的纖維構造，內含豐富的維生素 B 群、維生素 E、礦物質與纖維。

胚乳（Endosperm）

富含澱粉，是植物用來提供胚芽生長所需的能量，經常食用全穀粒的五穀類食物，不僅可以增加人體所需的維生素 B、E、纖維素和微量元素鎂、磷、鐵、錳等，以及科學家尚未發現的有益物質，對防止消化道疾病、血管疾病、糖尿病與癌症等，也非常有用。

胚芽（Embryo）

位於內部的胚芽是在適當條件下，可發芽長成新植物的部分，含有豐富的維生素、礦物質與不飽和脂肪酸。

稻米小百料——認識穀物麩皮的名稱

全穀粒的麩皮稱為 → 果種皮

糙米中的麩皮稱為 → 米糠層

麥類中的麩皮稱為 → 麥麩層

為什麼這些全穀粒食物會有這些驚人的功效？其實就在於他們保留食物最原始、完整的營養素，而就是這些營養素的完整組合，才能造成這樣的加乘效果。

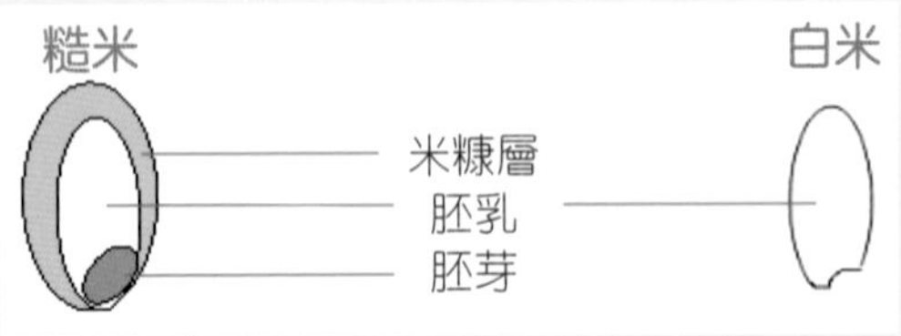

▲完整的穀類有保留麩皮、胚芽及胚乳等三部分，同時也保有最原始、完整的營養素，這種食物對人體的健康有加乘效果。

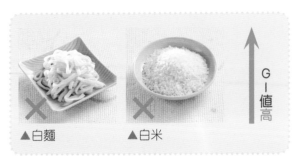

現代人往往為了口感，將糙米和全粒麥（整顆小麥）加工製成白米或白麵食品，加工過程除去了麩皮和胚芽，不但使糙米與全粒麥的營養流失，也促使白米、白麵變得更容易消化，然而食用後卻導致血糖迅速升高。

▲燕麥片

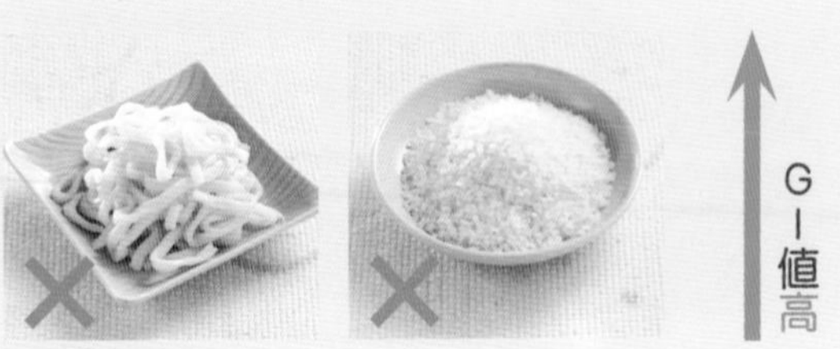

▲白麵　▲白米

這些精緻的白米、白麵不但少了營養，還讓血糖升高，還會增加肥胖的風險。因此為了避免血糖迅速升高、促進健康、減少疾病，應盡量多選擇全穀粒的主食，像是糙米、多穀米、燕麥片、全麥麵食等食材。

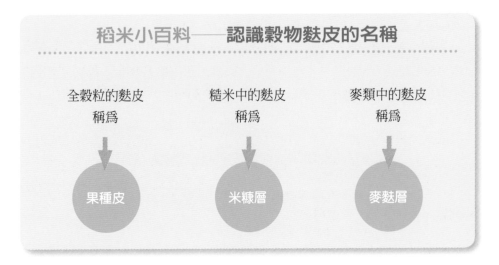

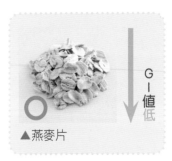

將糙米更加分的多穀米飯或豆穀米飯

全穀粒食物的 GI 值都不高，其中以大麥的 GI 值最低，因為他含有豐富的 β-Glucan（見附註 4），而燕麥含有的 β-Glucan 也不低。因此可以在糙米中混合大麥粒、燕麥粒、蕎麥粒、小米等食材一起煮就是營養美味的「多穀米飯」。

煮糙米飯時，也可以加上一些完整的豆類食物，如黃豆、紅豆、黑豆或綠豆等豆類。豆類食品所含的澱粉量豐富，但消化速度較慢，GI 值都蠻低的，而且還含有豐富的蛋白質，這樣混合的「豆穀米飯」，不但營養健康，且 GI 值又低，是優質的主食選擇。

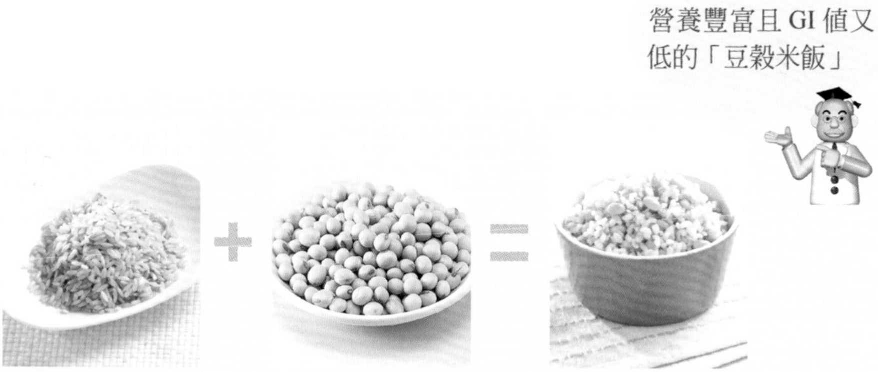
營養豐富且 GI 值又低的「豆穀米飯」
+
=

▲糙米　▲黃豆　▲豆穀米飯

附註4

Q 什麼是 β-Glucan ？

A β-Glucan 是一類多醣的總稱，這類多醣是以葡萄糖為單體接連成的，但是不同來源的 β-Glucan 有不同的結構與功能。主要存在於穀類的麩皮、酵母菌的細胞壁與許多菇類中。β-Glucan 含量最豐富的穀類食物就是大麥，其次是燕麥，他們的 β-Glucan 結構具有 1-4 鍵結的支鏈，是水溶性纖維，具有降血糖的功效。而存在於酵母菌與菇類中的 β-Glucan 則是具有 1-6 鍵結的支鏈，是非水溶性纖維，有助免疫力的提升。

米食首選：糙米

挑選米食時，糙米是最佳的選擇，因為保留的營養素最多，對血糖的影響也小，而且煮成乾飯比煮成稀飯好，因為乾飯的澱粉粒較緊實，可減緩消化速度，讓血糖波動小，也不容易產生飢餓感。

糙米、胚芽米與白米的比較

糙米含有的食物纖維是白米的三倍以上，且含有的礦物質（鉀、磷、鐵）及維生素 B 群是白米的兩倍以上。也就是因為米糠層使糙米不但富含營養，且 GI 值低。由於米糠層除了含水溶性纖維外，還含有不可溶性纖維，能形成物理屏障，使位在胚乳內部的澱粉，不容易被消化酵素迅速分解，因此其澱粉分解消化慢。

稻米小百料——認識米的加工過程

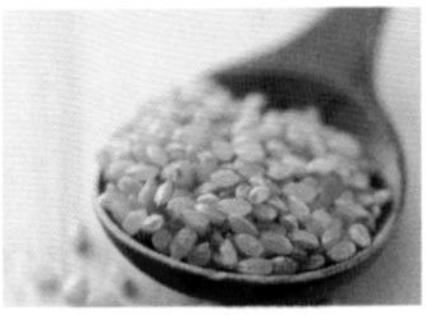

再加工

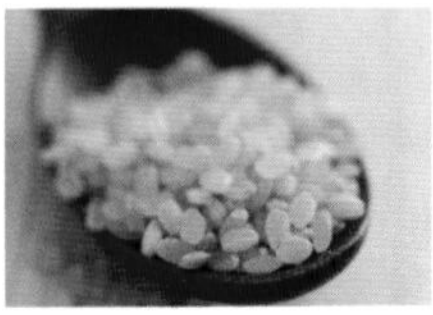

再加工

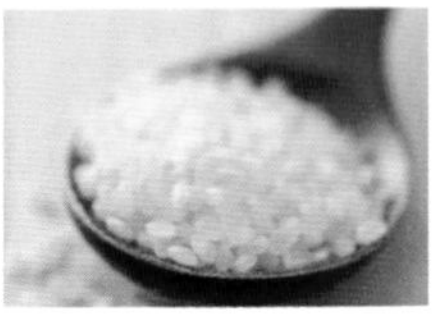

糙米
田間收穫的稻穀，經加工去除穀殼的米。

胚芽米
糙米碾除米糠層，保留胚芽所得的米。

白米
糙米碾除米糠層及胚芽，只剩胚乳的米。

營養成份	糙　米	胚芽米	白　米
熱量（仟卡）	351	354	356
蛋白質（克）	7.4	7.0	6.8
脂質（克）	3.0	2.0	1.3
醣類（克）	71.8	74.4	75.7
纖維（克）	1.0	0.4	0.12
維生素 B1	0.54	0.3	0.12

資料來源：農委會農糧署

糙米留下來的米糠層含有豐富的維生素B群、礦物質（鉀、磷、鐵等）與纖維。

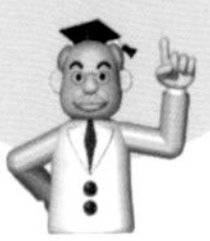

此外，米糠層所含的脂質大多為不飽和脂肪酸，且根據〈美國臨床營養雜誌〉研究發現，米糠層的油脂有助於降低血中的壞膽固醇（LDL），因此經常食用糙米，對人體健康可說大有助益。

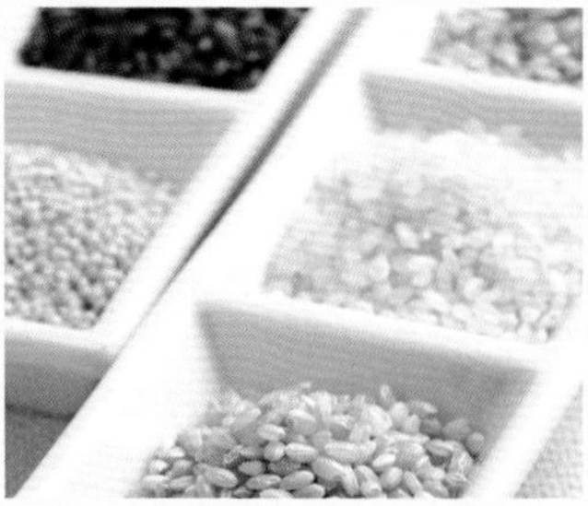

▲各種優質的健康穀物含有不同的營養素，可每天做不同的變化烹調，有效提供身體的能量。

好米食的挑選方法

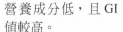

建議的米食選擇		不建議的米食選擇	
種 類	原 因	種 類	原 因
糙 米 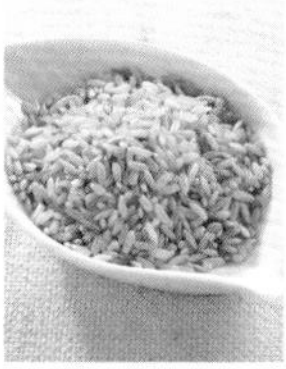	保留豐富的蛋白質、不飽和脂肪酸、維生素與纖維質，且GI低。	白米 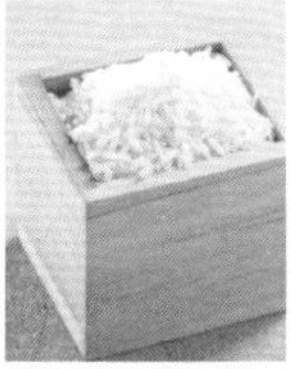	營養成分低，且GI值較高。
多穀米 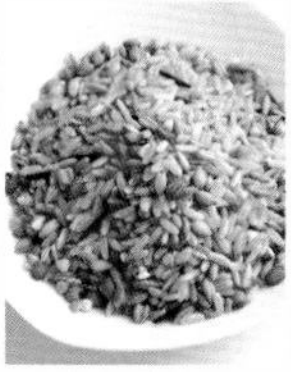	含豐富的 β-Glucan 且GI值較低。在糙米中加入含豐富 β-Glucan 的燕麥或大麥，營養健康且GI低。	白糯米 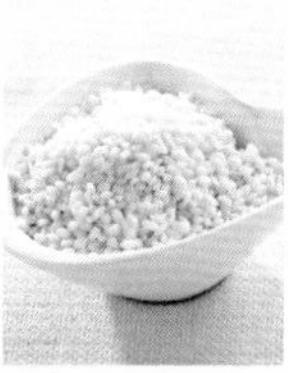	營養成分低，且GI值較高。
豆穀米（豆類＋糙米） 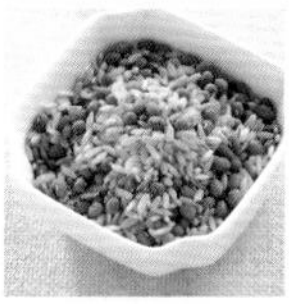	含豐富蛋白質及豆類營養素，且GI值較低。	黑糯米 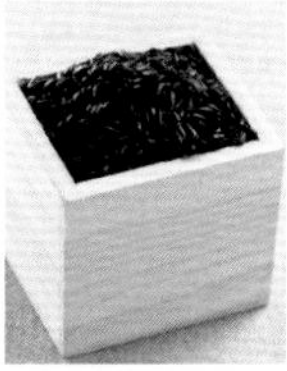	含鐵質高，但GI高。

烹煮香 Q 糙米飯的 6 大訣竅

要煮出香 Q 又好吃的糙米飯，有 6 大步驟：選米、洗米、浸米、煮飯、燜飯及拌飯，每個步驟都有其訣竅。

1 選米：新鮮好米

米飯要煮得香 Q 好吃，必須選用新鮮的好米。選購時要注意製造日期，而開封後的米應置於乾燥、陰暗處，並且密封貯存。

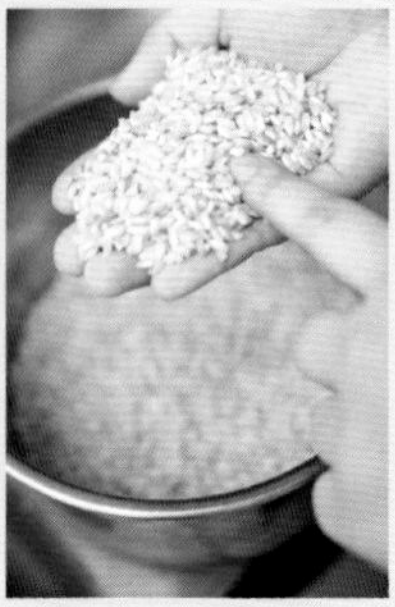

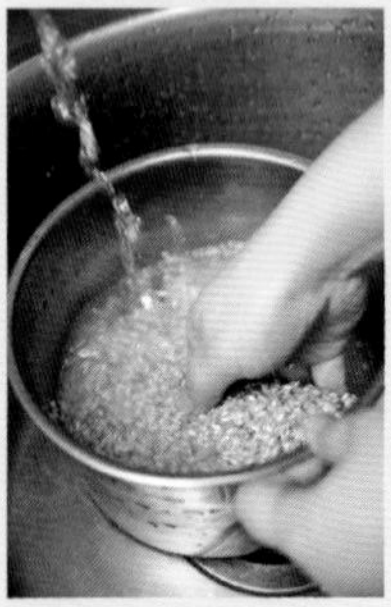

2 洗米：勿過度搓洗

洗米的動作要輕且快，不必用力搓洗。洗米的目的是要把附著在米粒上的雜質去除，如果過度搓洗會把米粒所含的水溶性維生素或礦物質洗掉，因此，輕快的洗米約 1 ～ 2 次，洗後快速倒掉洗米水即可。

3 浸米：水分浸透內層

糙米的米糠層是由粗纖維所構成，水分不容易浸透，因此烹煮之前一定要浸泡，浸約 1 ～ 2 小時。

※ 記得！先洗米再浸米，浸米時才不會把髒的水吸收到米粒內。

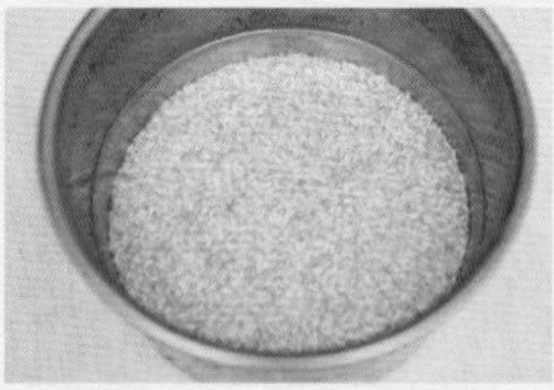

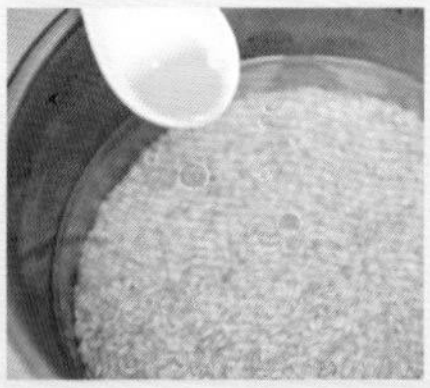

4 煮飯：煮飯前加少許橄欖油

煮糙米飯時，水量要比煮精白米飯時多一些，因為糙米的纖維質較多，需要加 1.2 倍的水量，1 杯的糙米約可煮出將近三杯飯的量。

※ 建議加水後可再加少許橄欖油，煮出來的飯較有光澤，鬆散不沾黏，風味口感更好。

5 燜飯：吸收水氣飽滿飯粒

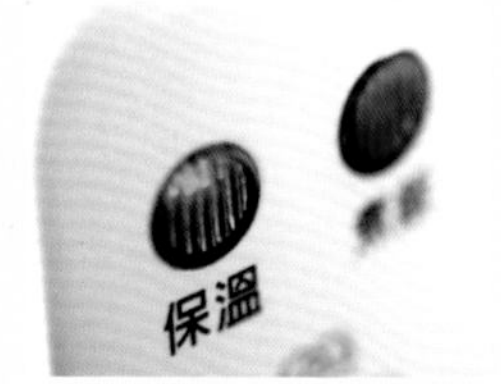

飯煮好後再燜約 10 分鐘，可增加糙米飯的美味。燜飯的過程，可以讓米粒完整的吸收煮米時產生的水氣，使米粒個個飽滿香 Q。

※ 燜飯時，必須要保持煮飯時的高溫，不宜在中間打開鍋蓋，以免溫度下降，水氣凝結，糙米飯就會變得較乾濕不均勻，影響口感。

6 拌飯：均勻混合飯粒

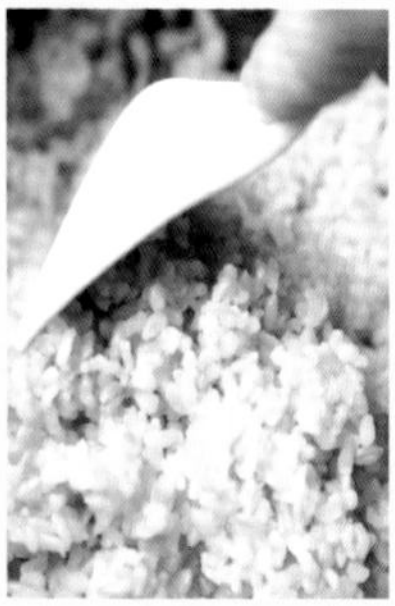

拌飯對糙米飯的口感有重要的加分效果。整鍋米飯在煮飯、燜飯的過程中，不同部位的米粒受熱、吸水的程度會有些差異，中間部分的飯口感最好，最下面的口感最差。因此在食用前，要先用飯匙拌飯，使米飯均勻分布。

※ 拌飯動作不僅可蒸散多餘的水氣，使糙米飯嚐起來更加美味，在拌飯時還可加入少許水果醋、檸檬汁來提味，讓糙米飯更加柔軟可口。

※ 此外，酸性的水果醋或檸檬汁，還能幫助降低食物的 GI 值。當然，拌飯時也可灑上少許的芝麻粒（含有膳食纖維、維生素B群、維生素E與多種礦物質與必須脂肪酸），可使糙米飯更美味也更營養。

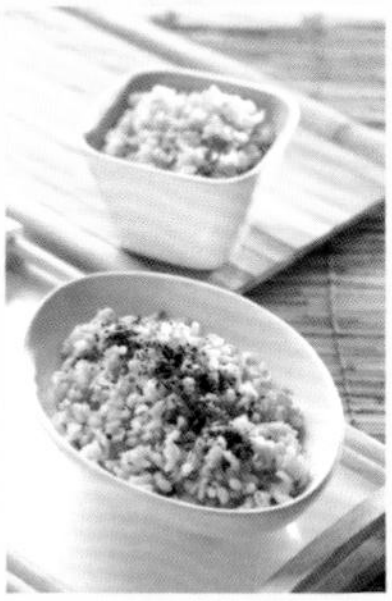

▲芝麻燕麥糙米飯

麵食首選：全麥義大利麵

全粒麥（小麥）是指收割去殼後的整顆麥粒，包含麥麩、胚乳和胚芽。

由於全粒麥最外層的麥麩層，含有不可溶性纖維，不可溶性纖維會形成物理屏障，使位在內部胚乳的澱粉不容易被消化酵素分解，因此消化變慢。

所以一旦全粒麥被研磨成粉製成麵粉後，麥麩層的屏障效果就會降低，而麵粉被磨得愈細，麥麩層的屏障效果就被破壞的愈嚴重，相對的 GI 值就變得愈高。所以麥類製品最好是使用粗麵粉，而且含有未磨成粉的全麥粒是愈多愈好。

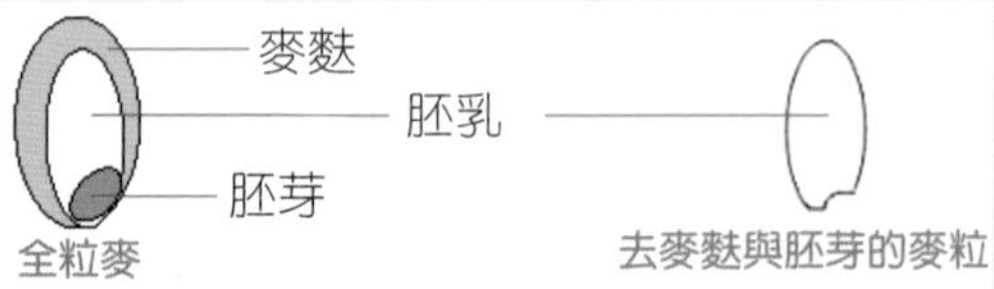

▲未磨成粉的全粒麥（小麥）是珍貴的穀物，含有完整的麥麩、胚芽及胚乳等三部分，其營養成分高，容易有飽足，且 GI 值低，是增強記憶、降血糖、預防心血管疾病的產生及減重的好食物。

全粒麥的麥麩與胚芽含有豐富的維生素 B 群、鋅與纖維。

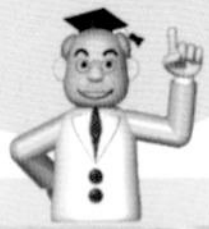

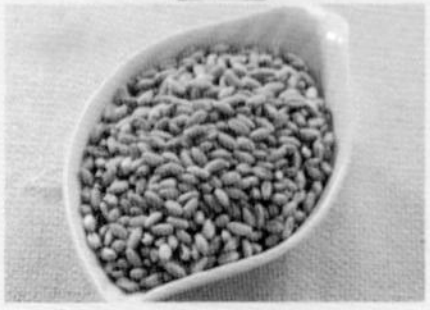

再加工

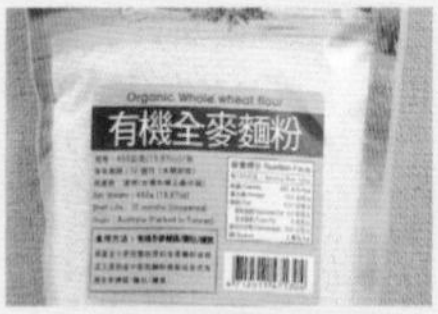

再加工

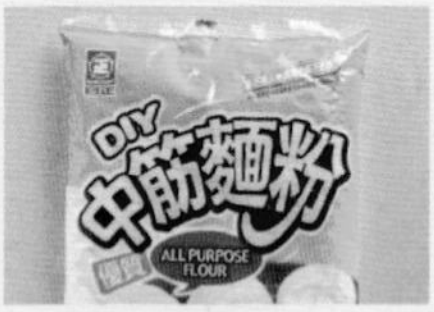

全粒麥（小麥）
是指收割去殼的整顆麥粒，含有完整的麥麩、胚乳和胚芽。

全麥麵粉
是全粒麥研磨而成的，附有較高營養的胚乳、胚芽和麥麩。

白麵粉
是全粒麥去除麥麩和胚芽，僅剩胚乳，富含澱粉的部分，再將胚乳磨細成麵粉。

白麵粉的精緻過程至少流失了一半維生素 B，而維生素 E 更是減少了 90%，因此白麵粉的營養遠不及全麥麵粉。

全麥麵食與白麵食的比較

在麵食的選擇上，建議選用由全粒麥（小麥）為食材所做成的食物，比較不容易感覺飢餓，尤其是對減肥者極有益處的全麥義大利麵，採用硬麥粒碾成的粗麵粉製造而成的，含有較多的麵筋，麵條的口感彈 Q 又有嚼勁，且麵質較緊密，這使得澱粉的消化較慢，是低 GI 的好主食。

西式麵條首選

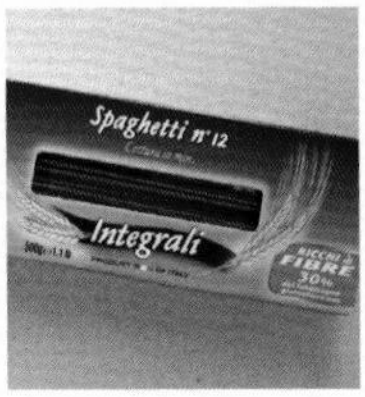

選擇硬麥粒（Durum）磨粉製作的「全麥義大利麵」較優。

中式麵條首選

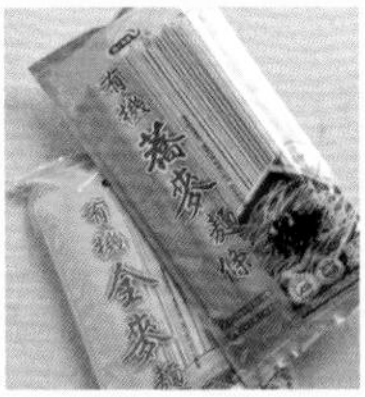

以保留較多完整穀物的營養成分調製成的全麥麵條或蕎麥麵條」為首選。

由於義大利麵的高壓製程使內部的澱粉緊實，因此即使是一般用白麵粉所製作的義大利麵，GI 值也不算高，只是營養價值遠不如全麥義大利麵來的好，因此較不推薦。

義大利麵條健康首選

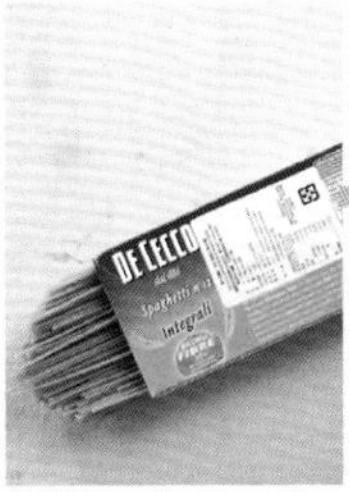

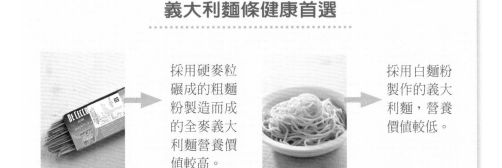

採用硬麥粒碾成的粗麵粉製造而成的全麥義大利麵營養價值較高。

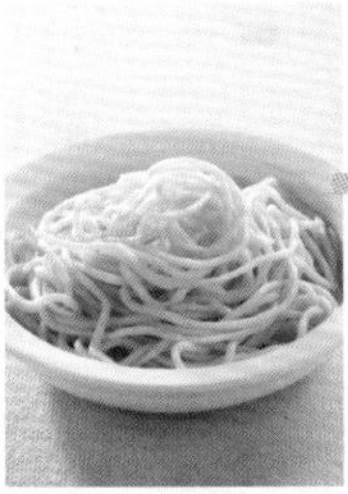

採用白麵粉製作的義大利麵，營養價值較低。

至於中式麵條的麵質較不緊實，因此必須選擇使用全麥粒麵粉所製成的全麥麵條或蕎麥麵條，GI 值才會較低，此外還要注意烹調麵條的時間不要太久，因為麵條煮得太軟，會提高 GI 值的指數。

中式麵條健康首選

GI值低 ○

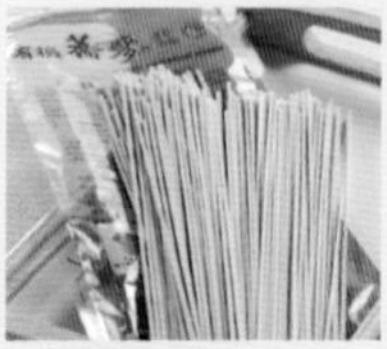

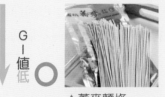

▲蕎麥麵條

使用小麥研磨而成，含有完整營養麥麩、胚芽、胚乳的養分，且纖維質含量高，麵條口感彈Q有嚼勁，是低 GI 麵食的好食材。

GI值高 ×

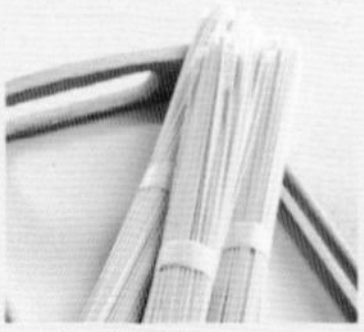

▲白麵條

使用經過精緻的白麵粉及鹽製作而成，營養價值較低，且 GI 值高，因此建議應盡量減少食用。

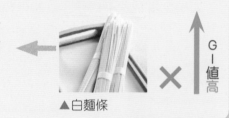

此外，有些麵條以蒟蒻（Konjac）成分為原料，做成蒟蒻麵。蒟蒻的成分是水溶性纖維，稱為葡甘露聚糖（Glucomannan），不含澱粉，因此以純蒟蒻製造的蒟蒻麵 GI 值指數很低。有些蒟蒻麵的製作過程會加入麵粉，使其口感近似一般麵條，這樣的麵條因含豐富的水溶性纖維，因此麵粉的澱粉消化較慢，血糖較不容易上升。

聰明挑選全麥麵粉製品

麵粉製作時，如果使用全粒麥研磨成粉，就是全麥麵粉（Whole wheat flour），「全麥」就是「指完整顆粒全粒麥」的意思。因為沒有被除去麥麩或胚芽，所以萃取率（Extraction rate）是 100%。

完整顆粒全粒麥，若是除去局部的麥粒，不是用完整的全粒麥做成的麵粉，則視其完整的程度有 80%或 50%等萃取率的麥粉，這樣的麵粉不是全麥麵粉，只能稱為麥粉（Wheat flour），所以萃取率愈高的麵粉愈好。

全麥麵粉

100％是使用完整顆粒的全粒麥研磨成的麵粉。

麥 粉

只萃取 80％或 50％的全粒麥，而不是使用完整的全粒麥做成的麵粉。

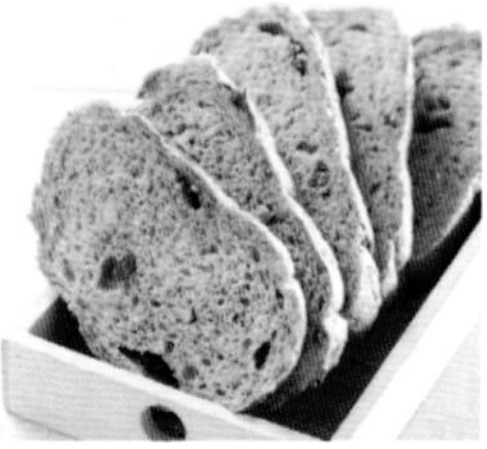

▲選購全穀粒麵包時，應留意成分表，是否標示為 100% 全麥製品。

如何判斷食物是否為全麥製品？

必須檢視食物的成分表而定。可以查看產品的成分標示為麥粉還是全麥麵粉？一些麵包打著全麥招牌，但有可能在製作的過程中添加了白麵粉，例如：全麥麵粉可能只占了 30%，另外 70%是白麵粉，如此一來便不能稱為全麥麵包，因為真正的全麥麵包是使用 100%全麥麵粉製作，完全不能添加任何的白麵粉。

如果全麥麵包的口感，吃起來無結實感又和白麵包一樣鬆軟，這樣的麵包絕對不是全麥麵包，因此購買全麥麵包必須多留意成分標示，可不要被包裝上的「全麥」字眼給騙了。

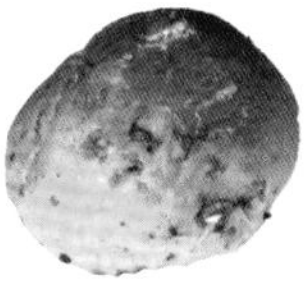

▲全麥麵包

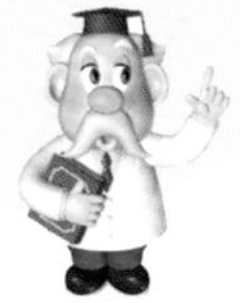
如果全麥麵包吃起來和白麵包一樣鬆軟，且又無結實感，那麼下次選購時，就要多留意一下成分標示，不要被騙了哦！

不論是全麥義大利麵、蕎麥麵條或是全麥麵條，都是低 GI 的優質主食，營養價值也很高；反之，質地鬆軟的麵線、麵條，食用後容易被分解消化，讓血糖指數很快升高，一般食用的白麵線、白麵條都是由精製細白的麵粉所製造的，不但 GI 值高，營養價值也遠不及緊實的全麥麵條、全麥義大利麵、蕎麥麵條好。

優質麵條健康首選

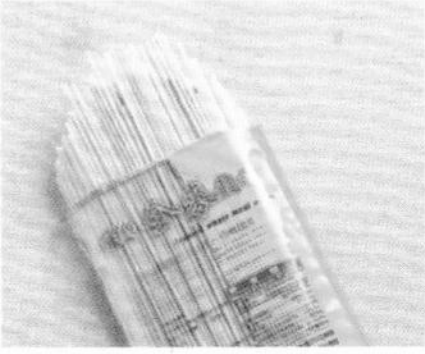

▲中式—全麥麵條

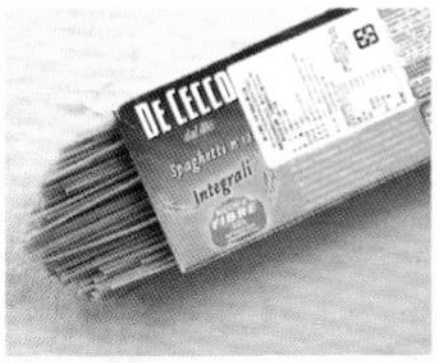

▲西式—全麥義大利麵

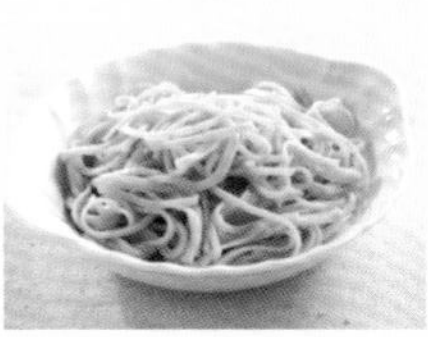

▲日式—蕎麥麵條

另外，在烹煮麵食或湯品時，應避免使用麵粉或太白粉勾芡，這也是能幫助穩定血糖的小祕訣！這是因為麵粉、太白粉是由澱粉粒磨成粉而來，研磨成粉的澱粉粉末非常容易被人體消化吸收，使血糖快速上升，像蚵仔麵線、魷魚羹等勾芡的食物，就很容易造成血糖較大的起伏。

在烹調的過程中，運用研磨成粉的澱粉末。

例如

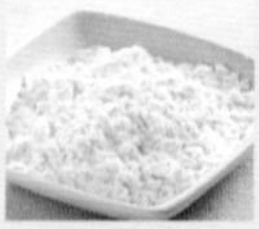
▲太白粉

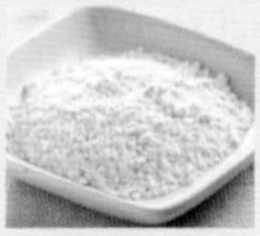
▲麵粉

勾芡

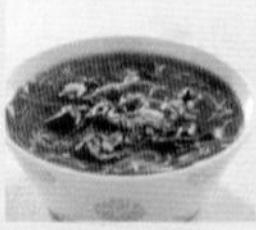
▲蚵仔麵線

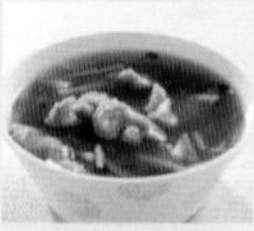
▲魷魚羹

GI值高

勾芡的食物容易造成血糖上升，因此建議應避免吃糊化過度的食物。

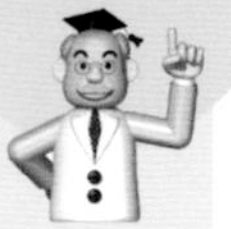

好麵食的挑選方法

建議的麵食選擇		不建議的米食選擇	
種 類	原 因	種 類	原 因
全麥麵條 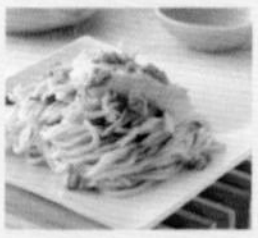	使用小麥研磨而成，含有完整營養麥麩、胚芽、胚乳的養分，且纖維質含量高。	白麵線 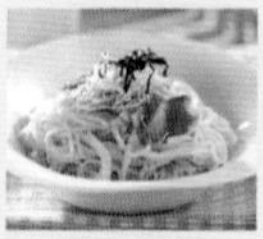	是精緻的加工食材，營養價值低，爲高GI食物。
全麥義大利麵 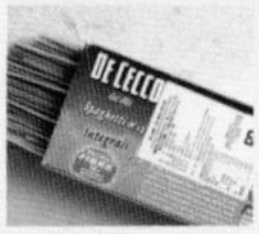	外觀上可看到黑點狀的小麥粒，屬於全麥類的食物，含有完整的麥纖維與麥胚芽的養分，且GI值低，是優質的麵食選擇。	白麵條 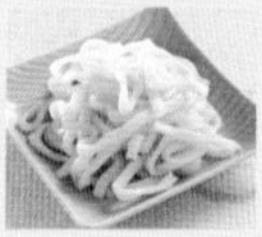	是精緻的加工食材，營養價值低，爲高GI食物。
冬粉 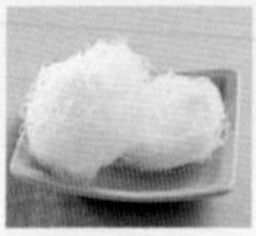	成分爲綠豆，熱量低、屬低GI食物。	米粉 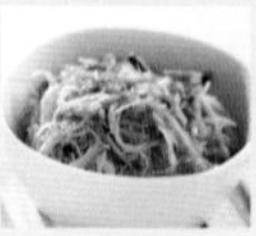	以白米磨粉製成，營養價值低。
蕎麥麵 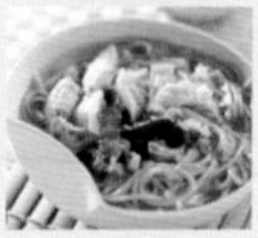	以蕎麥粒磨成製成，爲低GI值食物。	油麵 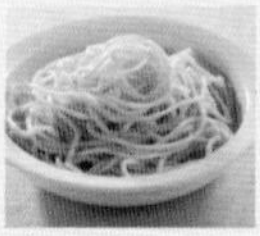	是加工食品，以精緻的麵粉製成，油質含量高。

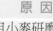

烹煮美味中式麵條的訣竅

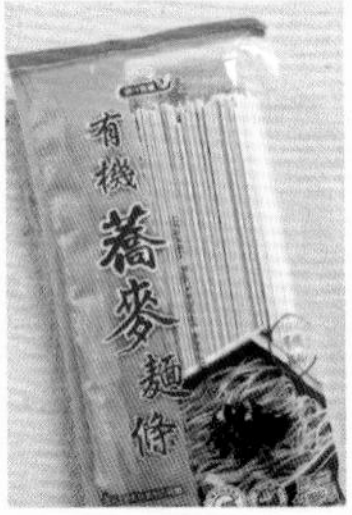

1 選麵

選擇使用全穀粒小麥做成的全麥麵條或蕎麥麵條都比白麵條或麵線好。

2 攪拌

煮麵時，待水滾後再下麵條，並不時攪拌麵條以避免黏鍋。

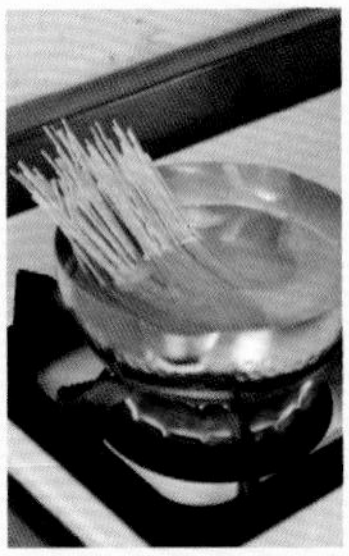

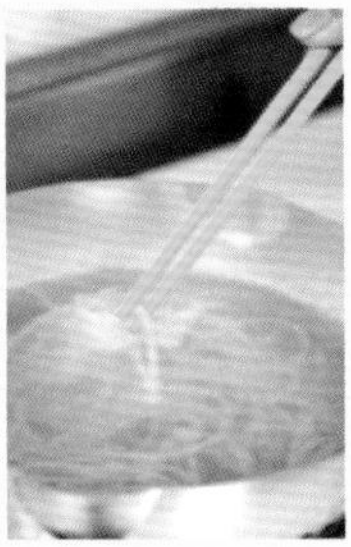

3 試麵

第一次煮麵時，建議可在水滾下麵條後的不同時間，各夾取一根麵條試著嚼嚼看，當發現麵條中間的麵芯才開始透明時，立即熄火，並將麵條撈起。

4 記住煮麵時間

將烹煮麵條的時間記錄下來，下次烹煮時就可以在水滾下麵後開始計算時間，並在相同的時間內將麵條撈起鍋。

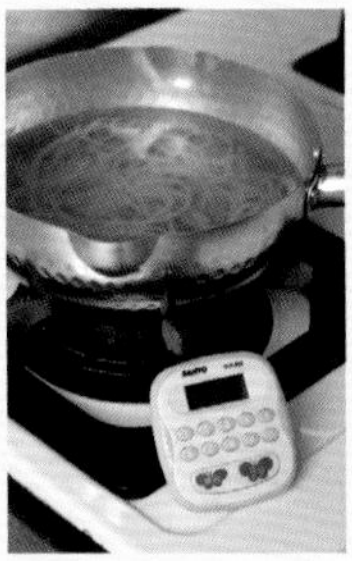

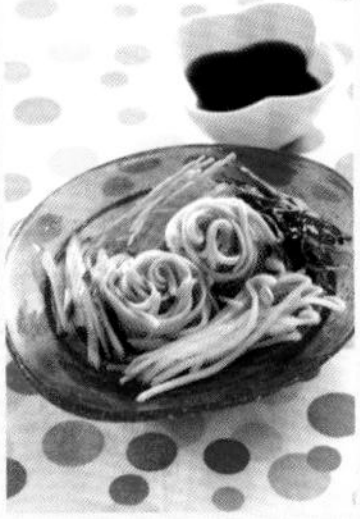

▲高纖蕎麥涼麵

烹調美味義大利麵的訣竅

要煮一盤又香又好吃的義大利麵，首重以下6個步驟，每一步驟都有其訣竅。

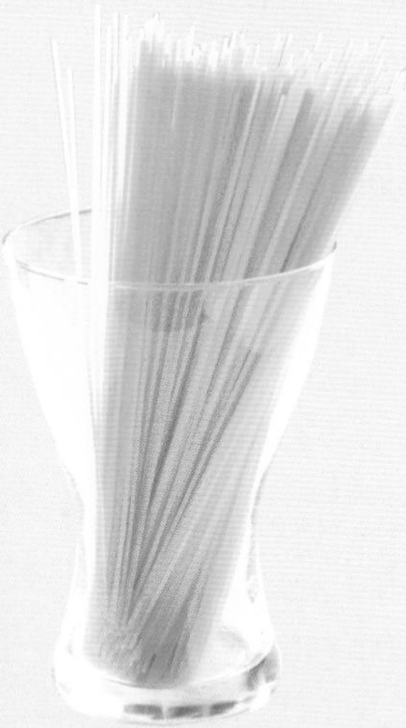

1 選麵

普通的義大利麵條只要不過度烹煮，一般GI質都不高，但以全麥義大利麵條為最優，因其營養遠勝過一般白麵做的義大利麵條，所以全麥義大利麵條是最理想的低GI義大利麵食。挑選義大利麵條時要注意外觀沒有斷裂，形狀完整。一般而言，義大利麵條因為不含有水分，保存期限較長，但是購買時仍應注意不要超過保存期限。通常粗的義大利麵搭配口味較重的醬料，如番茄肉醬；細的義大利麵則是搭配口味清爽的醬料，如白酒蘑菇醬。

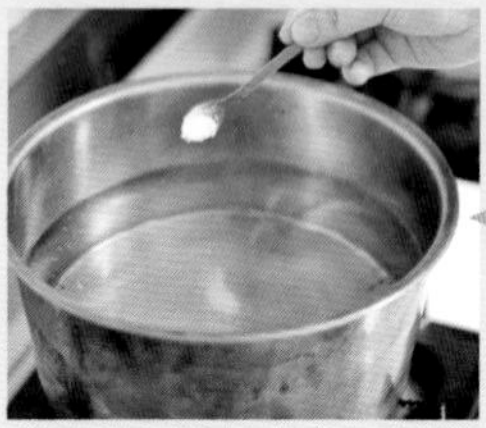

2 水滾後加點鹽

通常煮200公克的義大利麵條，約需3公升的水，水煮滾後記得加入1大匙鹽（可提高水的沸點，減少烹煮時間）。

3 下麵

放入義大利麵後，要立即將麵條攪拌分散，以防止麵條黏鍋。

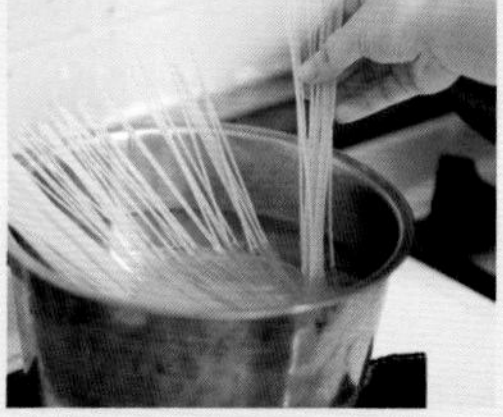

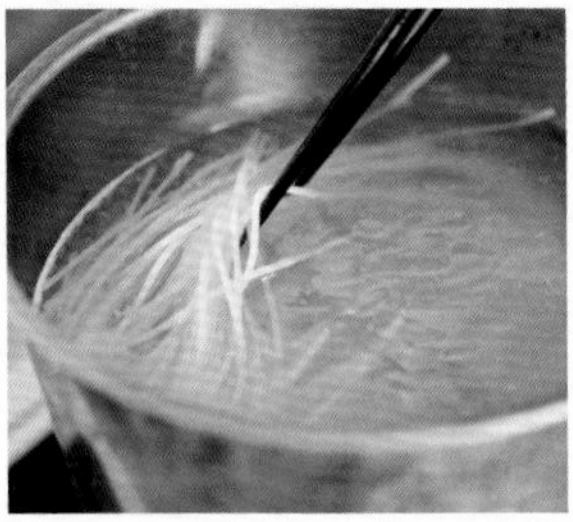

4 攪麵

在烹煮過程中，全程皆應使用大火持續加熱，並攪拌麵條數次。

5 試麵

義大利麵的外包裝上，通常都會寫明建議烹煮的時間，因此只要在建議時間的前兩、三分鐘，可先撈起一根麵條夾斷看看，若麵條中間的麵芯有一點點尚未完全煮至透明，那麼再繼續烹煮至麵芯呈透明狀時，就可將麵條撈起。試麵過程是煮義大利麵時很重要的一個步驟，若將麵煮得太久、過熟，GI 值也會隨之升高。

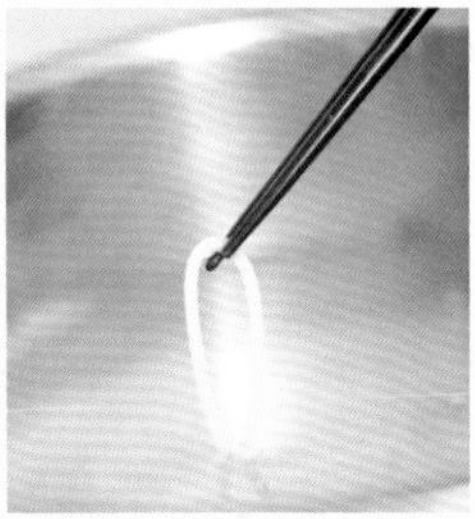

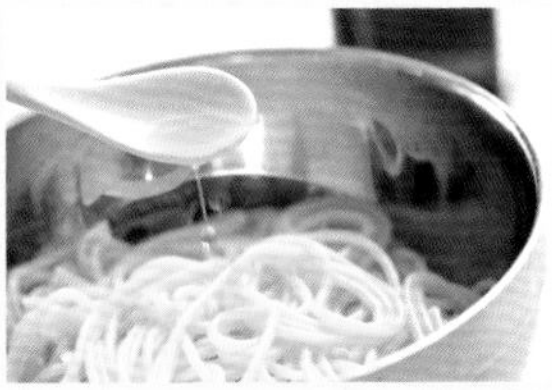

6 拌麵

撈起來的麵條可加入少量橄欖油拌勻，不僅麵條不會黏在一起，味道也會更香更好吃。

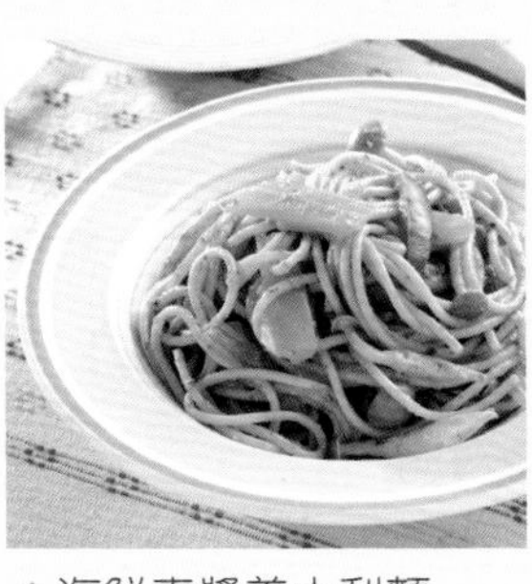

▲海鮮青醬義大利麵

麵包首選：結實的全麥麵包

在選購麵包時，不只在食材上要講究使用含穀粒的全麥麵粉，麵包的結實度也不可忽視。建議可選擇質地結實有咬勁的麵包，像是德國黑麥麵包或是質地較硬、較緊密的全麥麵包。

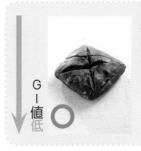

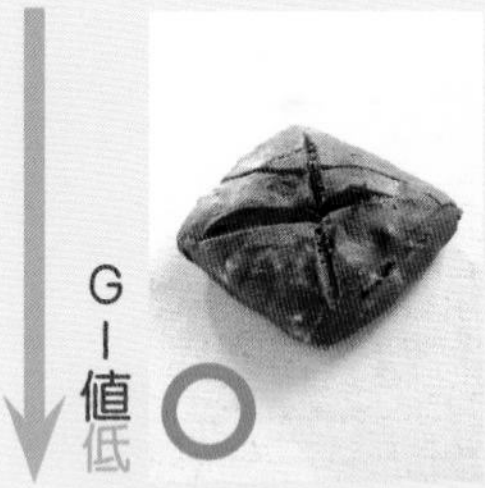

德國黑麥麵包或全麥麵包。

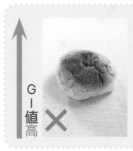

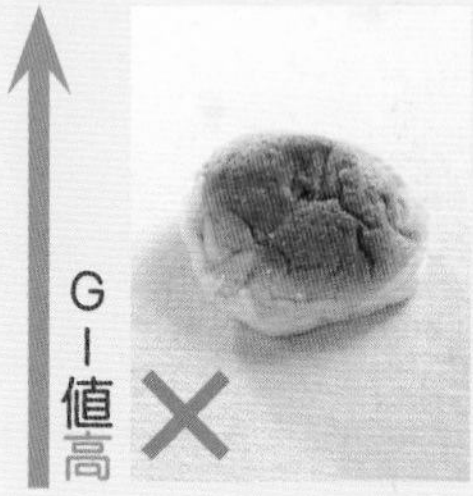

白吐司、法國麵包、調理麵包，或使用白麵粉做成的雜糧麵包。

相反的，蛋糕、白吐司或法國麵包則不要常吃，因其原料是沒有營養的白麵粉，且質地鬆散，所含的澱粉很容易被快速消化吸收，易造成血糖快速上升。

有些販賣麵包的廠商，通常為了增添麵包的營養，在製作麵包的材料中會添加大麥、小麥、燕麥或是黑麥等的全麥顆粒（又稱全穀粒），俗稱為雜糧麵包（Multigrain），雖然雜糧麵包的全穀粒在營養上有加分效果，但是如果麵包仍是使用白麵粉，其 GI 值仍然是很高。

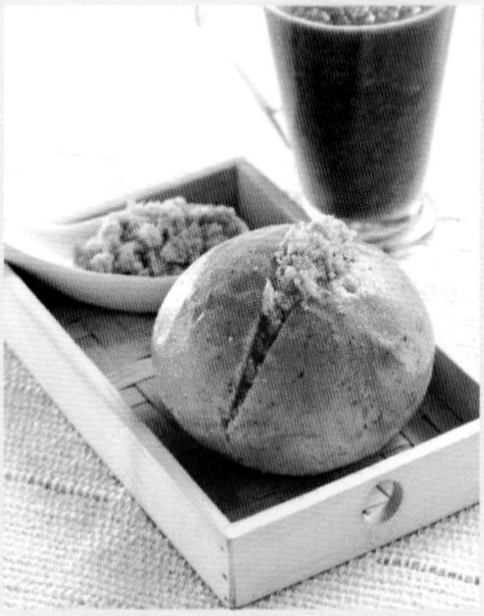

▲全麥麵包質地較緊實，營養成分高，容易有飽足感，且消化速度較緩慢。

麵包這樣吃——可降低 GI 值

此外，吃麵包時不妨試著沾適量的醋汁或油醋醬享用，可增加風味。而且油醋醬是紅酒醋（或由新鮮檸檬汁取代）混和少許橄欖油而成，除了美味可口，且醋的成分，還可降低麵包的 GI 值，可說一舉兩得。

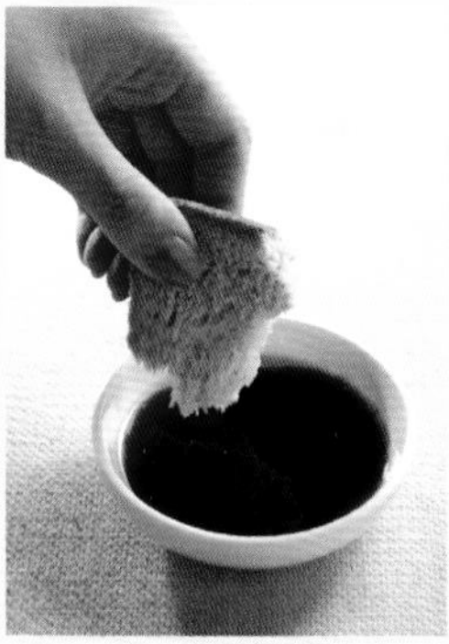

▲麵包沾油醋醬可降低 GI 值。

吃麵包時沾適量的油醋醬享用，除了可增加風味，還可降低麵包的 GI 值哦！

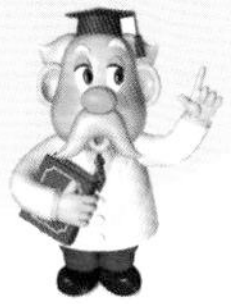

好麵包的挑選方法

建議的麵包選擇		不建議的麵包選擇	
種類	原因	種類	原因
全麥麵包（質地較硬、較緊密）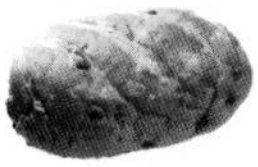	使用全麥麵粉製成，保留了較多豐富營養素，屬低GI食物。	白吐司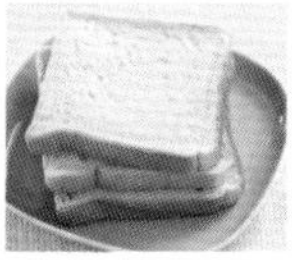	以白麵粉製成，其營養價值低，屬高GI食物。
德國黑麥麵包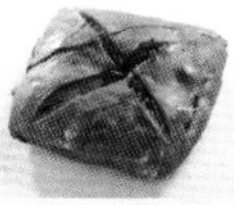	黑麥富含豐富維生素B群及礦維質，營養價值高，屬低GI食物。	法國麵包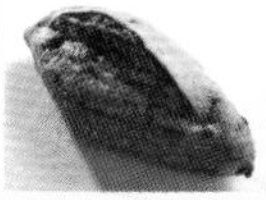	膳食纖維含量極低，屬高GI食物。
全穀粒雜糧麵包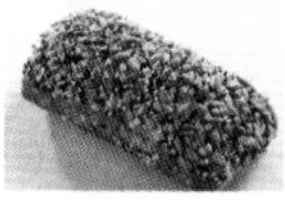	取自多種不同的雜糧配料製作而成，屬低GI食物。	調理麵包（如奶油麵包）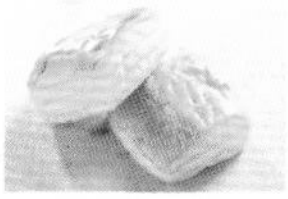	大多以白麵包為基礎外加其他材料製成，因白麵包的消化速度較快，所以屬高GI食物。

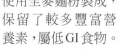

穀片首選：熱食的燕麥片和大麥片

穀片（Cereal）的種類相當多，最常用的材料是玉米、小麥、大麥和燕麥。穀片可分為兩種：

一般冷食穀片 GI 值高，一些是中級，少數額外有添加可溶性纖維，或是全穀類，才是低 GI 食物。

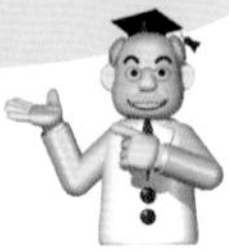

熱食的穀片

熱食的穀片需加熱煮熟才能吃，如燕麥片（Oatmeal）或是大麥片（Barley meal）等，這種熱食穀片在製造過程中，幾乎可以保留完整穀粒，且 GI 值較低。

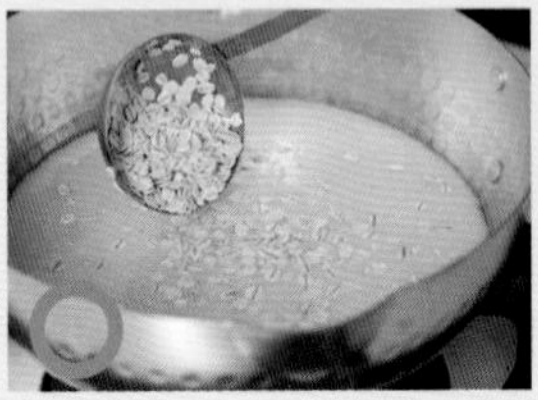

GI值低

冷食的穀片

冷食的穀片如玉米片（Corn flake）、小麥穀片（Wheat flake）等，經過加工的處理，GI 值較高。

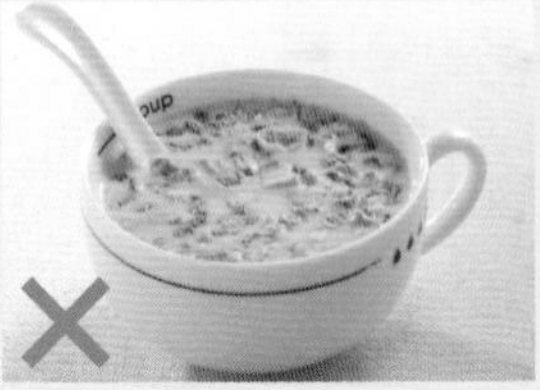

GI值高

冷食的穀片在製作過程中需先將穀粒磨碎成粉，再用高壓蒸氣催熟，然後再壓片、烘培，就成為市售的穀片了。穀粒研磨成粉的過程會使穀粒內部的澱粉失去外層麩皮的屏障，因此一般的冷食穀片 GI 值較高，建議食用時可搭配脫脂鮮奶、無糖的豆漿或優格，再加少量的低 GI 水果，如草莓、蘋果等，利用水果的甜度增加口感與其水溶性纖維度調整冷食穀片早餐的 GI 值。

食用冷食穀片最佳的拍檔

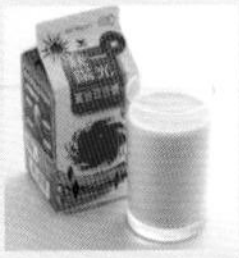

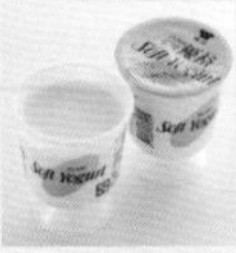

1 搭配脫脂鮮奶、優格或豆漿。

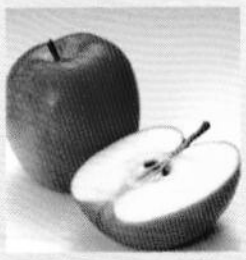

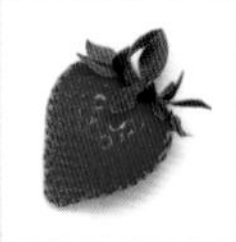

2 再加入低 GI 的水果，如蘋果、草莓，降低冷食穀片的 GI 值。

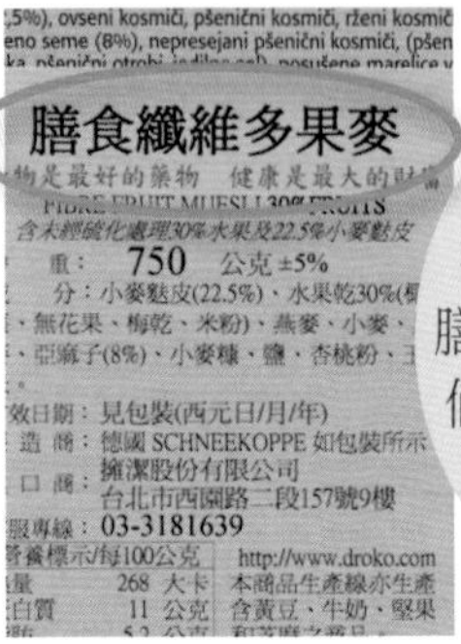

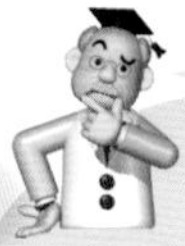

有些冷食穀片中添加膳食纖維，有助降低 GI 值，因此在選購時，可檢查產品的成分標示區。

穀片若是使用完整的穀粒，其所製成的穀片稱為「全穀粒片」（Whole grain cereal）；如果穀片的原始材料有經過加工程序，去除了麩皮、胚乳或胚芽，那這種產品的營養價值就不如全穀粒片了。

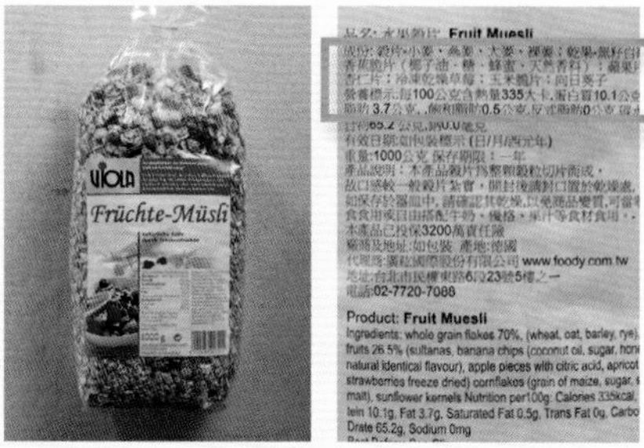

▲有些冷食穀片以完整的穀粒製作，營養價值較高，常見的材料有小麥、大麥或燕麥等。

最優質的冷食穀片是碎小穀片（Shredded cereal）或碎燕麥片（Shredded oats）等，因為目前的冷食穀片製作技術只有將全穀粒用機器撕碎處理後，才可以不用加入任何人工添加劑，還能完整保留穀片中的麩皮與胚芽，這樣的技術多半是用在製作碎小麥片或碎燕麥片上，這也是最能保留食物自然風味的冷食穀片了。

買對優質冷食穀片的好方法

另外，除了上述的碎小麥片或碎燕麥片外，一般市售的全穀粒片多少含有一些添加物質，但是其營養價值還算高，仍是值得推薦的冷食穀片。這些優質的穀片可以在一般的超市採買，但購買時要注意包裝上的英文標示是不是有寫大大的 Shredded wheat、Shredded oat（切細的小麥、切細的燕麥）或是 Whole grain（全穀粒），就很容易知道有沒有選對了。

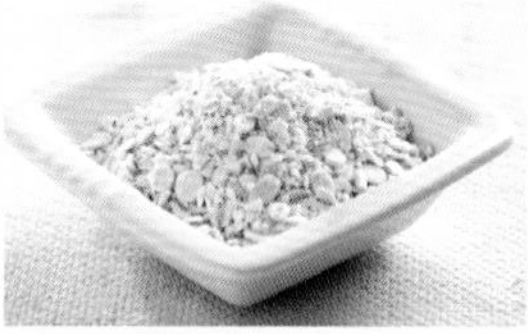

▲碎小穀片（Shredded cereal）或碎燕麥片，營養價值較高。

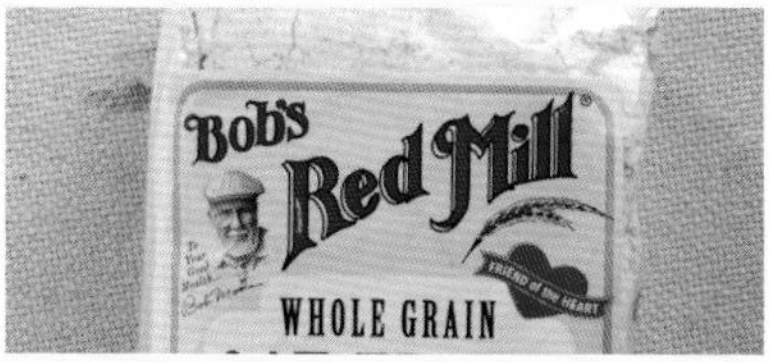

▲麥片包裝上有英文標示 Shredded wheat、Shredded oat 或是 Whole grain，品質較佳。

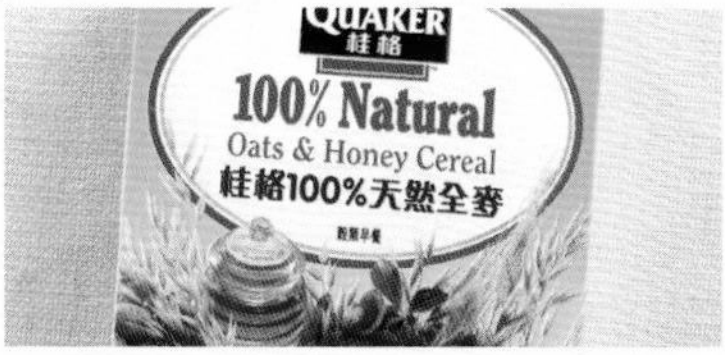

▲選擇五穀類食物時，應盡量選擇未加工的全穀粒食物，例如 100%天然全麥穀片。

買對優質熱食燕麥片的好方法

燕麥片是用全粒燕麥製作的全穀粒食物。市售的熱食燕麥片有分為「即食」與「水煮」兩種，水煮燕麥片多為全麥粒，GI 值較低，而即食燕麥片事先經過軟化處理，因此消化較快，GI 值屬中間值。

熱食燕麥片有分為二種

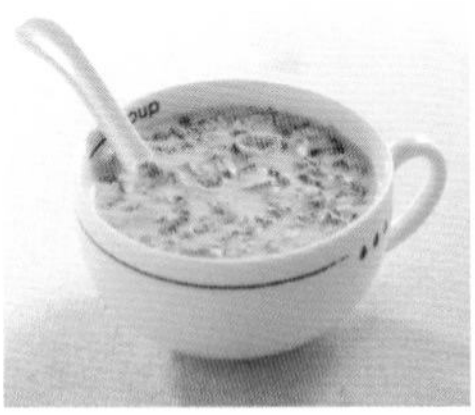

▲即食（燕麥片）

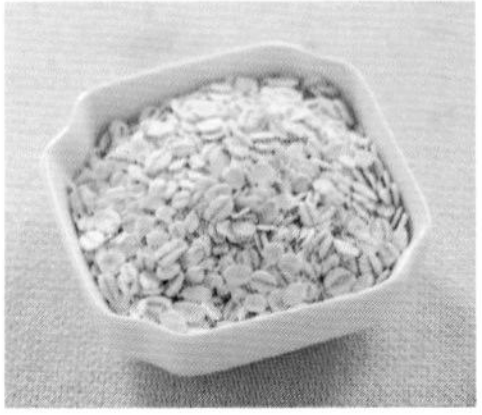

▲水煮（燕麥片）

如果一定要買即食燕麥片，最好選擇不含糖的燕麥片來食用，此外坊間有添加肉桂粉（Cinnamon powder） 的即食燕麥片，一些醫學報導指出，肉桂粉可以適度的降低血糖值。

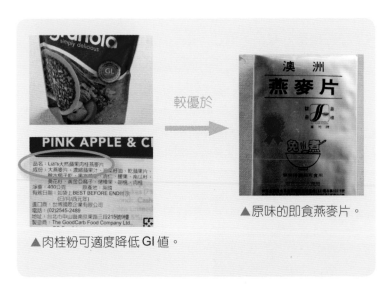

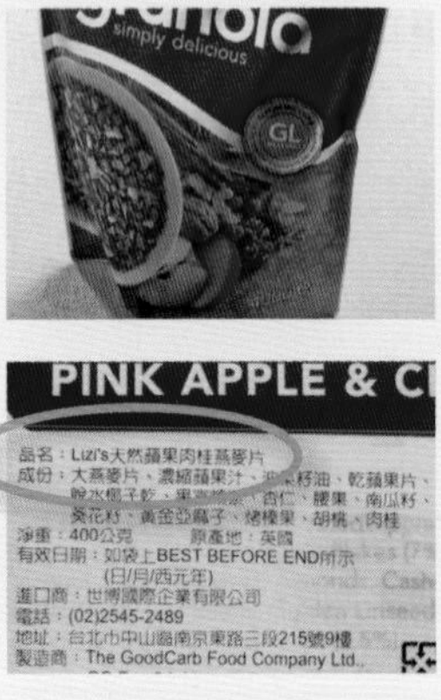

▲肉桂粉可適度降低 GI 值。

較優於

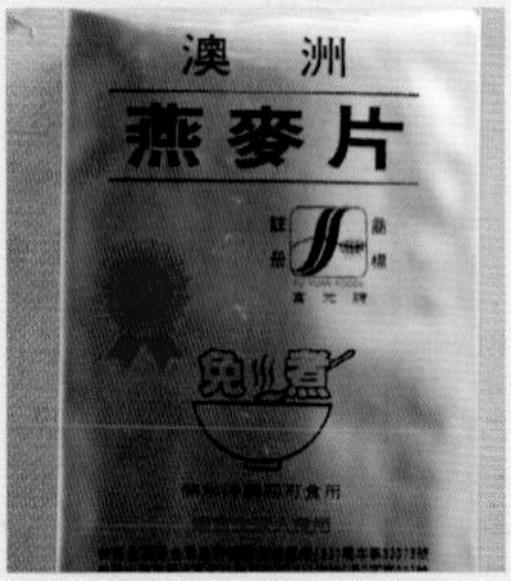

▲原味的即食燕麥片。

採買水煮燕麥片應盡量選擇大顆粒、未經磨碎處理的燕麥片，調理時要注意控制烹調時間與火候，不要煮太軟，GI 值都算低。

餅乾首選：無糖、高纖、低脂的全麥餅乾

各式精緻的香酥餅乾固然可口誘人，但別忘了製作餅乾必須添加許多的油和少量的水。一般而言，澱粉在油脂多、水分少的狀態下，比較不容易被消化吸收，所以餅乾的 GI 值雖然比蛋糕、吐司低，但是餅乾的油脂多、熱量高，仍應盡量避免食用。

▲高纖全麥餅乾

▲香酥餅乾

若是真的很想吃餅乾，建議選擇無糖、高纖、低脂的全麥餅乾，比起一般發酵完整、質地鬆軟的麵包或蛋糕，對於血糖的控制而言是較佳的選擇。

使用健康原料的優質餅乾

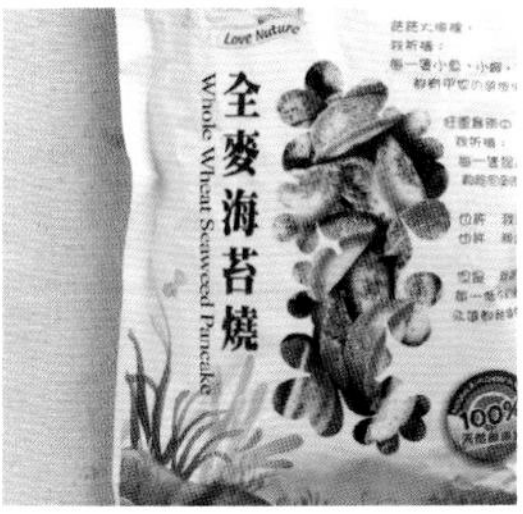

▲全麥的餅乾

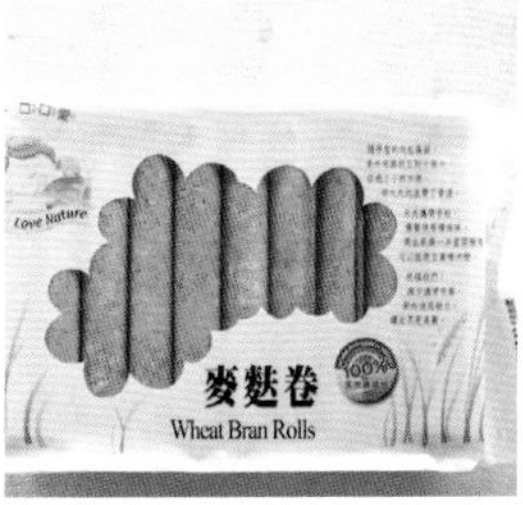

▲麥麩的餅乾

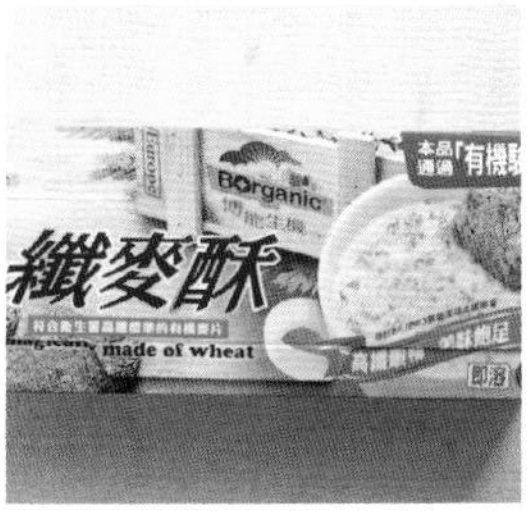

▲高纖維的餅乾

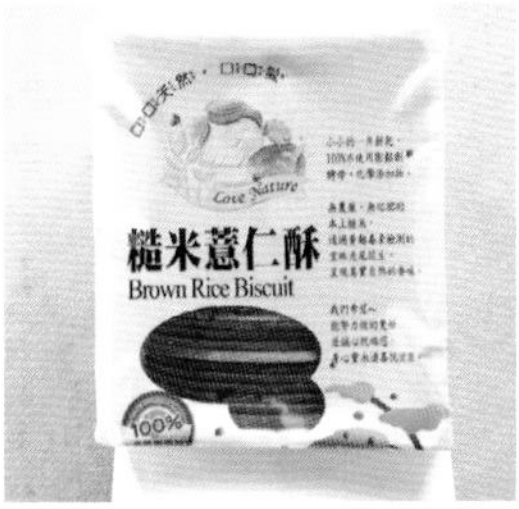

▲糙米的餅乾

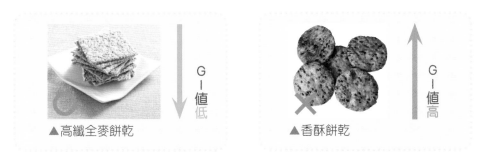

坊間市面上有許多以健康取向的餅乾，採用 100%天然素材，或使用健康的穀物為製作材料，如全麥、糙米、薏仁或五穀等，有些餅乾產品還經過品質的優良認證，這些餅乾產品所採用的原物料，大多是不含化學色素、香料、防腐劑、乳化劑、膨鬆劑、氫化油，甚至以全程無污染製程，提高了產品的營養價值，熱量比一般餅乾少，膽固醇含量低，但仍需注意攝取量。

聰明買對好餅乾

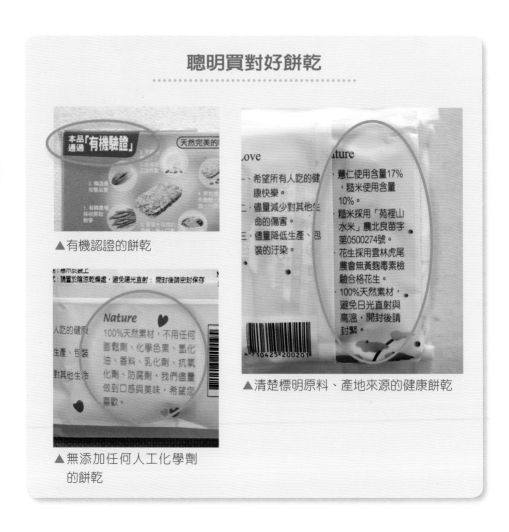

▲有機認證的餅乾

▲無添加任何人工化學劑的餅乾

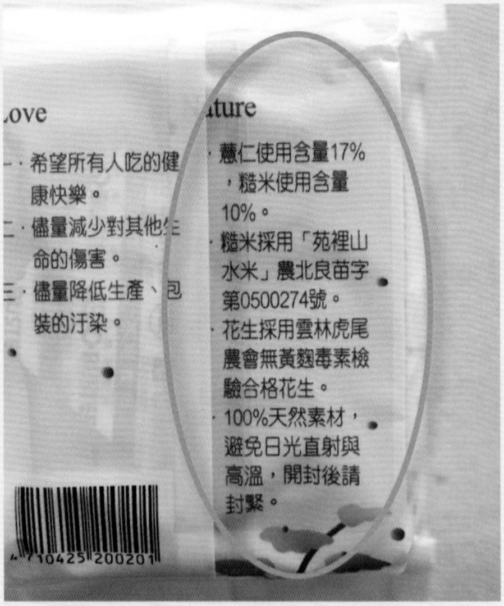

▲清楚標明原料、產地來源的健康餅乾

【主食類】高、中、低 GI 指數比一比

類　別	低 GI ◉	中 GI ◕	高 GI ●
米飯類	糙米飯、多穀米飯、豆穀米飯。		白飯、糯米飯、稀飯、糯米飯糰、八寶飯、油飯、糯米粽（其中以糯米為材料的米飯 GI 值高）。
麵食類	全麥麵條、蕎麥麵條、冬粉、全麥義大利麵、義大利麵、蒟蒻麵。		白麵線、白麵條、米粉。
麵包類	全麥麵包（質地較硬、較緊密）、德國黑麥麵包、全穀粒雜糧麵包。	全麥餅乾、全麥吐司。	白吐司、法國麵包、調理麵包（如紅豆麵包）、一般鬆軟的甜麵包（如波蘿麵包、椰子塔）、蛋糕、甜甜圈、貝果。
穀片類	熱食：完整穀粒的燕麥片（Oatmeal）或是大麥片（Barley meal）。冷食：穀片是碎小麥片（Shredded cereal）或碎燕麥片。		穀粒研磨成粉，如各種穀粉，或經過加工過程的玉米片。
餅乾類		無糖、高纖、低脂、中 GI 值的全麥餅乾。	椰子夾心餅乾、巧克力夾心、香酥油炸餅乾、米果、仙貝。

如何選對低 GI 的澱粉主食

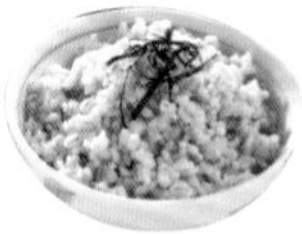

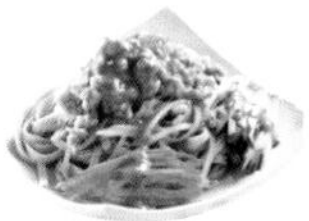

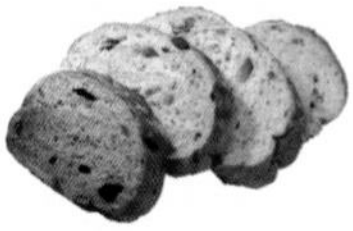

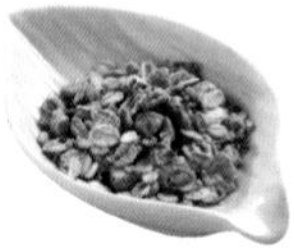

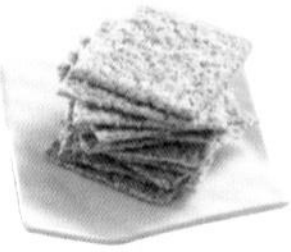

主食以外的營養來源，怎樣吃最健康？

食物的營養素可以區分為五大類：醣類、蛋白質、脂質、維生素與礦物質，其中只有醣類食物對血糖有關鍵性的影響。

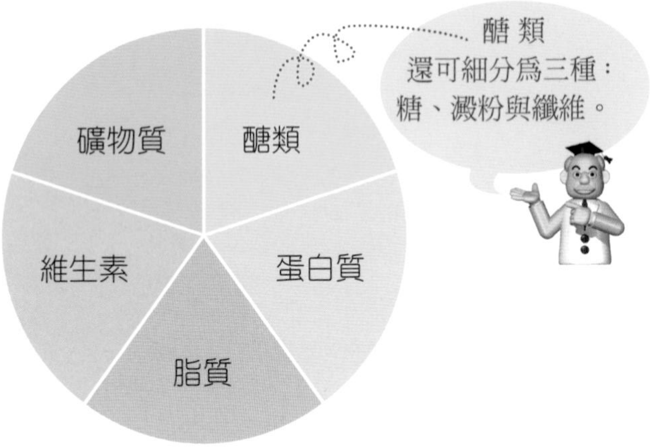

醣類中只有糖和澱粉是造成血糖的來源，纖維不會影響血糖，部分纖維甚至還可以降低血糖（詳見本書 P.028）。不含澱粉和糖的食物在消化後，則不會直接產生血糖。因此要控制血糖就要控制含糖和澱粉的食物，這類食物主要是含糖的飲料、點心以及含澱粉的主食，像是米飯、麵條等。

那麼其他不含或只含少量糖或澱粉的食物要怎麼吃才健康？這些食物雖然在消化後對血糖的影響不大，但是卻可能提供身體重要的營養來源，像是魚肉奶蛋類含豐富蛋白質，水果蔬菜類提供纖維素、維生素與礦物質，我們將在下面內容一一介紹這些主食以外的食物。

魚肉奶蛋豆類：魚肉的蛋白質較易被人體吸收

蛋白質是構成身體組織器官的重要成分，體內細胞的作用所需要的酵素幾乎都是蛋白質。而魚、肉、奶、蛋含有豐富的蛋白質，是攝取蛋白質主要的來源。

一般食物中的蛋白質是來自魚、肉、奶、蛋和豆類，前四者為動物性蛋白質，後者豆類則提供植物性蛋白質。動、植物性蛋白質對健康的影響並沒有什麼大差異，動、植物食物的主要差異是來自蛋白質以外的部分，尤其是油脂部分（詳見本書 P.076）。

動物性蛋白質

▲魚肉

▲雞肉

▲奶類

▲蛋類

植物性蛋白質

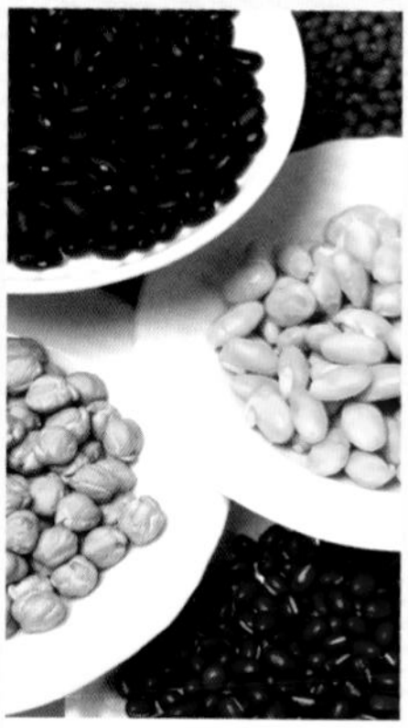

▲豆類

豆類的油脂含量少也較優質。因此在選擇蛋白質豐富的食物時，應注意蛋白質以外的其他成分。例如：

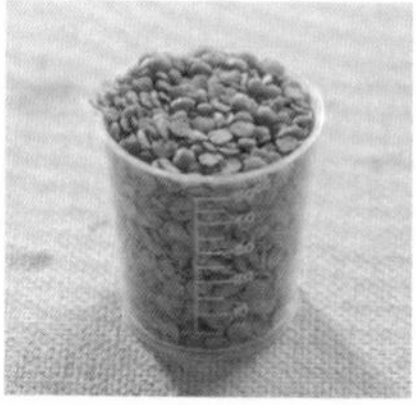

◀一個量杯的扁豆，約有 18 公克的蛋白質，但只有不到 1 公克的油脂，而且油脂還是較優質的不飽和脂肪酸。

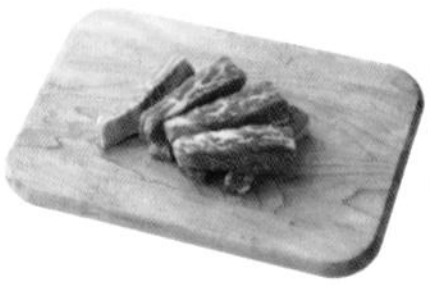

▲牛排

170 公克的牛排含有 38 公克的蛋白質，蛋白質含量豐富，但也含有約 44 公克的油脂，其中就有 16 公克是飽和脂肪酸，占有一天飽和脂肪酸攝取量的四分之三。

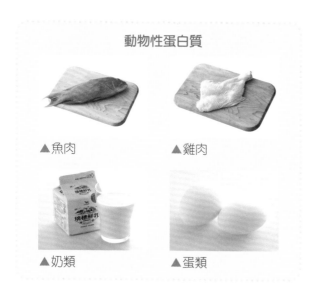

豆類、全穀類

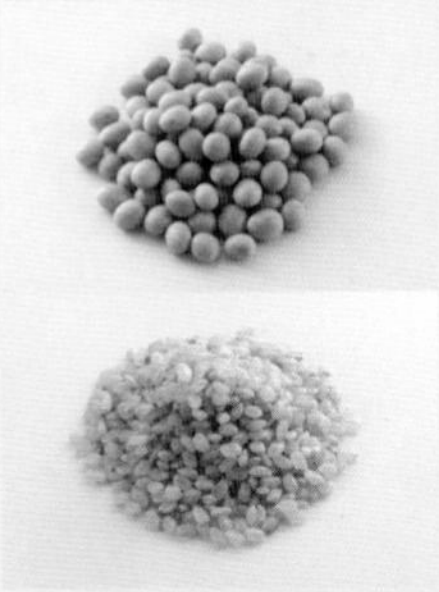

▲植物性的蛋白質來源，如豆類、全穀類，等都是很好的選擇，這些食物含有豐富的纖維與礦物質。

魚肉、雞肉

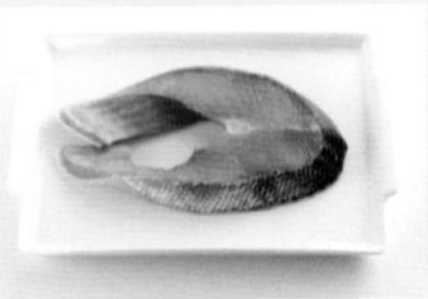

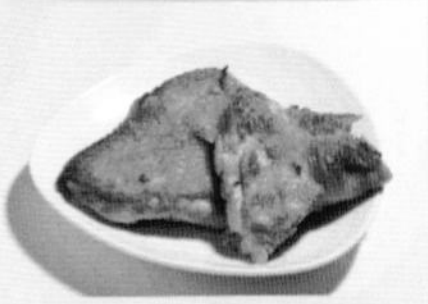

▲動物性的蛋白質來源，宜選魚肉、雞肉為佳。

魚類的蛋白質比肉類（雞肉、豬肉、牛肉、羊肉）的蛋白質更容易被人體吸收。鮭魚、秋刀魚、鮪魚、旗魚等魚類，其魚油中所含有的多元不飽和脂肪酸（omega-3），具有降低壞膽固醇及三酸甘油脂的效果。

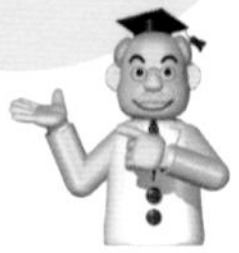

除了魚類以外，海鮮中的蛤蜊、花枝及鮮蝦等，也都富含蛋白質與多元不飽和脂肪酸的優質脂肪，因此建議一星期至少應食用一次魚類或海鮮類。

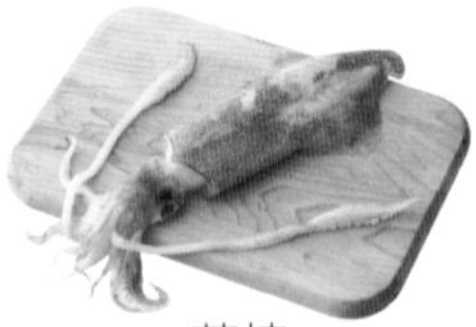

▲花枝

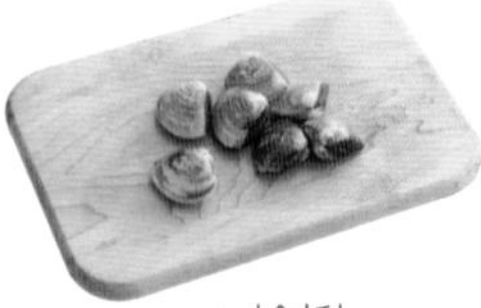

▲蛤蜊

▲鮮蝦

另外，在挑選魚類時宜選購新鮮的漁貨，此外，有些魚罐頭的魚肉是浸泡在品質不佳的油中，對身體健康有所影響，因此建議優先選擇浸泡水中、番茄醬或橄欖油的魚罐頭。

選擇肉類時，建議選擇瘦肉部分，避免食用肥肉，因為肥肉含有很多動物性脂肪和膽固醇，其中動物性脂肪是飽和脂肪酸，不像上述的優質魚油，食用過多容易造成肥胖與心血管等疾病的產生。

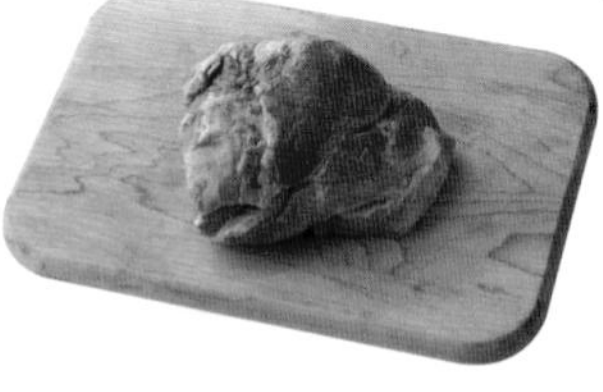

▲吃肉的原則－選瘦肉不吃肥肉。

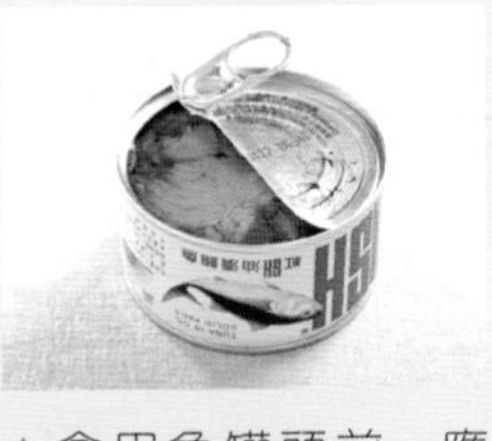

▲食用魚罐頭前，應先將水或油倒掉。

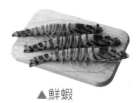

除此之外，奶製品如牛奶、乳酪（Cheese）、優格（Yogurt）等，也都含有豐富的蛋白質、維生素 D 和鈣質。

但是一般的乳酪含有 30%的動物性脂肪，而且多半是飽和脂肪酸，這個成分容易造成心血管疾病，所以選購時仍應挑選低脂乳酪食用較佳。

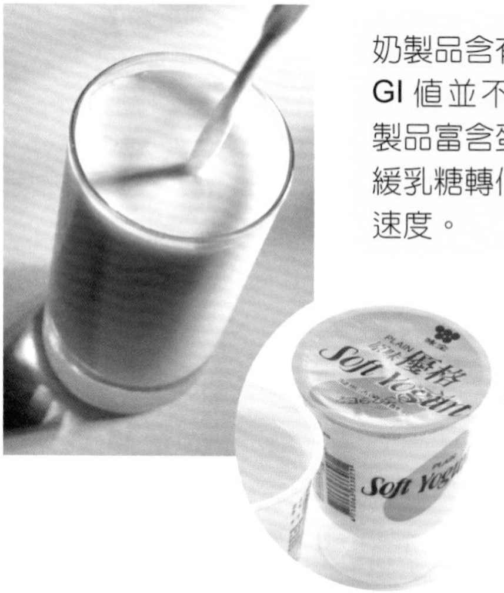

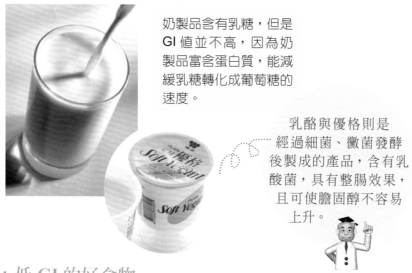

奶製品含有乳糖，但是 GI 值並不高，因為奶製品富含蛋白質，能減緩乳糖轉化成葡萄糖的速度。

乳酪與優格則是經過細菌、黴菌發酵後製成的產品，含有乳酸菌，具有整腸效果，且可使膽固醇不容易上升。

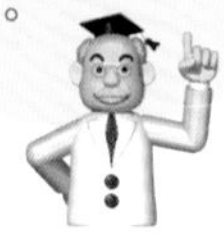

豆類：低 GI 的好食物

豆類雖然不屬於穀類食物，但含有豐富的澱粉。豆類的食物種類多，像是黃豆、紅豆、綠豆、黑豆、雞豆、扁豆等在蒸煮之後，因為其內部的澱粉消化慢，因此 GI 值低，其實只要火候控制得宜，煮到剛好熟的熟度便可，不必煮到豆粒過熟爆開，像是紅豆湯和綠豆湯內的豆子煮到爆開，紅豆仁與綠豆仁露出，便會增高豆類的 GI 值。

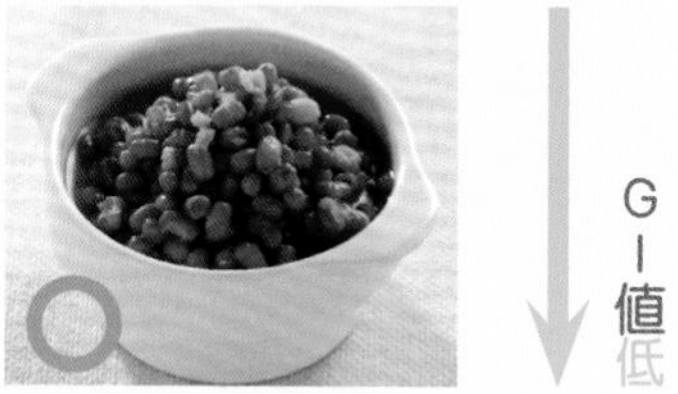

▲熟度恰恰好的綠豆湯

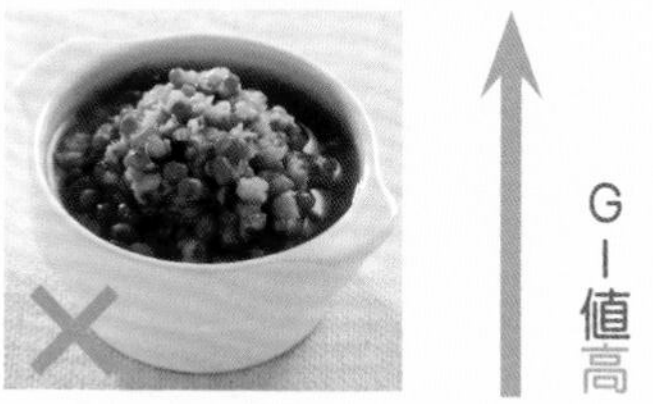

▲熟度太軟爛的綠豆湯

此外，豆類也是良好的蛋白質來源。因此，可以將豆類添加在米飯中，增添米飯的營養與美味，例如在糙米中可添加黃豆、紅豆或黑豆等豆類，就是優質的豆穀飯主食。

蔬菜類：馬鈴薯 GI 值高，應避免當主食

一般蔬菜類多屬於低澱粉、低甜度、高纖維的低 GI 食物。蔬菜含有豐富的維生素與礦物質，是重要的營養來源，此外，蔬菜所含的可溶性纖維可以和胃腸中的食物混合，減緩食物消化的速度，有利於餐後血糖值的控制。而不可溶性纖維還可幫助大腸蠕動及排除宿便。因此蔬菜中的紅蘿蔔、甜玉米、地瓜，雖然甜度較高，但含有大量纖維，GI 值並不高，可與其他蔬菜一起適量食用。

至於甜菜、南瓜的 GI 值較高，可適度放在食物中調色、調味，但一次不宜吃多；需特別注意的是馬鈴薯平均 GI 值 90（一般低 GI 的蔬菜類，GI 值為 0），應避免作為主食。馬鈴薯泥的 GI 值尤其高，更應避免，若烹調時有需要，建議不妨以低 GI 的水煮地瓜、芋頭來替代馬鈴薯做變化，但仍需注意攝取量。

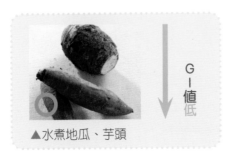

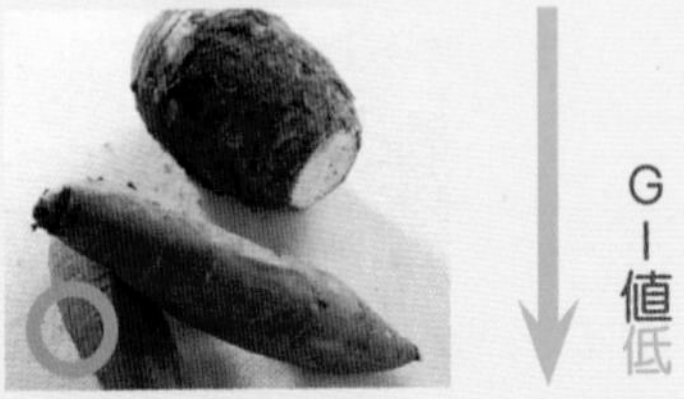

▲水煮地瓜、芋頭

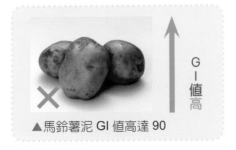

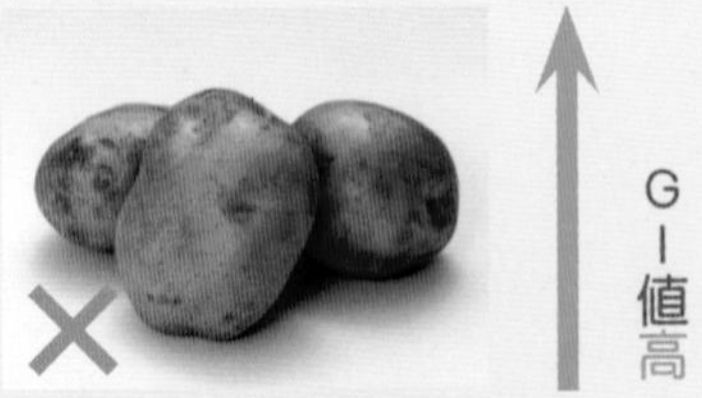

▲馬鈴薯泥 GI 值高達 90

水果類：切塊食用，仔細咀嚼，不打成果汁

水果的甜分主要來自果糖。而果糖和葡萄糖一樣屬於單醣的碳水化合物，但是葡萄糖的 GI 值是 100，而果糖只有 20。此外，水果中的纖維也可降低水果本身的 GI 值，所以適量的食用水果不僅不會對血糖造成大波動，還可以攝取來自水果內豐富的礦物質、維生素及纖維質。

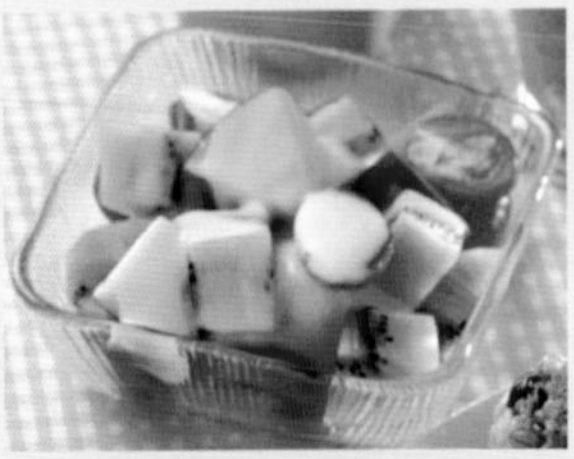
▲水果切塊，消化吸收較慢，容易有飽足感又能攝取優質的營養素。

食用水果時，建議可將水果切塊食用，仔細咀嚼，盡量不要打成果汁，因為果汁的消化吸收比較快，容易造成血糖快速上升。如果真的想喝果汁，也建議要喝不加糖的純果汁，或是在水果中加入蔬菜打成果菜汁，以青菜多、

水果少的比例來調配，利用蔬菜中的纖維幫助降低 GI 值。

若果菜汁甜度不夠時，建議使用天然代糖（有關天然代糖的詳細說明，詳見本書 P.187）來增加甜度，至於市售那些加糖稀釋的果汁最好不要飲用。

水果類除了單純食用，平時還可巧妙的利用水果甜度來取代甜味劑，並利用水果的顏色來增進食慾，例如：可將新鮮草莓、蘋果加入燕麥片或沙拉中，不僅視覺較漂亮，又能增加營養與風味。

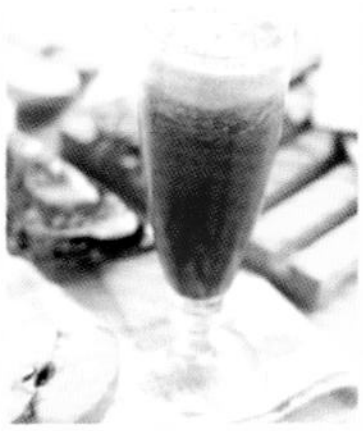

如果要喝果汁，必須遵守下列三個原則：

- 建議喝不加糖的純果汁。
- **水果＋蔬菜＝果菜汁**（以青菜多、水果少的比例調配，且不過濾去渣）。
- 果菜汁甜度不夠時，建議使用天然代糖。

喝果汁會造成消化吸收比較快，容易造成血糖快速上升。

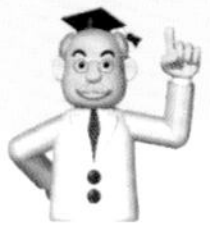

甜點和飲料類：無糖優格、豆花、綠茶是好選擇

甜點人人愛吃，但選擇時應以低糖分、低澱粉、低熱量的產品較佳，例如無糖優格、茶凍、蒟蒻等。甜點內若含有 GI 值低的水果或堅果，也是很好的選擇。

此外，有些商店會販售含有分裝糖包的點心，如豆花或愛玉，建議吃此類產品時，可以用天然代糖取代糖包，加在無糖的豆花或愛玉內食用，也能避免血糖快速上升。

除了甜點，飲料也是引起血糖波動的一大誘因，特別是珍珠奶茶等調味茶類，對血糖的控制有害無益；建議選用無糖綠茶、無糖紅茶或是含有代糖的飲料，如健怡可樂，因為飲料中不含糖粉，不會影響血糖，可適量飲用。至於市售高甜

可用天然代糖取代糖包。

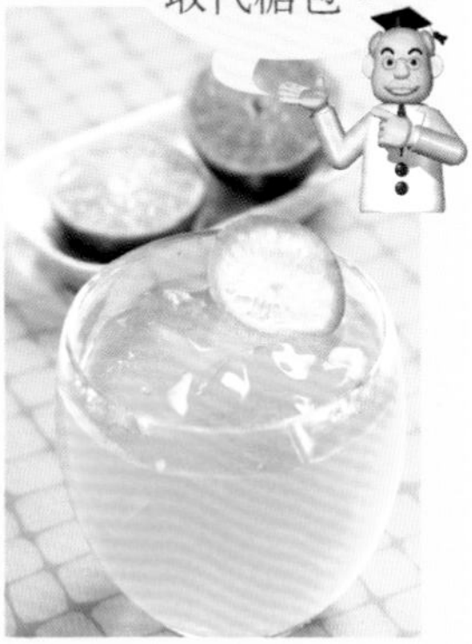

▲愛玉

甜分、加糖稀釋的果汁和果菜汁，以及加糖的紅茶和綠茶都屬於高 GI 飲品，飲用後血糖會迅速上升，因此應避免飲用。

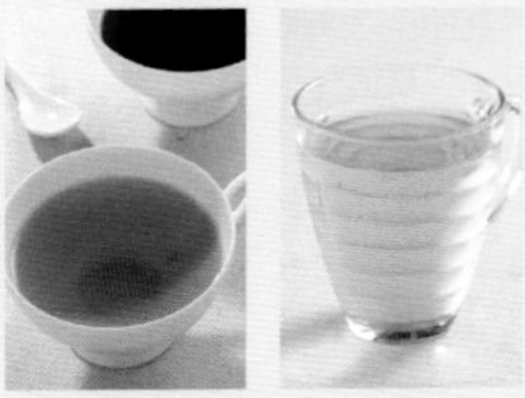

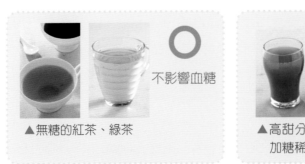

不影響血糖

▲無糖的紅茶、綠茶

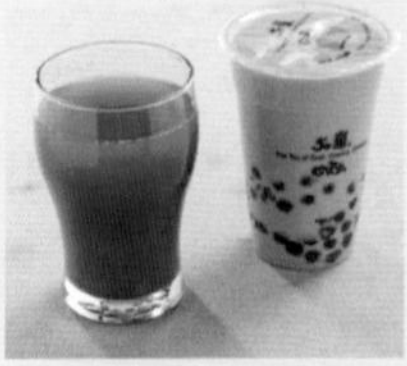

對血糖的控制有害無益

▲高甜分的珍珠奶茶、加糖稀釋的果菜汁

早餐飲料可選擇低脂（或脫脂）牛奶、無糖（低脂或脫脂）的優酪乳或優格、無糖豆漿等，皆含有豐富的蛋白質，也可作為兩餐之間防止飢餓的飲品，或作為早餐蛋白質的來源。

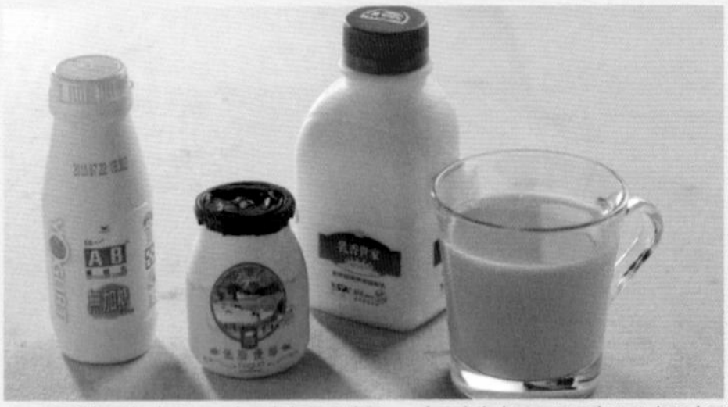

▲低脂牛奶、無糖豆漿、無糖優酪乳及優格

這些食物是早餐優質蛋白質的來源。

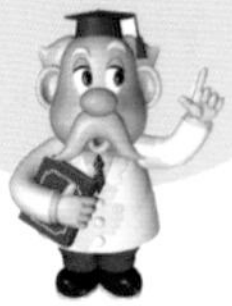

油脂類：每天攝取堅果約 42g 爲原則

油脂類雖不影響血糖，但攝取不當或過量，對健康會造成負面的影響。脂肪和油應該怎麼區分呢？請看下列的圖解表：

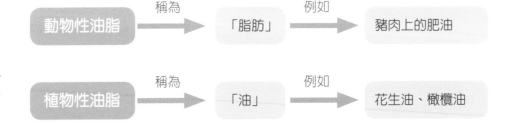

動物性油脂 → 稱為 →「脂肪」→ 例如 → 豬肉上的肥油

植物性油脂 → 稱為 →「油」→ 例如 → 花生油、橄欖油但不論脂肪和油都是由脂肪酸所構成，脂肪酸又可分為飽和脂肪酸與不飽和脂肪酸。簡單來說，這兩者的差異是：

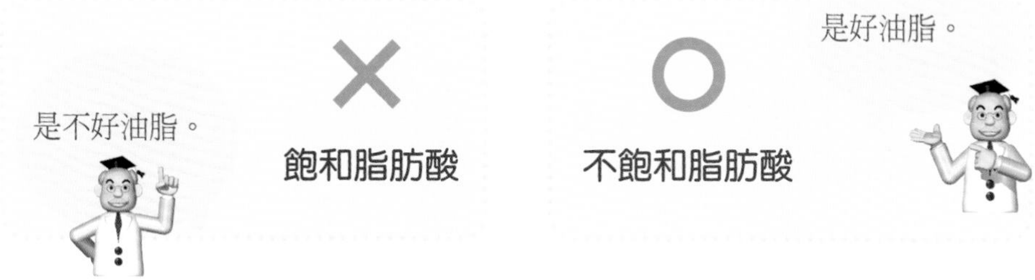
是不好油脂。
×
飽和脂肪酸
○
不飽和脂肪酸
是好油脂。

飽和脂肪酸主要存在於動物性脂肪，少數的植物性油脂也含飽和脂肪酸，如椰子油、棕櫚油大多使用在糕餅的烘焙。

我們飲食中的飽和脂肪酸主要是來自魚、肉、蛋、奶。由於我們人體會製造飽和脂肪酸，因此攝取過量飽和脂肪酸，將會導致體內的飽和脂肪酸過多，造成高血脂、高血壓、高膽固醇等疾病，危害我們的身體健康。醫學報導指出一個星期吃紅肉（如牛肉、豬肉）的量少於500公克，且不食用加工過的肉製品（如熱狗、培根、火腿等）可有效降低罹患大腸直腸癌的風險。

減少攝取壞油脂的第一步，就是要少吃大魚大肉，以避免攝取過量的動物性脂肪，尤其是帶有大量油花的五花肉、梅花肉、霜降肉或帶有肥油的牛排等，最好是限量或避免食用。如果一定要吃肉類，必須要謹記幾項健康的原則，優先選擇雞肉或魚肉，還有食用前盡量去皮、去油，盡量挑瘦肉吃，而看見的肥肉在入口前都要剔除乾淨不要食用。

不攝取壞油脂

食用守則 *1*

雞肉盡量去皮、去肥油後，再食用。

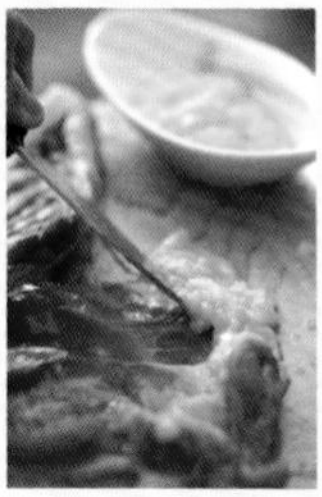

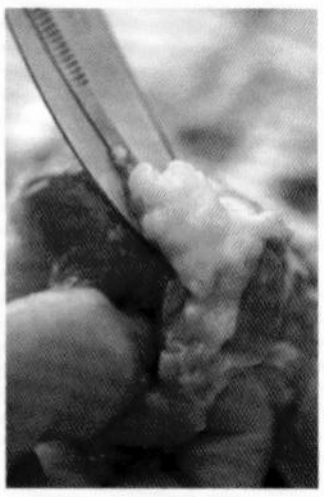

食用守則 *2*

避免食用肥肉，盡量吃瘦肉，並且要掌握每天攝取的蛋白質，不宜超過手掌的體積。

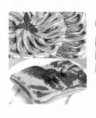

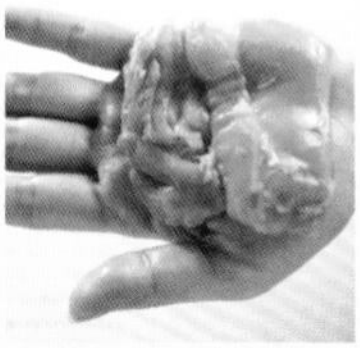

肉類在烹煮方式上也應多加留意，建議盡量採用蒸、煮或烤的方式，但切忌烤焦，並應避免油炸。因為油質在高溫下容易氧化，澱粉和蛋白質在經過炸或烤的高溫調理後，焦黃酥脆的部分則會產生有毒的物質，對我們的健康都會有不良的影響。

健康烹調概念

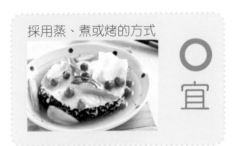

採用蒸、煮或烤的方式

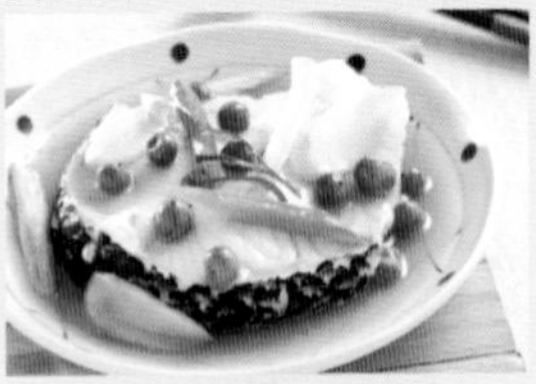

○ 宜

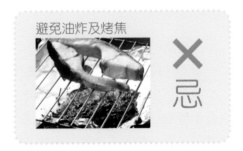

避免油炸及烤焦

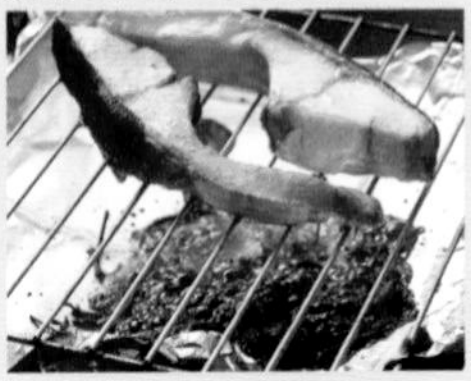

✕ 忌

至於不飽和脂肪酸中有些是必需脂肪酸，也就是人體不會自製的脂肪酸，必須從天然的食物中獲得，例如 Omega-3、Omega-6 以及 Omega-9 都是必需脂肪酸，要攝取但不宜過量。

進一步來看這些必需脂肪酸的效用：Omega-3 脂肪酸中的 DHA（Docosahexaenoic acid）與 EPA（Eicosapentaenoic acid）具有抗發炎與預防血栓的功能，多吃魚類便有助攝取這兩種必需脂肪酸。

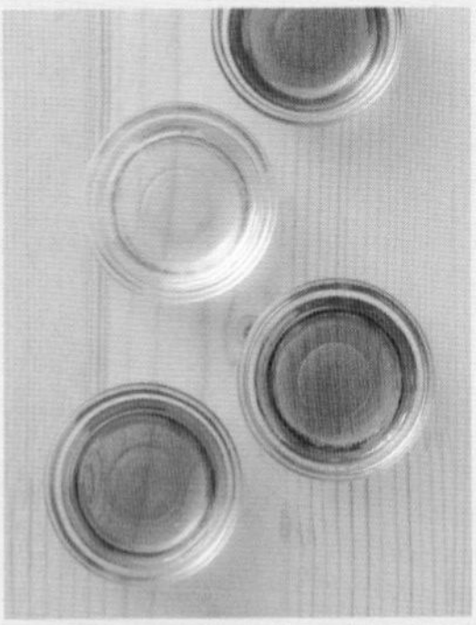

▲選對優質的油質可以輔助人體的新陳代謝，預防各種疾病，尤其是初榨的冷壓橄欖油或其他植物油，對人體健康有很大的幫助。

Omega-3 主要來自深海的魚類、堅果、胡桃、核桃、蕎麥、大豆、大豆油、亞麻籽油、橄欖油、紫蘇油及深綠色的葉狀蔬菜等。

國際脂肪酸與磷脂研究學會也建議多吃魚以攝取魚油，降低心血管疾病；此外，研究還發現魚類中的 omega-3 脂肪酸可降低中風、關節炎、氣喘、潰瘍性腸炎以及罹患癌症的機率。

Omega-6 主要來自葡萄籽油、玉米油、紅花籽油、大豆油、葵花籽油、南瓜子、葵花子、芝麻、大豆、麥芽等。

另外一種 Omega-9 單元不飽和脂肪酸，可幫助降低血壓。Omega-9 雖然不是必需脂肪酸，但醫學研究發現冷壓純橄欖油對第二型糖尿病有益，如果把 Omega-9 脂肪酸與 Omega-6 脂肪酸同時食用，可消滅 Omega-6 的有害因素。因此建議可同時食用 Omega-3、Omega-6 與 Omega-9 脂肪酸，例如交替使用葡萄籽油與橄欖油，低溫拌炒食物，或是每星期攝取二至三次的魚類食物，都是不錯的方法。

Omega-9 廣泛存在各種油脂中，其中以冷壓純橄欖油含量較豐富，其次為花生油、芥花籽油，還有杏仁、芝麻、亞麻仁等。

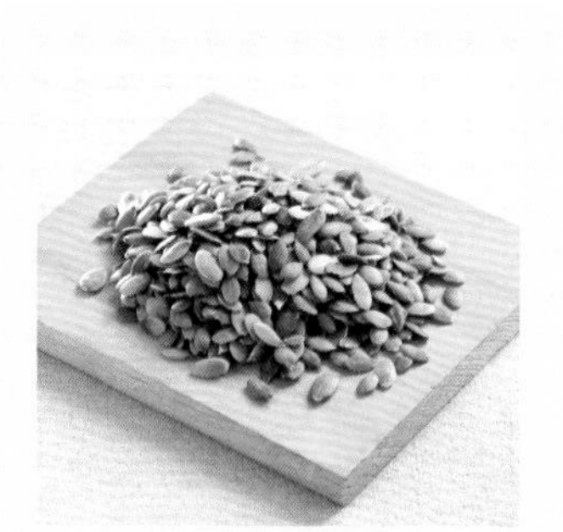

▲建議每天食用的堅果類約 42g。

此外，臨床研究發現每天吃堅果可以改善膽固醇，並能減少冠狀動脈心臟病的風險，美國聯邦食品藥物管理局建議每天食用約 42 公克的堅果（如松子、南瓜籽、葵花籽、杏仁、核桃等），或使用植物油來調理食物。

但值得注意的是，脂肪酸屬於高熱量食物，仍不宜多吃，只要適量攝取即可。

「低脂」標示的陷阱與有害無益的反式脂肪

為了健康，我們都懂得選購低脂食品，但市面上某些強調是「低脂」的食品，其實仍含有高熱量的陷阱，這些高熱量很多都是來自「糖」或「醣」的碳水化合物。因此為了避開這些陷阱，建議可利用「熱量密度」（一定量的食物中所含的卡路里）來判斷食物容易造成肥胖的程度。

避開了「低脂」陷阱，還有「反式脂肪（trans fat）」的問題。「反式脂肪」是食品業者在食物加工過程中使用的一種油脂，主要來自工業化處理植物油的副產物，而天然食物大多不會含有反式脂肪。

低脂標示

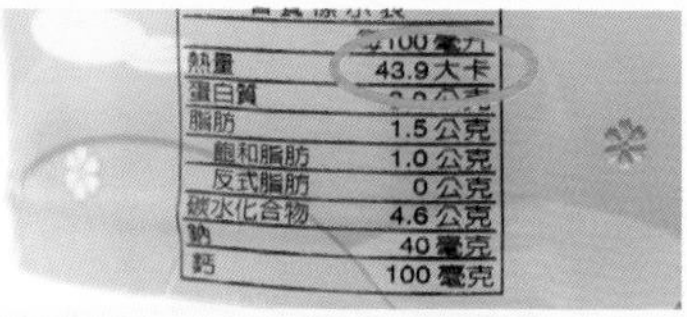

▲簡單學會利用熱量密度，才能真正判斷出低脂的產品。

購買任何食物要注意「營養標示表」中的熱量，每 100 毫升（公克）含有 120 大卡以下，才能算是低熱量的食物。

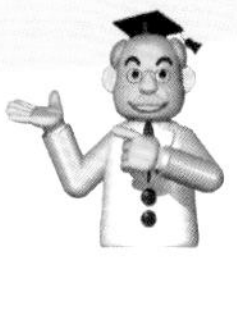

由於反式脂肪耐高溫、不容易變質，所以常被用來烘焙或油炸食物，但是根據〈美國食物與營養協會〉的報告，反式脂肪對身體無益反而有害，食用過多甚至會造成心血管疾病。一般而言，只有外面購買的商業食品才會有含量較多的「反式脂肪」，因此在購買餅乾糕點時要注意標籤說明，如有使用反式脂肪則不要選購。

選好油的重要性

選擇好油料理食物非常重要，經過精緻化與氫化過程處理後的油都不是好油。因為使用高溫大量萃取植物油質的方法，雖然可以產生大量廉價的油，但是有毒物質也容易殘留在油中，對身體會造成傷害。

值得注意的是，植物油中的單元不飽和脂肪酸比例愈高，油質愈穩定；而多元不飽和脂肪酸比例愈高，則在高溫下愈容易產生氧化作用，油質愈不安定。

因此選擇食用油時，應該將家中的烹調習慣納入考量，尤其是中式菜餚大多以煎、炒、炸的快火料理，食用油的油質是否穩定、耐高溫，便會直接影響了全家人的健康。

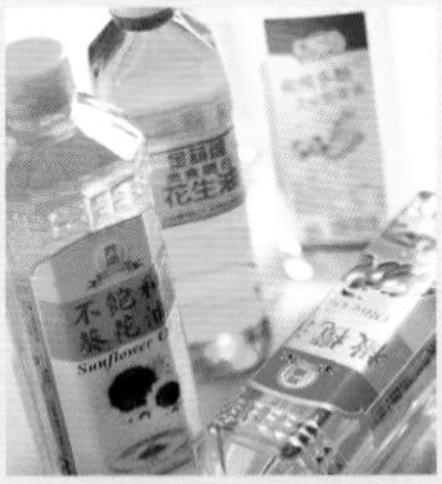

▲建議不要購買一般市售清澈如水的高溫萃取油，經冷壓萃取出的食用油，才是優質好油，營養價值也較高。

	1	2	3
不好的食用油 →	經過精緻化與氫化過程處理。	用高溫大量萃取油質的方法，容易殘留有毒物質在油質中。	多元不飽和脂肪酸比例愈高，則在高溫下愈容易產生氧化作用，油質愈不安定。
好的食用油 →	植物油中的單元不飽和脂肪酸比例愈高，油質愈穩定。	經冷壓萃取出的油才是好油，如初榨橄欖油、苦茶油、亞麻仁油。	

控制血糖值——常見的錯誤飲食觀念

Q 控制血糖時，是不是不能吃肉？

A 肉類主要成分為蛋白質，因此消化後不會造成血糖，不會影響血糖波動，但是肉類應選含有較少飽和脂肪酸的優質肉類，如魚蝦、雞肉來補充蛋白質。

Q 只要是蔬菜類都可以多吃，血糖也不會變高？

A 一般蔬菜大多屬於低澱粉、低甜度、高纖維的低 GI 食物，所含有可溶性纖維，可延後食物的消化速度，有利於餐後血糖值控制，有些根莖類蔬菜，如甜菜根、南瓜其 GI 值較高，不宜多吃，還有馬鈴薯 GI 值為 90，應減少食用，或以水煮地瓜適量代替。

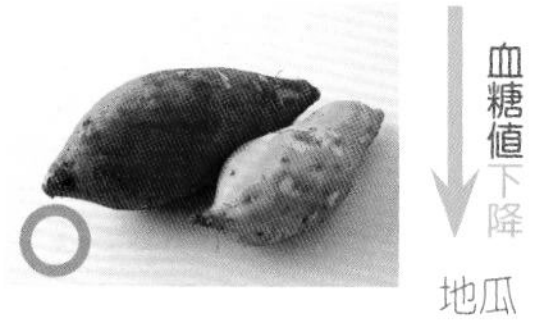

○
血糖值下降

地瓜

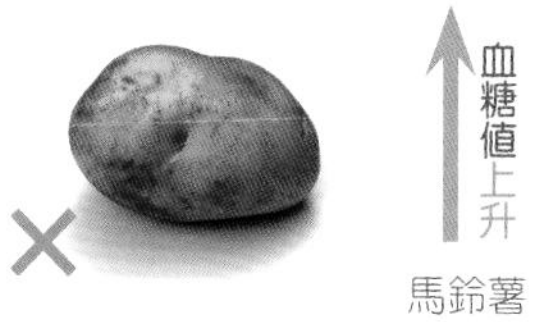

✕
血糖值上升

馬鈴薯

Q 只要是甜的水果，都會讓血糖升高？

A 水果的甜味來自於果糖，其 GI 值 20，而果糖對胰島素的分泌不產生刺激作用，水果內的纖維素可促進糖分代謝，有利於血糖值的控制，可選用 GI 較低的水果，如草莓、蘋果、芭樂等，少吃高糖分水果，如西瓜、鳳梨等。

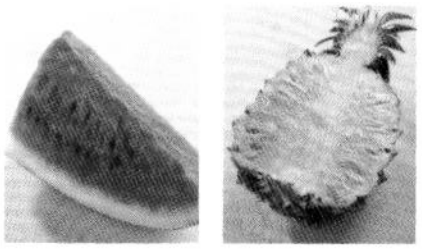

▲高 GI 水果不宜多食。

Q 只要不吃甜食，就能控制血糖了嗎？

A 除了食物中的糖分外，澱粉也會影響血糖，澱粉來自於我們日常吃米飯、麵食、雖然味道吃起來不甜，但消化後澱粉會轉變成葡萄糖，使血糖升高。

Q 控制油脂，就能控制血糖嗎？

A 油脂類不影響血糖，但攝取不當或過量都會影響健康，如飽和脂肪酸（動物性油質如豬油、牛油）或反式脂肪都會對人體健康造成影響。

低 GI 飲食的調配與外食訣竅

GI 值是用來判斷碳水化合物轉化成葡萄糖的指數，不含或只含很少的碳水化合物的食物，像是肉類、脂肪，GI 值就很低，不會讓血糖值太快速提升。但這並不代表，可以肆無忌憚的攝取肉類及油脂，飲食上仍要注意量的控制；換句話說，不同食物之間的量必須要調配均衡，才是真正健康的低 GI 飲食。

「一飯二菜三指肉」爲低 GI 飲食原則

要調配營養均衡的低 GI 飲食，只需記得簡單的口訣「一飯、二菜、三指肉」。其中飯是泛指優質的低 GI 澱粉類食物（如糙米、五穀米），菜是指蔬菜（但根莖類食物要控制攝取量），肉則是泛指蛋白質含量較多的魚、肉、蛋或豆類。進一步解釋，一飯、二菜是指每餐的飯菜比例是 1：2，例如飯一碗，搭配的蔬菜量就必須是兩碗菜；而三指肉則代表一餐中所需的肉類，約是中間三隻手指般的大小。

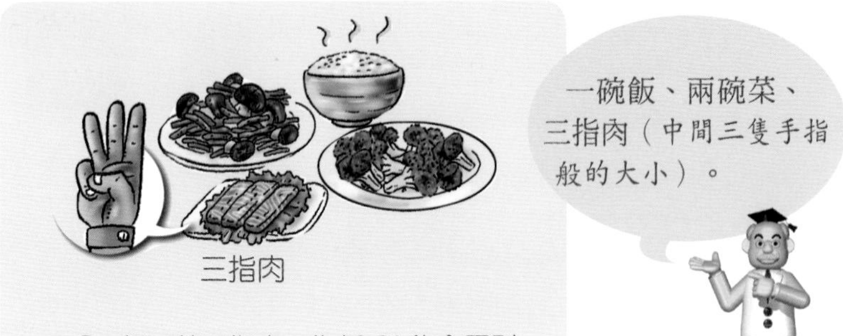
三指肉
一碗飯、兩碗菜、三指肉（中間三隻手指般的大小）。

▲「一飯二菜三指肉」為低 GI 飲食原則。

一飯

一飯是指低 GI 的澱粉主食，像是全穀類的米、麵食類等屬於低 GI 值的種類。早餐時的主食可以選擇雜糧饅頭、燕麥片、結實的全麥麵包，而午、晚餐的主食可以選擇糙米飯、豆穀飯、全麥義大利麵、一般義大利麵或蕎麥麵等健康的澱粉主食。

二菜

蔬菜是大家平常攝取最不足的食物，因此在調配上應把握以下幾項原則：每餐至少選擇三種不同顏色的蔬果、每餐攝取不同部位的蔬菜、每二至三天就要攝取一次菇類、紫菜或海帶。

※ 每餐至少選擇三種不同顏色的蔬果，不同顏色的蔬果具有不同的營養素與抗氧化成分，例如：

1

紅、紫色蔬果含有花青素、茄紅素。

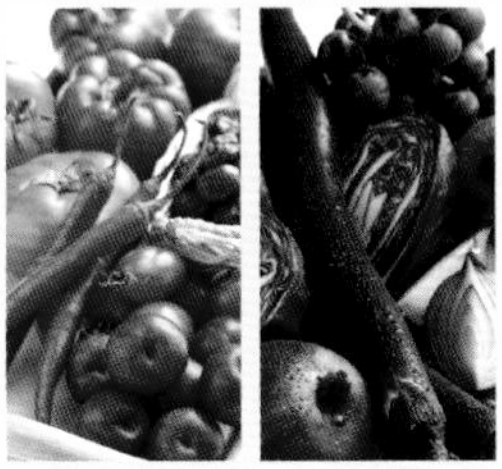

2

黃、橘色蔬果含有 β 胡蘿蔔素、葉黃素。

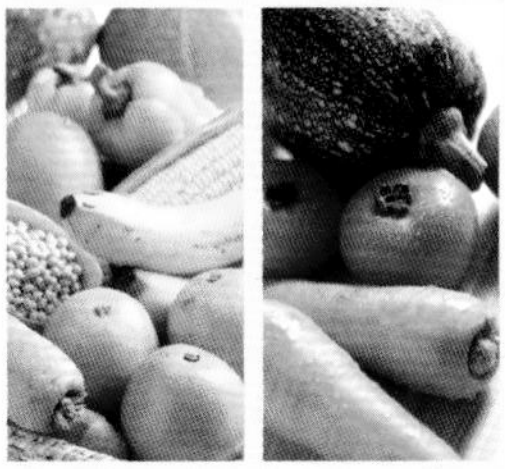

3

綠色蔬果含有類胡蘿蔔素、葉綠素及維生素 C。

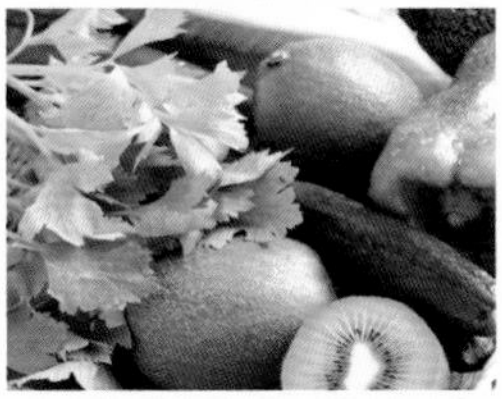

此外許多蔬果都含有豐富的維生素 C、E；而大蒜、洋蔥含有豐富的含硫化合物，可以抑制氧化作用；水果、蔬菜也含有多酚，水果中尤以蘋果、葡萄、蔓越莓、草莓含量較高，蔬菜則以花椰菜、洋蔥含量較多。

※ 每餐要攝取不同部位的蔬菜，因為不同部位的蔬菜，含有各種不同的營養素、礦物質、纖維質及抗癌的植化素（如 β－胡蘿蔔素、花青素、茄紅素）等成分，所以最好的蔬菜飲食搭配，就是要選擇不同顏色和不同部位的蔬菜，才能獲得均衡又完整的營養素，給身體滿滿的能量，強化抗病力及自癒力。

植物的根

如：白蘿蔔、胡蘿蔔。

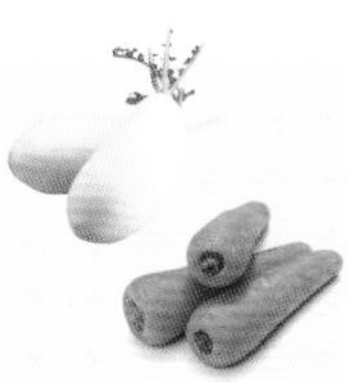

植物的莖

如：芹菜、洋蔥、蓮藕。

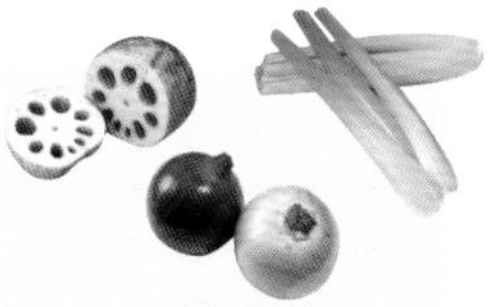

植物的葉菜

如：地瓜葉、白菜、青江菜、包心菜。

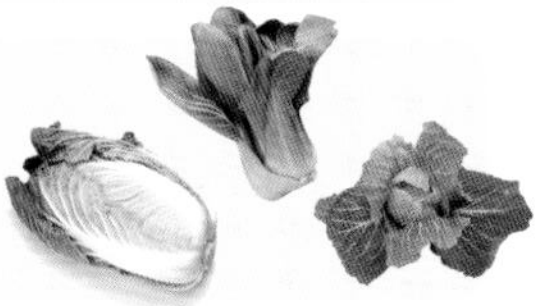

植物的果實

如：絲瓜、冬瓜、茄子、番茄。

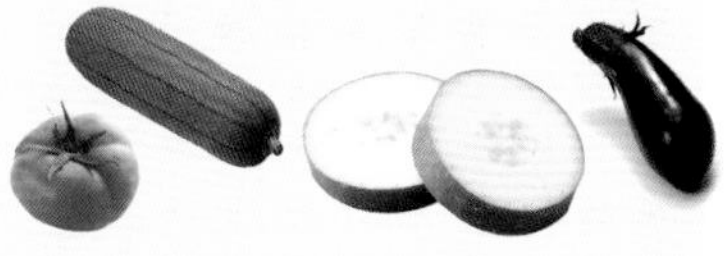

植物的花

如：綠花椰、白花椰、金針花。

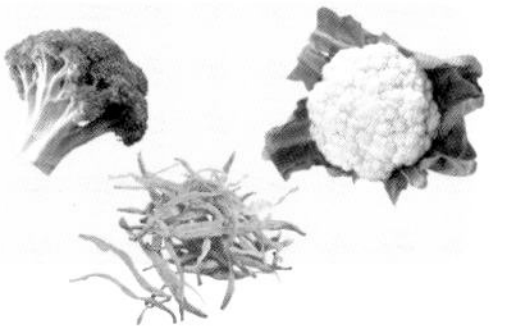

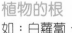

※ 每二、三天都要攝取一次菇類、紫菜或海帶。菇類是香菇、蘑菇、草菇、杏鮑菇、猴頭菇、金針菇等菌類食物的總稱。菇類食物富含蛋白質、低脂肪與A、B、B2、B12、D、C等多種維生素及鈣、磷、鐵、鎂等多種礦物質，可以提升人體的免疫力，還具有降血壓、降膽固醇的功效。

此外，紫菜、海帶的營養成分也很高，不但含有蛋白質和維生素A、C，還有鉀、鈣、鐵、磷及碘等多種礦物質，它和菇類都是屬於營養又健康的低GI食物，應多加食用。

三指肉

這裡所指的肉是泛指魚、奶、蛋、瘦肉及豆類等蛋白質。魚、肉、奶、蛋含有豐富的動物性蛋白質；豆類則含有豐富的植物性蛋白質。蛋白質是維持身體組織器官的運作與修復所必須的營養素（正常人的每天蛋白質攝取量：每公斤體重約爲0.8～1g）。

成年人	體型嬌小的女性	高大壯碩活動力強的男性
每天大約需要40～55公克的蛋白質。	每天大約需要40公克的蛋白質。	每天大約需要55公克的蛋白質。

平均而言，成人每天所需的蛋白質量大約是我們手掌（不含手指）大小的體積（平均一餐的量約是三隻指頭大小的量），但多數人每天攝取的蛋白質量卻遠超過所需要的攝取量。

其實不慎選動物性蛋白質，每天大魚大肉，隨之吃進去的過多動物性脂肪，反而會造成肥胖以及心血管疾病；相反地，植物中的豆類含有豐富的植物性蛋白質，也有優質油脂，多吃一些豆類不僅可以補充蛋白質，還可吸收到有益健康的油脂。最好能吃直接蒸煮的豆類，例如大豆、埃及豆（又稱雪蓮子或雞豆）、黑豆、紅豆等豆類，如有需要可選擇大豆製品如豆腐、豆乾、豆包、百頁、素雞等取代肉類，但是許多大豆類製品有添加防腐劑，應謹慎選用。

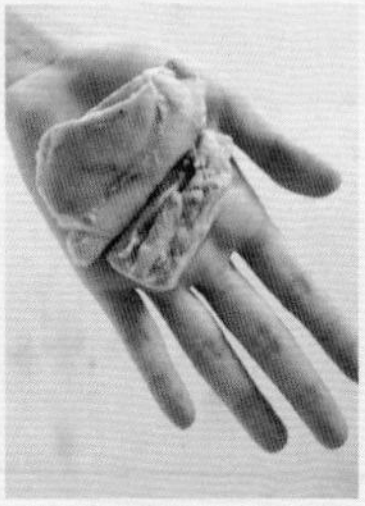

◀每天攝取的蛋白質，不宜超過手掌的體積，以免造成肥胖或心血管疾病。

肉類的食用小撇步

1 一天肉類的總份量
以 2 ～ 3 份為限（約手掌大小）。

2 肉類選擇
以白肉為優先選擇（低脂優質蛋白質），如雞肉、魚肉、蝦。

3 烹調方式
以清蒸、水煮、燉煮、紅燒為佳。不選用油炸以及燒烤、煎炒至燒焦的肉品，如炸雞腿、煎牛排。

4 以清淡口味較佳
可選用瓜子燉肉、水煮雞肉、肉丸子菜湯等料理。

5 少吃精製類食物
加工、含糖分高的肉品盡量少吃，如肉乾、肉條、香腸等食物。

6 減少脂肪攝取
減少攝取肉品的脂肪成分，如雞肉可先去皮再食用、排骨湯可先撈除表面的浮油再食用、看見食物中的脂肪全部都要去除乾淨。

實行低 GI 飲食的五大重點

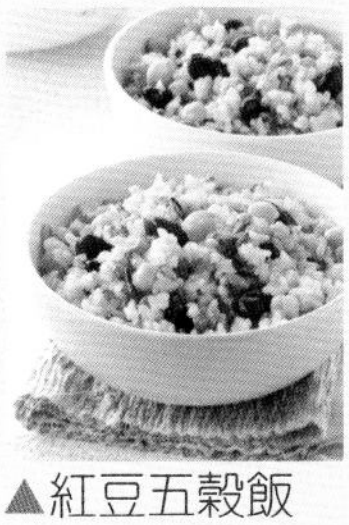
▲紅豆五穀飯

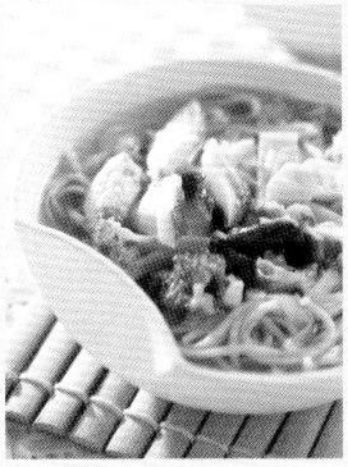
▲蕎麥拉麵

1 每餐都以低 GI 的全穀類食物為主食。

2 每餐要吃兩倍米飯量以上的蔬菜。

3 選擇豆類、魚肉、雞肉，少吃紅肉，如豬肉、牛肉等。

4 奶類製品宜選擇低脂或脫脂類。

5 盡量少食含糖食物或使用天然代糖。

低 GI 外食的五大訣竅

採用「一飯、二菜、三指肉」的飲食原則是講究澱粉、蔬菜與蛋白質的調配比例。每餐該吃多少量因人而異，可先從原來飯量的八分滿開始嘗試，假設原來的飯量是一整碗，那麼先試著只裝八分滿，再依低 GI 飲食原則比例來調配肉和菜的量。吃完後若覺得不夠，可再多吃一些蔬菜；如果覺得太多，下次再減少飯量，幾次下來就可以清楚自己每餐飽足份量。

而在外食的選擇上，以下也提供五大訣竅幫助大家能有所依據：

1 選湯麵只吃麵不喝湯

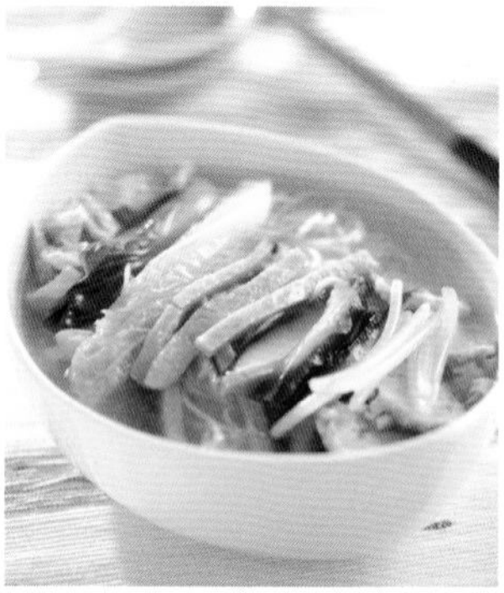

湯麵中的湯或蚵仔麵線、米粉湯或肉羹等湯品，大多會添加蔗糖熬煮，並在湯中加以勾芡，一碗湯三、四百 c.c. 喝完，就很容易造成血糖的快速上升。

2 多吃燙青菜

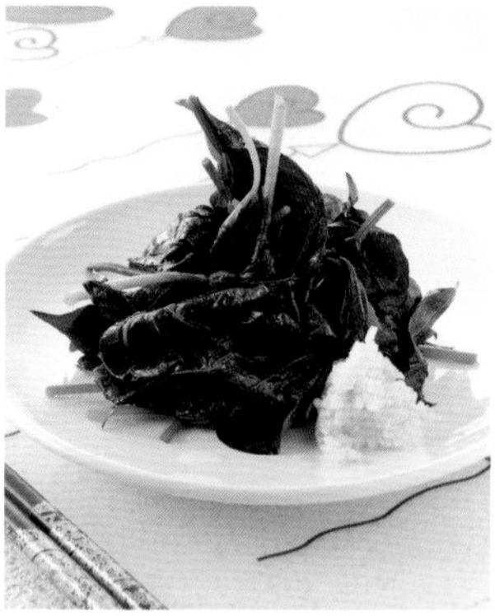

外食點餐別忘了多點一盤青菜，多吃青菜有助降低整餐食物的 GI 值，但是許多店家為了增添美味，青菜上澆淋油蔥、肉燥，這些添加物都是高熱量的佐料，建議能少吃就少吃，或者可要求店家不要添加，只要以少量醬油或鹽巴調味比較健康。

3 選沙拉優過選濃湯

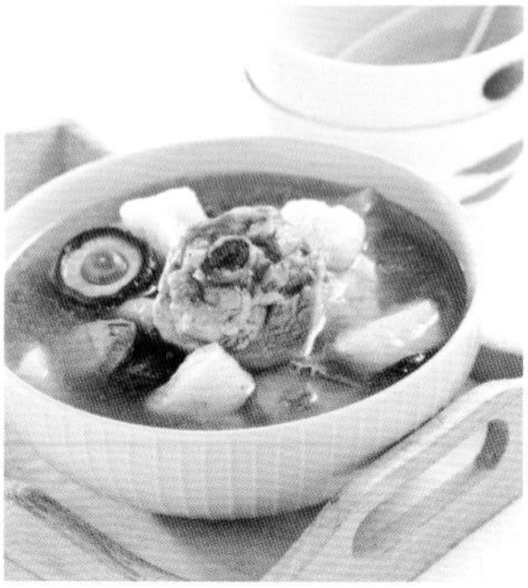

通常西餐廳的簡餐，在前菜可以選擇沙拉或是濃湯，但西式濃湯的勾芡多半是使用細麵粉，GI 值偏高，建議應避免食用。不妨改換生鮮沙拉，並使用少量的油醋汁替代沙拉醬，以避免攝取過多的熱量或糖分。

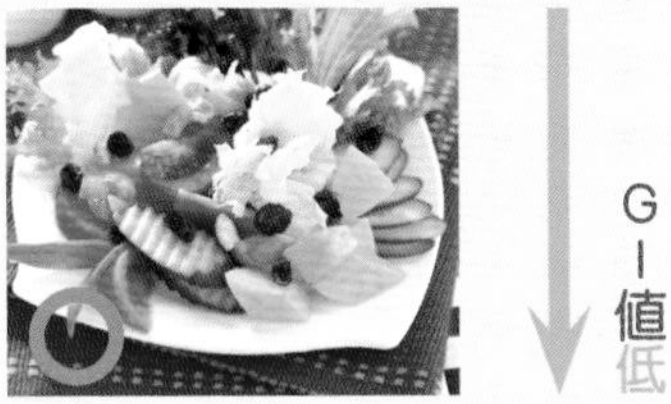

▲生鮮沙拉

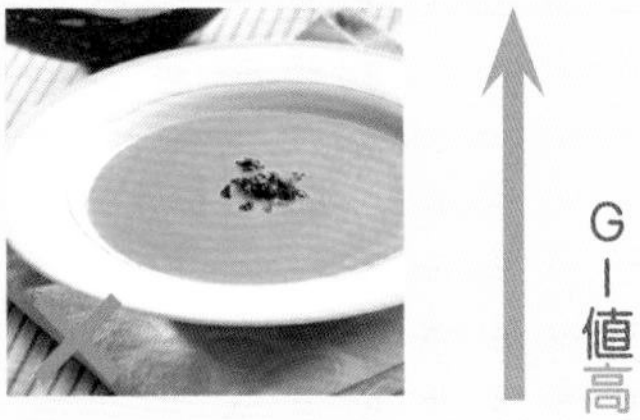

▲南瓜濃湯

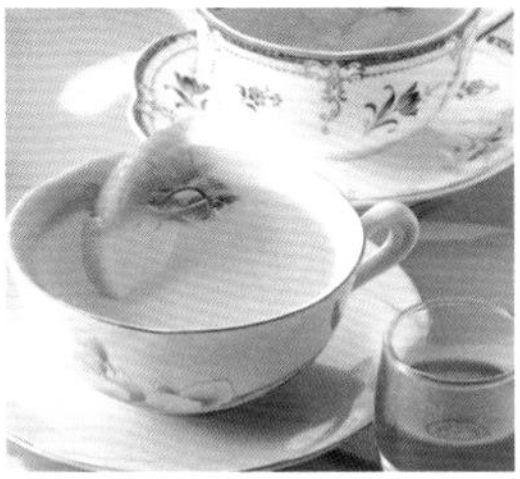

4 喝無糖或代糖飲料

飲料中的糖分會使血糖急速上升，宜選擇沒有糖分或以天然代糖取代的飲料；餐後所喝的咖啡或紅茶也是一樣，應以不加糖或以天然代糖取代。

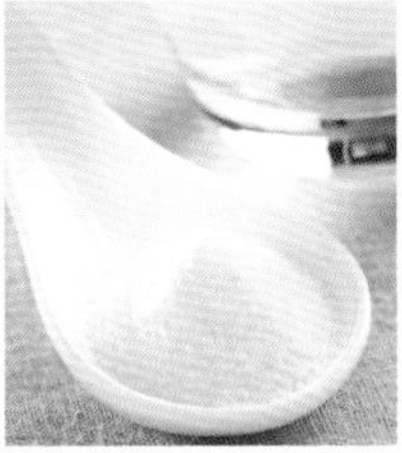

▲吃大餐前飲用可溶性膳食纖維，可減緩血糖上升的速度。

5 吃大餐前飲用可溶性膳食纖維

如果遇到不可避免的聚會大餐，如婚宴喜慶、公司聚餐等活動，為了要預防大快朵頤後產生的血糖波動，建議可在赴宴前，先飲用一杯溫水沖泡的可溶性膳食纖維，因為可溶性膳食纖維能增加消化物的黏稠度，減緩食物在胃與腸道的消化速度，緩衝血糖上升的速度。

當然，暴飲暴食對身體有害無益，應盡量避免，平時還是要多吃蔬菜、魚肉，並控制食量。

守護外食健康的飲食祕訣

早餐外食的飲食祕訣

1 主食

主食份量為一天總量的 1/3（約 2～3 份的主食，如緊實的全麥饅頭 1 個、緊實的全麥麵包 2 片、糙米飯半碗等），以高纖、低脂、無糖的穀物為主。

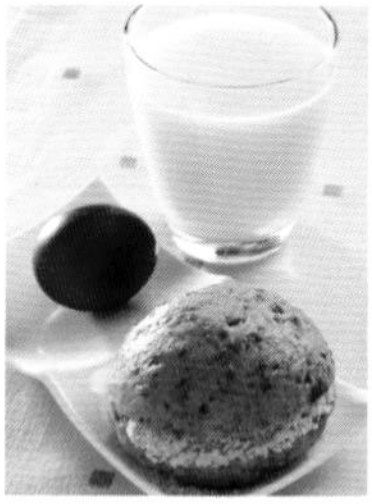

2 飲料

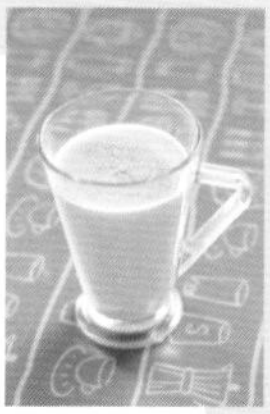

早餐飲料以奶類（低脂或脫脂的），如脫脂優格、脫脂原味優酪乳或無糖豆漿（含未過濾豆渣為佳）、豆穀奶（含未過濾豆渣為佳）為佳。

3 蔬菜

可搭配蔬果沙拉（以蔬菜為主）、新鮮蔬菜，其纖維質含量高，較有飽足感。

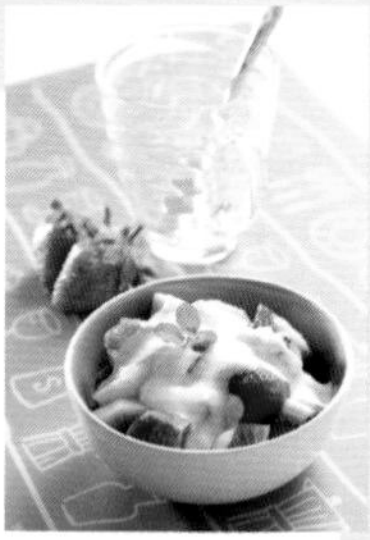

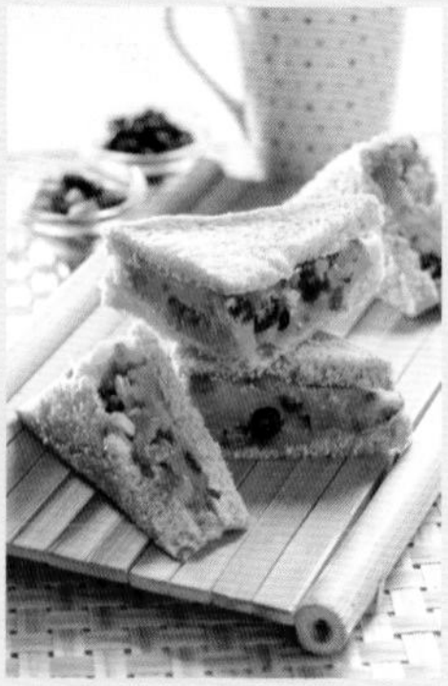

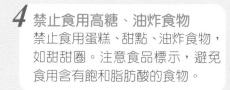

4 禁止食用高糖、油炸食物

禁止食用蛋糕、甜點、油炸食物，如甜甜圈。注意食品標示，避免食用含有飽和脂肪酸的食物。

5 避免精緻的加工食物

早餐是一天中的精華，必須選擇營養又低糖高纖的食材來供應身體的需求，均衡營養及多樣化的食材，避免食用精緻的加工食物，如鬆餅、白吐司。

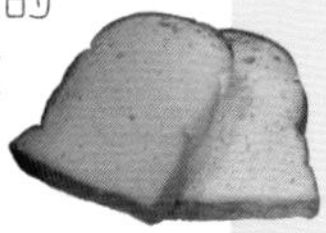

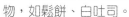

午餐外食的飲食祕訣

1 主食

午餐是提供上班工作的體力補充，主食份量為一日總量之 1/3 或 2/5，可選用如一碗份量（如 4 份主食），可選用蕎麥麵、義大利麵、糙米飯、五穀飯（GI 值低），可維持飽足感，延後血糖上升（並且要掌握吃湯麵，只吃麵不喝湯的原則）。

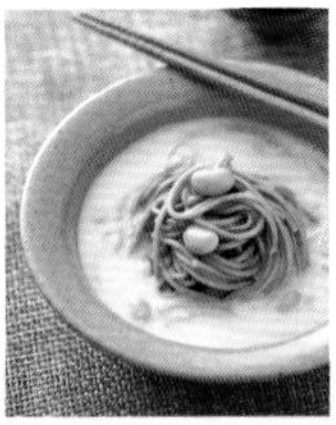

2 副食

選用雞肉、豆類、蛋、魚類作副食，份量約為三指般大小。

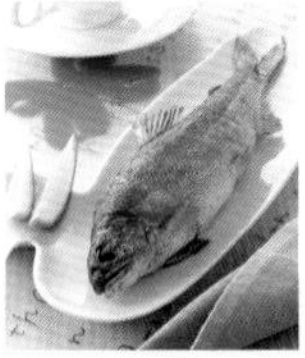

3 蔬菜

蔬菜可選用 1 ～ 2 份（1 份約是一碗份量），以高纖或根莖類蔬菜為佳，如黃豆芽、牛蒡、白蘿蔔、深綠色蔬菜，具有飽足感。此外也可選擇菇類，或海藻類。

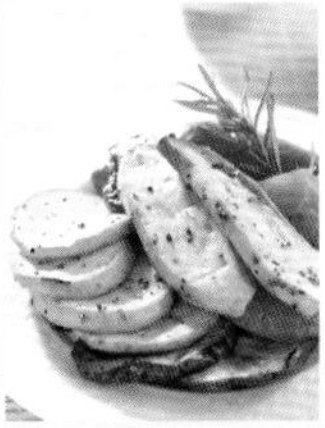

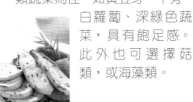

4 涮一下較健康

外食的蔬菜或肉類含油脂量較高，建議先將食物放入熱水、熱湯中涮洗一下再食用，以減少油脂攝取。

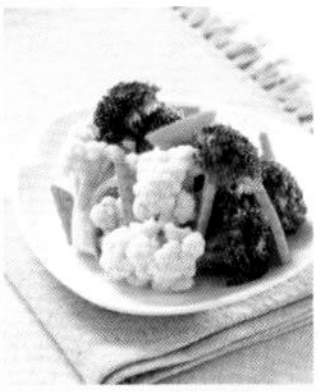

5 選用高纖低糖的水果

飯後不宜立即食用水果，可在三餐中間以水果當點心吃，並選用低糖高纖水果，如蘋果、草莓等。此外，特別要提醒糖尿病病友在飯後不宜吃甜分太高的水果，也就是俗稱為五毒的水果（西瓜、鳳梨、芒果、荔枝、龍眼）以免導致血糖急速上升，還有最好是食用新鮮水果，不要喝果汁（糖分高）。

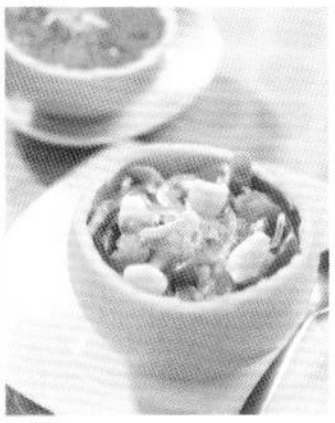

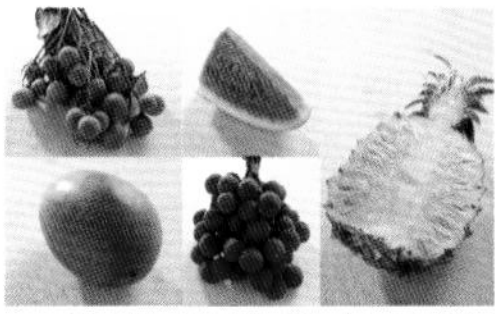

▲這些是俗稱的五毒水果，糖分高，容易導致血糖急速上升，不建議糖尿病患者食用。

晚餐外食的飲食祕訣

1 主食

晚上的主食份量為一日總量之1/3或2/5，可選用低GI主食如豆穀飯、五穀飯、義大利麵等主食（注意義大利麵的口感應該是咬起來QQ有彈性，若是太軟沒有嚼勁就表示煮太爛或麵質不好）。

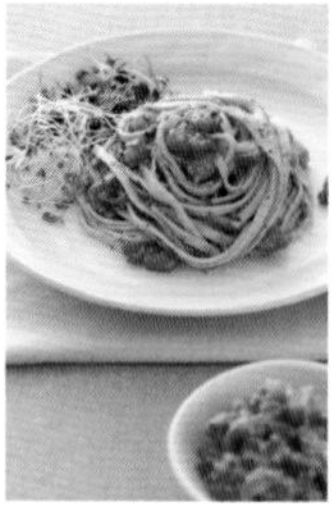

2 副食

副食選擇以豆類、魚肉較佳。如豆腐、清蒸魚或魚湯，比較容易消化吸收。

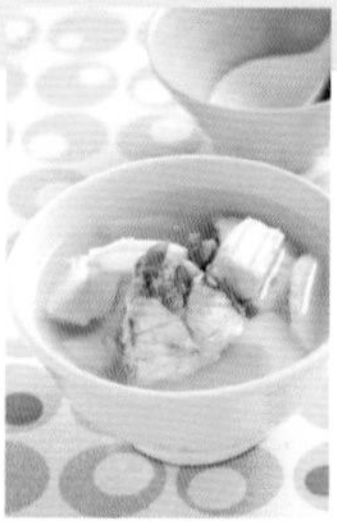

3 蔬菜

蔬菜類以低纖易消化為佳，如綠色蔬菜（地瓜葉、莧菜）、花菜類（如白花椰菜、綠花椰菜），份量約為一碗半。

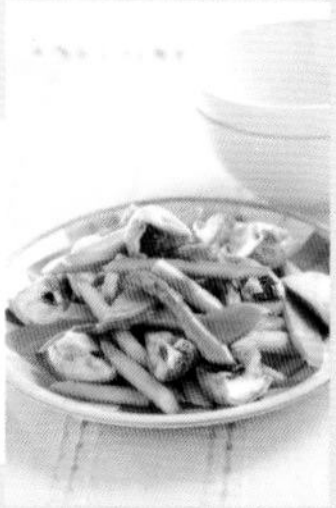

4 避免油炸、燒烤食物

少吃油炸、燒烤肉類及加工食品，如烤雞腿、炸花枝、炸魚排、香腸、火腿等。

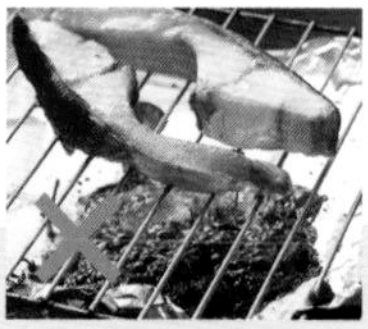

5 飲料

晚餐後不宜飲用刺激性飲料，如茶飲、咖啡及含酒精類的飲料。

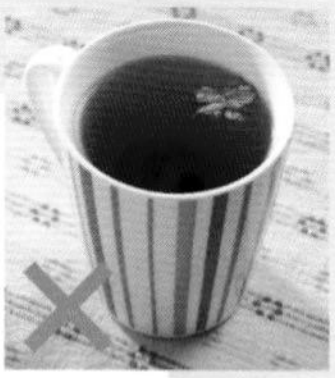

6 湯品

晚餐配套的湯類，以清淡口味較佳，不宜喝濃湯。

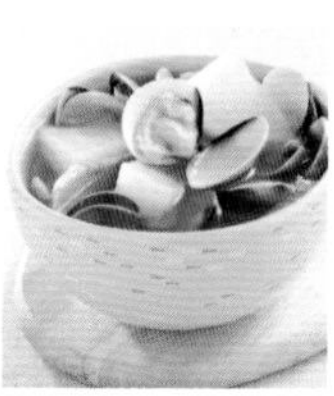

7 禁止喝酒

外食喝酒會抑制葡萄糖的利用，升高血糖值，同時喝酒會增加熱量的攝取，危害健康。

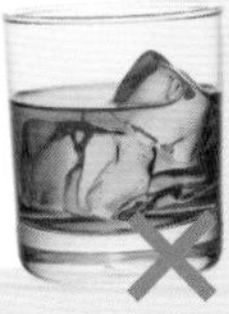

中式料理

外食餐廳的餐點選擇建議

中式料理比較著重於色香味美，因此很多的菜色都添加較多的配料或調味料，因此建議點餐時應特別注意下列幾項原則：

料理種類	建議原則	不建議原則
火鍋 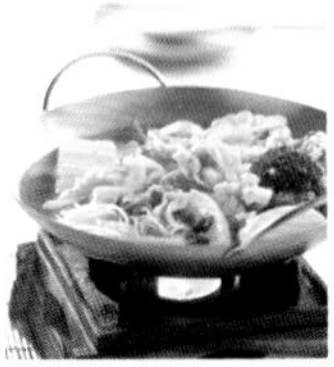	■建議點蔬菜鍋、雞肉鍋或是魚肉鍋，多食用新鮮的蔬菜。 ■主食宜選五穀飯或是糙米飯，若是沒有五穀飯或是糙米飯可選，建議以冬粉代替白麵或白飯。	■高熱量的加工食品如魚餃、蝦餃、蛋餃等應少吃。 ■不喝湯。
飲茶 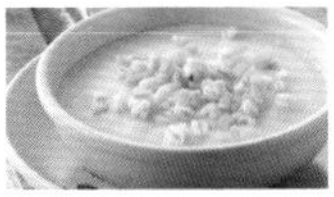	■宜選較清淡的蒸物。 ■多點燙青菜（如蠔油芥蘭）或是清蒸類等餐點。	■避免食用油炸點心。 ■不選用粥品（稀飯）。
和菜 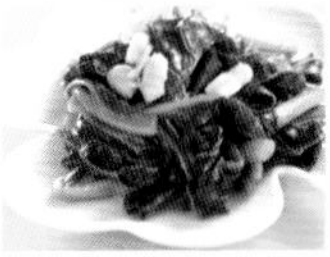	■多點燙青菜或清炒青菜，例如：豆豉苦瓜、涼拌苦瓜、鹹蛋苦瓜，因為苦瓜可有效降血糖。	■不點油炸、勾芡食物。 ■避免吃醃製肉品。
自助餐 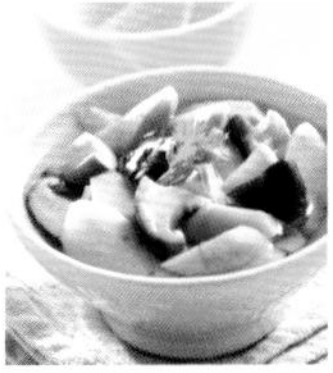	■應注意控制食用量，尤其是吃到飽的自助餐最容易過量。 ■選擇菜色時，多選用生菜沙拉或燙青菜，主食宜選五穀飯或是糙米飯，湯品的部分宜選擇清湯。	■不點濃湯。 ■不喝含糖飲料如可樂、雪碧、檸檬紅茶等。
小吃 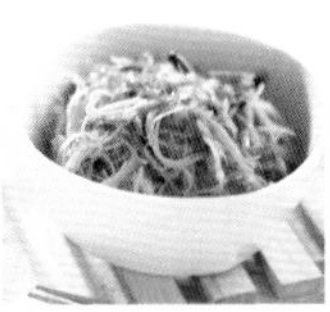	■宜選用水煮、清蒸的食物，如四神湯、蒸餃、紫菜湯等食物。	■少吃蚵仔煎，因為較油膩，且含有不少太白粉。 ■糯米腸、豬血糕皆是糯米製品，GI值較高，應儘量少吃。

日式料理

外食餐廳餐點選擇建議

日式料理一般而言口味較清淡，但是青菜的量可能會攝取不足，因此點餐時最好加點和風沙拉或是涼拌秋葵等蔬菜類的食物。

主食麵類

宜選蕎麥麵或是全麥麵。

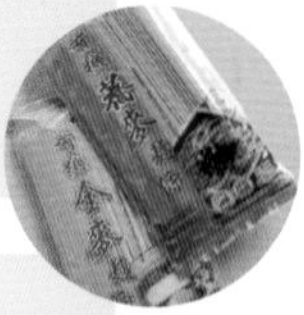

飯類

宜選壽司飯。

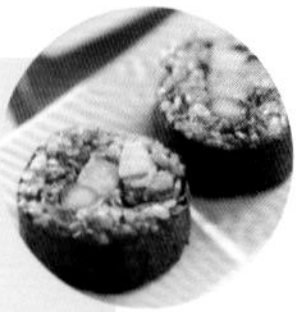

飲料

宜選無糖綠茶或紅茶。

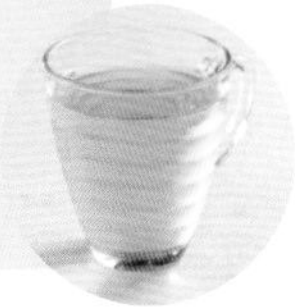

點心

宜選無糖茶凍或果凍，不宜選含糖包餡的甜點，如麻薯。

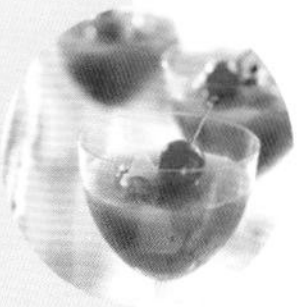

義式料理

義式料理的主食大多是義大利麵或是披薩，蔬菜攝取一定要點沙拉，而且生菜沙拉優於水果沙拉，因為水果的糖分較高，因此選擇義式料理的口味：

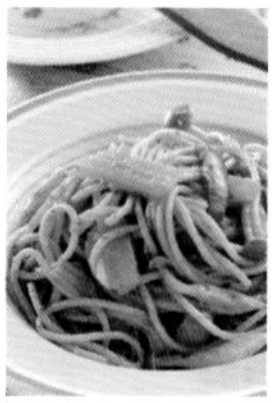

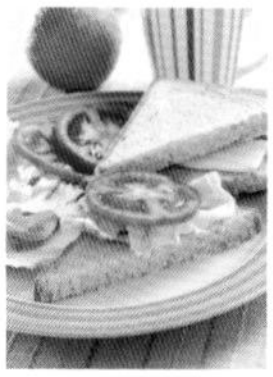

宜選

- 蔬菜口味，喜愛葷食者可選擇雞肉或海鮮口味。
- 披薩的麵皮部分宜選全麥麵皮。
- 宜選一般的薄皮披薩。

不建議

- 選擇油膩的奶油醬。
- 夏威夷口味的披薩，因為含高糖分的鳳梨及加工的火腿肉。
- 不要選包有起司的麵皮，因為披薩表面都會鋪灑起司，麵皮若再加上起司，便會造成攝取過多的油脂。

西餐料理

西餐最不容易控制的部分是肉與菜的比例，一整個套餐比例有可能會肉類太多蔬菜太少，像是一客牛排吃下來可能是一個人三天裡九餐份的蛋白質需求量，不但蛋白質太多，油脂、熱量也都太多，長期下來，身體會負荷不了，因此不可不慎，建議單點食物，避免套餐過多的份量，一定要點蔬菜沙拉，以確保有足量的蔬菜。

肉類

應盡量以魚肉或雞肉代替牛排、豬排、羊排。

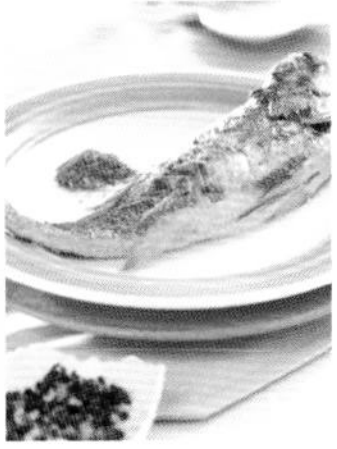
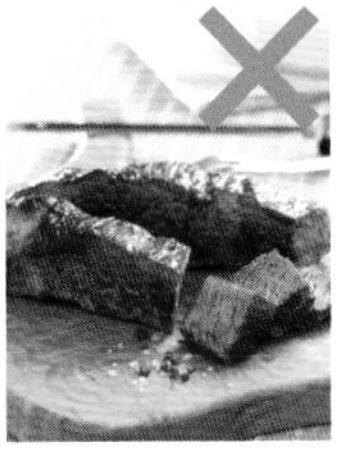

湯品

建議以清湯代替濃湯，例如：蔬菜湯。

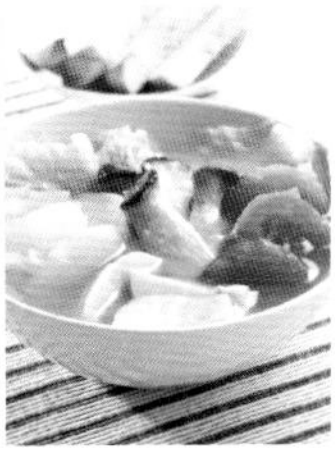
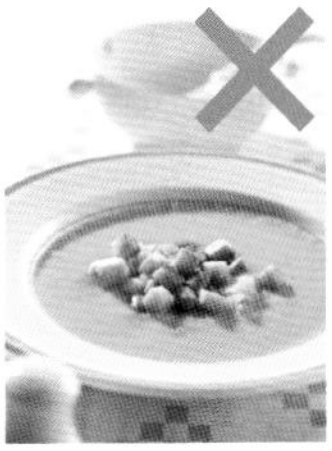

飲料

建議選擇不加糖的飲料。

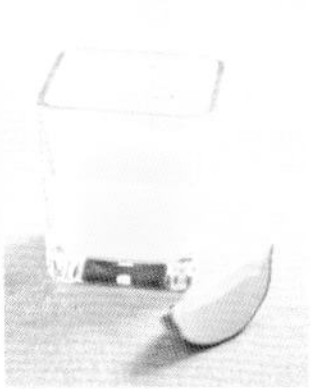

甜點

西餐甜點糖分高，適量或盡量不要食用。

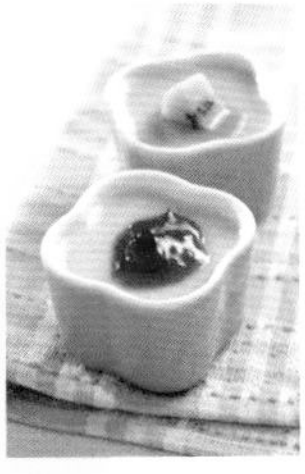

速食店

外食餐廳餐點選擇建議

通常速食店的餐點大多是屬於高熱量的食物，當然也有少數口味較清爽的產品，例如：生菜沙拉、烤雞肉三明治等食物，建議在點餐前可告知服務員，餐點配料要去除那些配料或改用那些食物替代，就可以安心食用。

宜選 ○

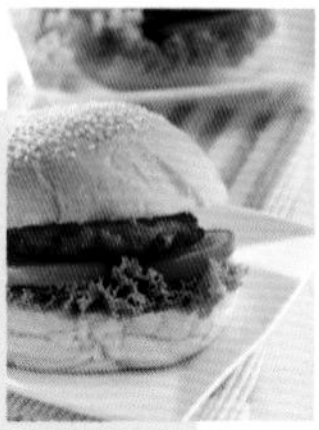

主食宜選全麥三明治，例如全麥麵包搭配火雞肉、蔬菜，再淋上些許油醋醬就是很好的選擇。

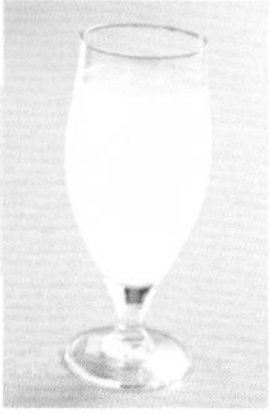

改喝無糖飲料。

不建議 ✕

忌食用炸薯條、薯餅、餅乾。

不喝含糖飲料，如可樂、雪碧、檸檬紅茶等。

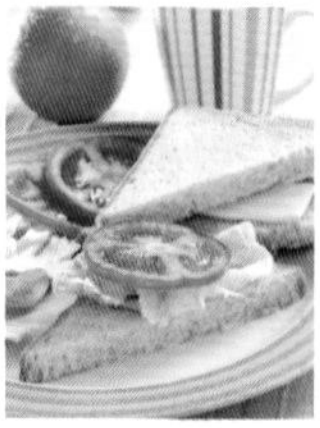

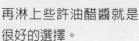

Part 4 低 GI 健康廚房

台灣是「美食」的天堂，我們在面對這些誘人的食物，該怎麼吃才不會破功呢？這的確是需要考驗每個人的耐力。

本書所介紹的低 GI 飲食是風靡全球的健康法則，不用刻意節食，也能減輕體重，還能有效控制血糖值，提高代謝力，藉由飲食控制達到預防疾病的作用。

此單元我們精心設計了一週的早餐、午餐及晚餐，包括各類的主食、副食及湯品，並標示每道餐點的營養比例，你也可以輕鬆變換組合餐點，有效控制每日的熱量攝取，輕鬆甩掉讓人揮之不去的肥肉，預防各種文明病產生，讓你真正享受「健康吃」的樂趣，健康零負擔。

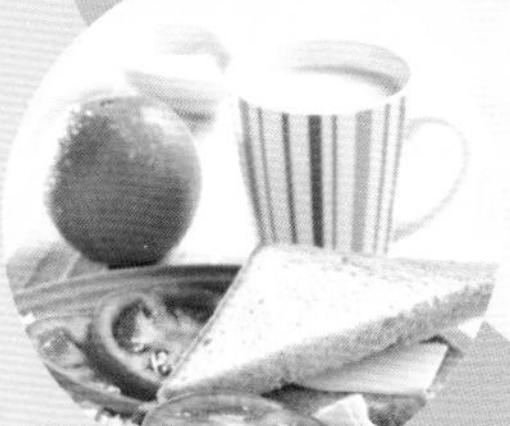

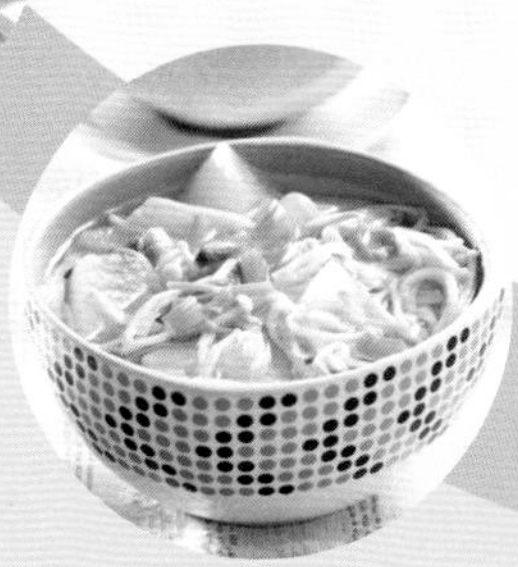

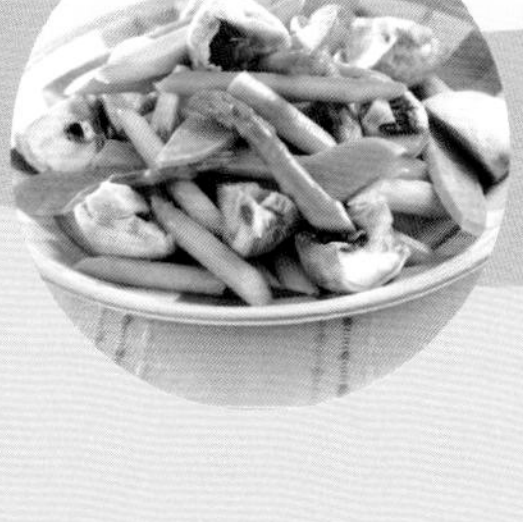

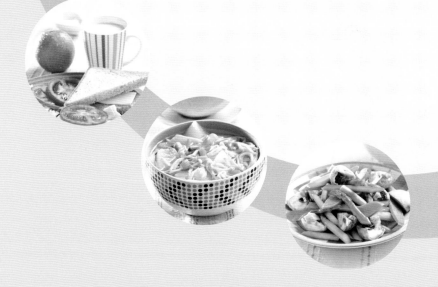

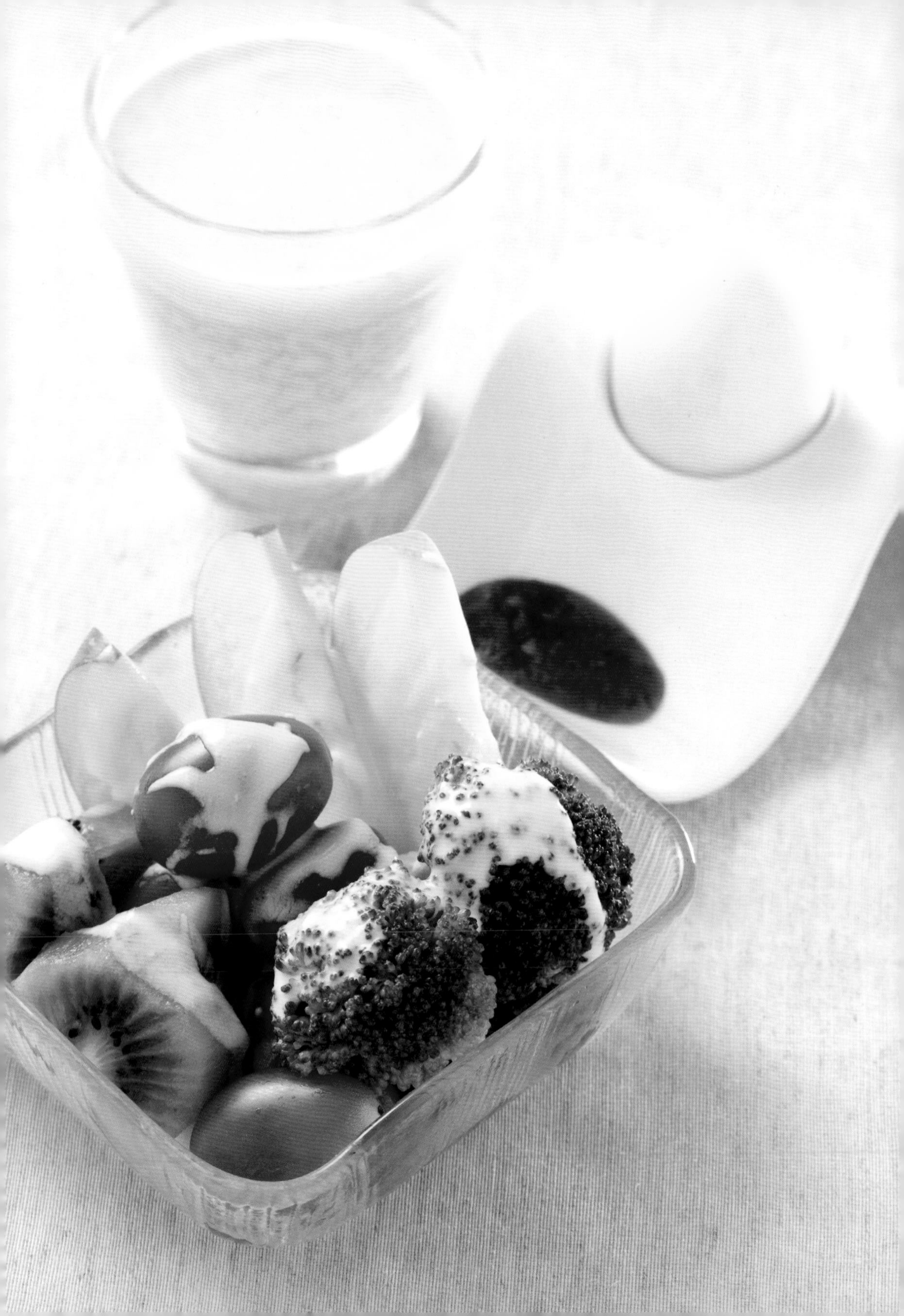

1 燕麥堅果奶

材料：

高纖燕麥 ....1 包（約 28 克）

脫脂牛奶 .... 200c.c.

堅果粒 ....1 小匙

作法：

1 脫脂牛奶加熱到微溫 40 ～ 50℃後，加入高纖燕麥沖泡攪拌。

2 再將堅果粒加入燕麥奶中拌勻，即可食用。

熱　　量	190
蛋白質	11
脂　　肪	2.6
醣　　類	30.6
膳食纖維	3

2 蔬果沙拉

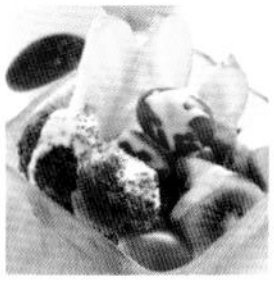

材料：

小番茄 ....10 克

花椰菜 ....20 克

蘋果 ....50 克

奇異果 ....50 克

無糖或低脂優格 .....30c.c.

作法：

1 將材料洗淨；蘋果切 1/4 片；奇異果切小塊備用。

2 準備一鍋滾水，放入花椰菜汆燙撈起至涼。

3 將所有材料裝入容器中，淋上低脂優格，即可食用。

熱　　量	86
蛋白質	2
脂　　肪	0.7
醣　　類	17.9
膳食纖維	2.7

3 日式味噌蛋

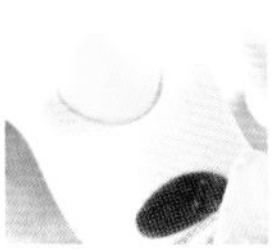

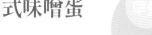

材料：

雞蛋　 ....1 顆

味噌醬 ....20c.c.

作法：

1 雞蛋洗淨後，可用滾水或蒸煮方式煮至熟。

2 剝除蛋殼，搭配味噌醬，即可食用。

熱　　量	121
蛋白質	9
脂　　肪	6.4
醣　　類	6.8
膳食纖維	0.7

早餐第1套
1人份總熱量
397（卡）

總醣類（克）	總蛋白質（克）
55.3	22.0

總膳食纖維（克）	總脂肪（克）
6.4	9.7

營養健康叮嚀：

- **燕麥**富含膳食纖維、維生素B群、E及多種礦物質，其所含複合碳水化合物（分解及吸收較緩慢），能增加胰島素的敏感性，使血糖緩慢上升。
- **番茄**含鉻，可幫助胰島素發揮功能，將血糖帶至細胞內代謝，降低血糖值。
- **花椰菜**含豐富維生素C以及胡蘿蔔和微量元素，不僅能避免血管硬化，還具有抗癌功效，其所含植物生化素—楊梅素，可幫助降低血糖。

烹調聰明叮嚀：

- 脫脂牛奶可直接購買市面的包裝奶或用脫脂奶粉沖泡。
- 堅果可使用腰果、杏仁、松子等，堅果熱量高，要控制攝取量。
- 優格選用原味脫脂最佳，糖分較低；蔬果可自行變換，如大番茄、芭樂等。
- 味噌醬也可做其他變化，例如：加上梅汁醬或淋上少許芝麻粒，增添風味。

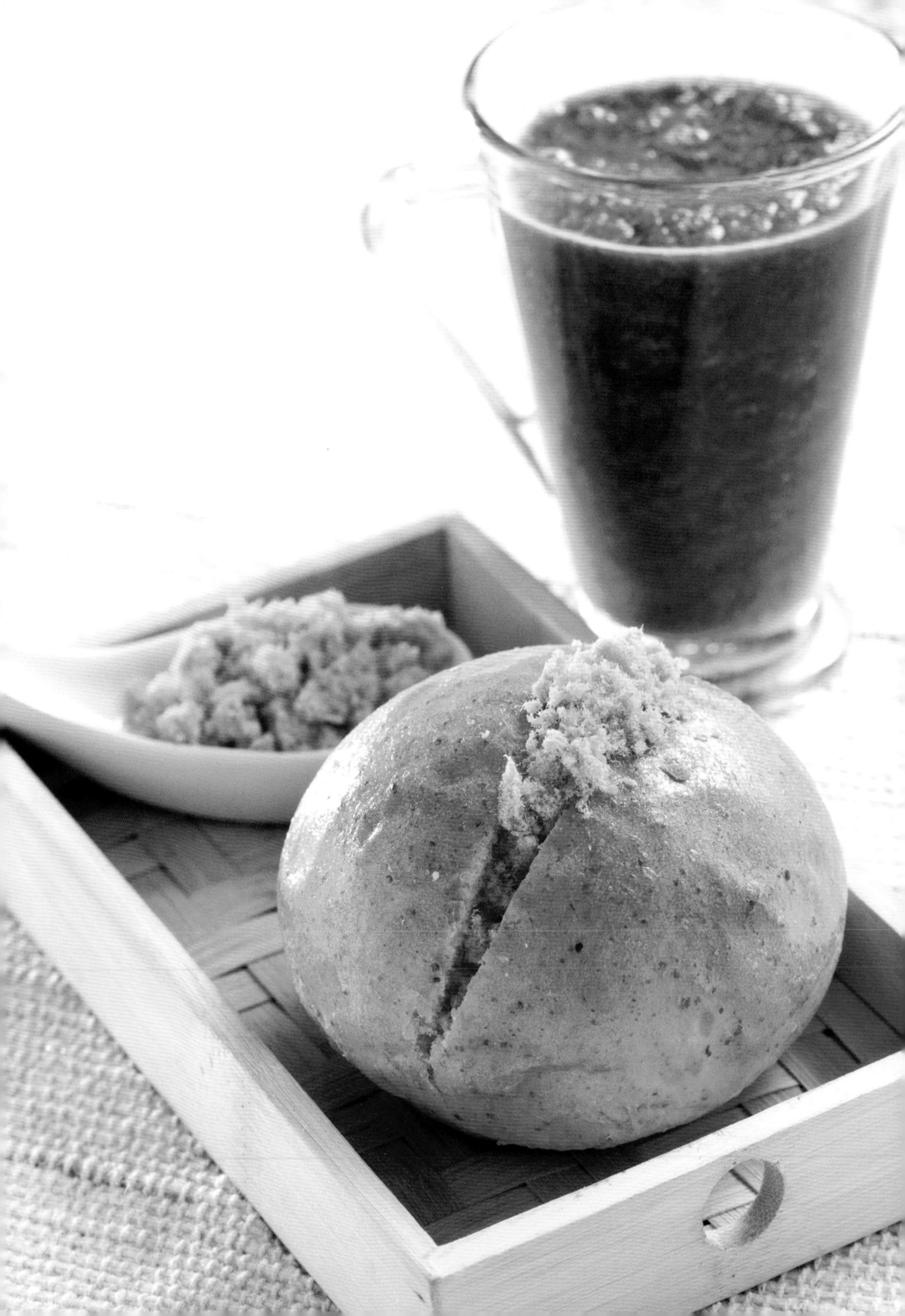

1 全麥麵包

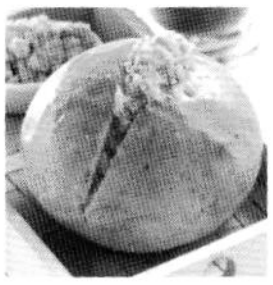

材料：

全麥麵包 ....1 個
鮭魚鬆 ....1 大匙

作法：

1 將全麥麵包表面切開深度約 2～3 公分。
2 放入鮭魚鬆，即可食用。

熱量	391
蛋白質	15.2
脂肪	10.7
醣類	58.4
膳食纖維	3.6

2 蘋果精力湯

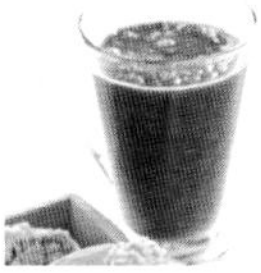

材料：

任一種綠色蔬菜 ....50 克
（或草本精力粉 ....2 大匙）
蘋果 ....30 克
小番茄.............（約 76 克）10 顆
檸檬 ....20 克

作法：

1 所有材料洗淨；綠色蔬菜切段；蘋果帶皮切小塊，檸檬榨汁備用。
2 將綠色蔬菜、蘋果、小番茄放入果汁機內攪打成汁，倒入杯中，加入檸檬汁拌勻，即可飲用。

熱量	65
蛋白質	2.4
脂肪	1.2
醣類	11.1
膳食纖維	2.9

早餐第2套
1人份總熱量
455（卡）

總醣類（克）	總蛋白質（克）
69.5	17.5

總膳食纖維（克）	總脂肪（克）
6.5	11.9

營養健康叮嚀：

全麥麵包含有豐富的纖維、維生素 E、維生素 B 群、硒、鐵、鎂、鋅等礦物質，有助於預防心臟病、癌症及糖尿病，其所含複合碳水化合物，較不易使血糖快速升高。

綠色蔬菜類多爲高纖、低熱量及低 GI 食物，不會讓血糖值快速升高。

蘋果含有果糖、多種有機酸、果膠及微量元素，其果膠屬於水溶性纖維，不但能幫助控制血糖值，防止血液過度黏稠及促進膽固醇代謝，有效降低膽固醇，預防心血管疾病（糖尿病的合併症之一），且蘋果所含的類黃酮及多酚類的植化素，有利於調整及降低血糖值。

烹調聰明叮嚀：

- 全麥麵包可選用粗穀粒麵包代替；魚鬆亦可用肉鬆代替。
- 蔬菜可選用當季盛產的綠葉蔬菜，如 A 菜、菠菜、蘿蔓 A 菜。
- 草本精力粉可在有機商店採買。
- 喜歡酸味者可在蘋果精力湯中，加入適量的梅子醬汁，變換不同的口感。

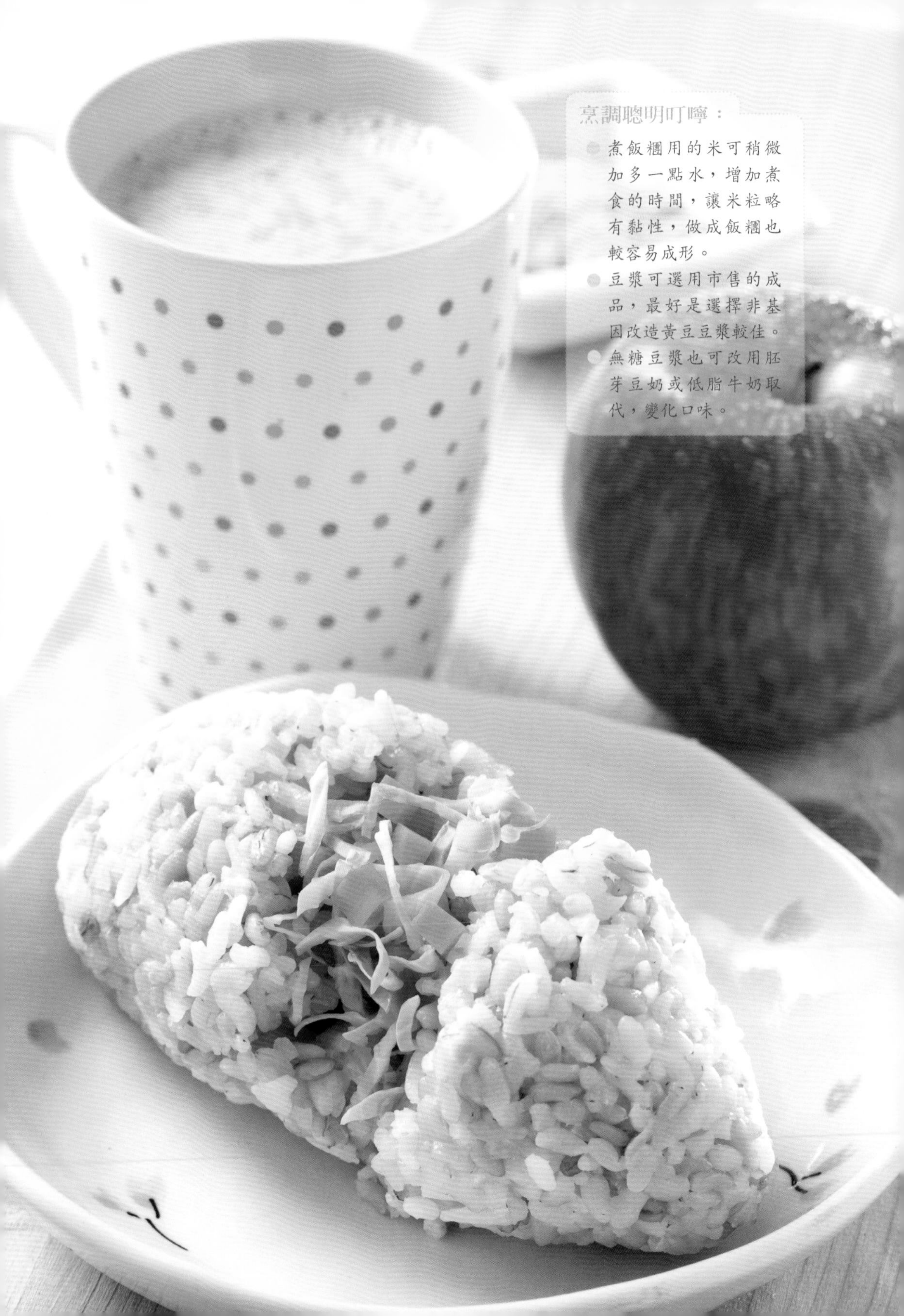

烹調聰明叮嚀：

- 煮飯糰用的米可稍微加多一點水，增加煮食的時間，讓米粒略有黏性，做成飯糰也較容易成形。
- 豆漿可選用市售的成品，最好是選擇非基因改造黃豆豆漿較佳。
- 無糖豆漿也可改用胚芽豆奶或低脂牛奶取代，變化口味。

1 燕麥糙米飯糰

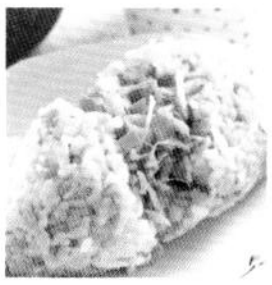

材料：

燕麥……10克

糙米……（約3/4杯）50克

任一種堅果粒……10克

高麗菜絲……20克

紅蘿蔔丁……10克

作法：

1 將燕麥和糙米洗淨，（燕麥與糙米的分量比例約1：5），再加入水1又1/2杯，移入電鍋中煮至熟後，取出待涼。

2 堅果粒切成細粒備用。

3 準備一鍋滾水，放入紅蘿蔔丁煮熟後，撈起，瀝乾水分。

4 準備一張保鮮膜，放入燕麥糙米飯鋪平，中間擺入堅果細粒、高麗菜絲、紅蘿蔔丁，包裹成長圓形的飯糰，即可食用。

熱量	253
蛋白質	6.2
脂肪	4.8
醣類	46.2
膳食纖維	2.4

2 酵母豆漿

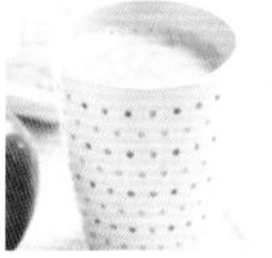

材料：

無糖豆漿……240c.c.

啤酒酵母粉……1大匙

作法：

1 將豆漿倒入小湯鍋中，以小火加熱至40～50℃，熄火。

2 加入啤酒酵母粉攪拌均勻，即可食用。

熱量	211
蛋白質	13.2
脂肪	4.6
醣類	29.3
膳食纖維	7.2

3 水果

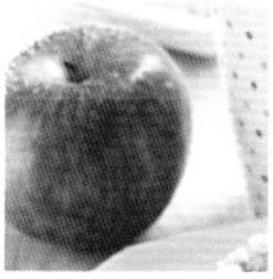

熱量	65.6
蛋白質	0.7
脂肪	0.4
醣類	14.8
膳食纖維	2.34

材料：

蘋果（小）……（約130克）1顆

早餐第3套

1人份總熱量

529（卡）

總蛋白質（克）	總醣類（克）	總脂肪（克）	總膳食纖維（克）
20.1	90.3	9.8	11.9

營養健康叮嚀：

糙米含有豐富維生素B群、礦物質及可溶性纖維，對促進腸胃蠕動有很大的幫助。其中維生素B含量是白米的三倍，而B群和水溶性纖維又都能控制血糖上升。

豆漿所含的脂肪酸和亞硫酸，可降低血中膽固醇含量，其水溶性纖維有助血糖平衡。

啤酒酵母粉富含維生素B群、胺基酸、多種礦物質及優質的膳食纖維；其中鉻元素，可促進胰島素分泌，控制血糖值，而且其膳食纖維可加速脂肪的新陳代謝，阻滯糖分吸收。

烹調聰明叮嚀：

- 製作全麥餅的麵糊時，不要調太濃稠，以免全麥餅煎熟後，口感太硬，可用筷子測試其濃度，以可順利滴落的濃度較佳，也可加入少許的橄欖油，增加脆感。
- 鮮蔬全麥餅所使用的蔬菜，可依個人的口味自由變化，如木耳絲、香菇絲、各式的芽菜、黃瓜絲、美生菜絲等。
- 草莓可用其它莓果替代，如桑椹、覆盆子、藍莓、紅莓皆可，亦可選用冷凍莓果，風味一樣好。

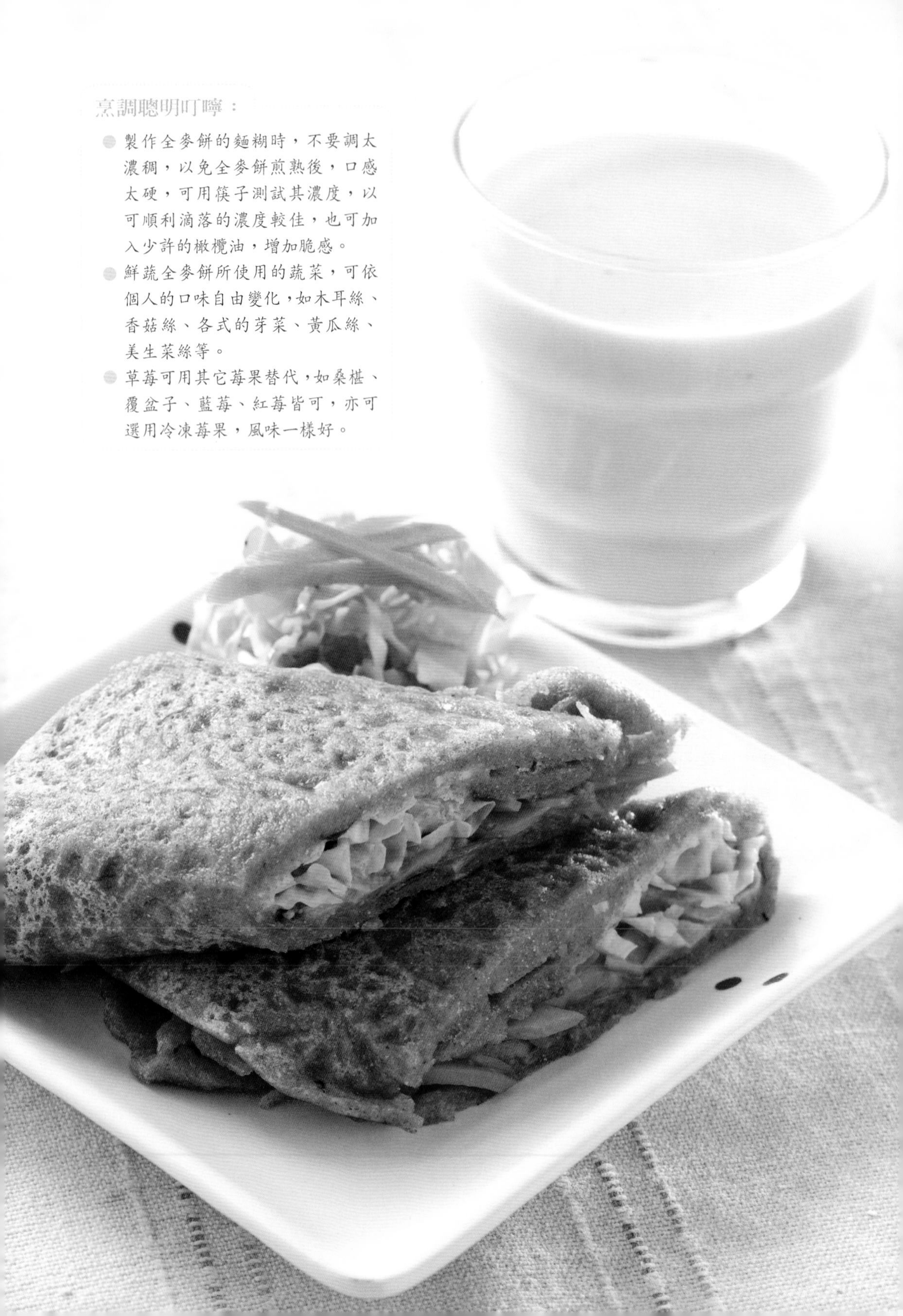

1 鮮蔬全麥餅

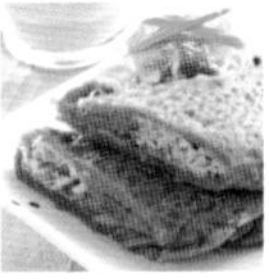

材料：

全麥麵粉 ....（約 50 克）1/3 碗
紅蘿蔔絲 ....20 克
高麗菜絲 ....50 克
芹菜 ....20 克
香菜 ....10 克
橄欖油 ....1 小匙

調味料：

鹽 ....1/2 小匙

作法：

1 全麥麵粉放入容器中，加入溫水 1/4 碗，再放入鹽、橄欖油 1/2 小匙，一起攪拌均勻至黏稠狀，靜置 10 分鐘，即成麵糊。
2 將芹菜、香菜分別洗淨，切成碎末，瀝乾水分備用。
3 取一個平底鍋放入橄欖油 1/2 小匙預熱，倒入麵糊，用小火微煎至熟，即成麵餅。
4 將紅蘿蔔絲、高麗菜絲、芹菜末及香菜末，置於麵餅的右半邊，再把麵餅對摺成半圓形，煎至微黃，即可食用。

熱量	248
蛋白質	7.7
脂肪	6.2
醣類	40.3
膳食纖維	4.6

2 草莓奶昔

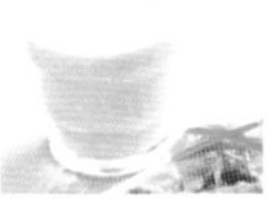

材料：

草莓 ....100 克
脫脂牛奶 ....240c.c.

作法：

1 將草莓、脫脂牛奶放入果汁機，攪打均勻，即可飲用。

熱量	88
蛋白質	7.1
脂肪	0.6
醣類	13.8
膳食纖維	0.1

營養健康叮嚀：

全麥麵粉含小麥胚芽和小麥麩，還有豐富維生素 B 群及高纖維，其所含複合碳水化合物，在體內分解和吸收速度緩慢，血糖上升幅度相較也就變得緩慢。

紅蘿蔔雖具甜味，但 GI 值低且營養豐富，即使打成汁，不濾渣的新鮮紅蘿蔔汁，其 GI 值約 43，是喜好甜食者的好選擇。

草莓含有豐富的維生素 C、B1、B2 及纖維，且熱量低（1 杯量僅 45 大卡），很適合糖尿病病友食用。此外，維生素 C 爲強力抗氧化劑，可抑制血管硬化，預防心血管疾病。

脫脂牛奶的 GI 值低，適合需控制血糖者飲用。

早餐第4套
1人份總熱量
336.6（卡）

總蛋白質（克）	總醣類（克）
14.8	54.1

總脂肪（克）	總膳食纖維（克）
6.8	4.7

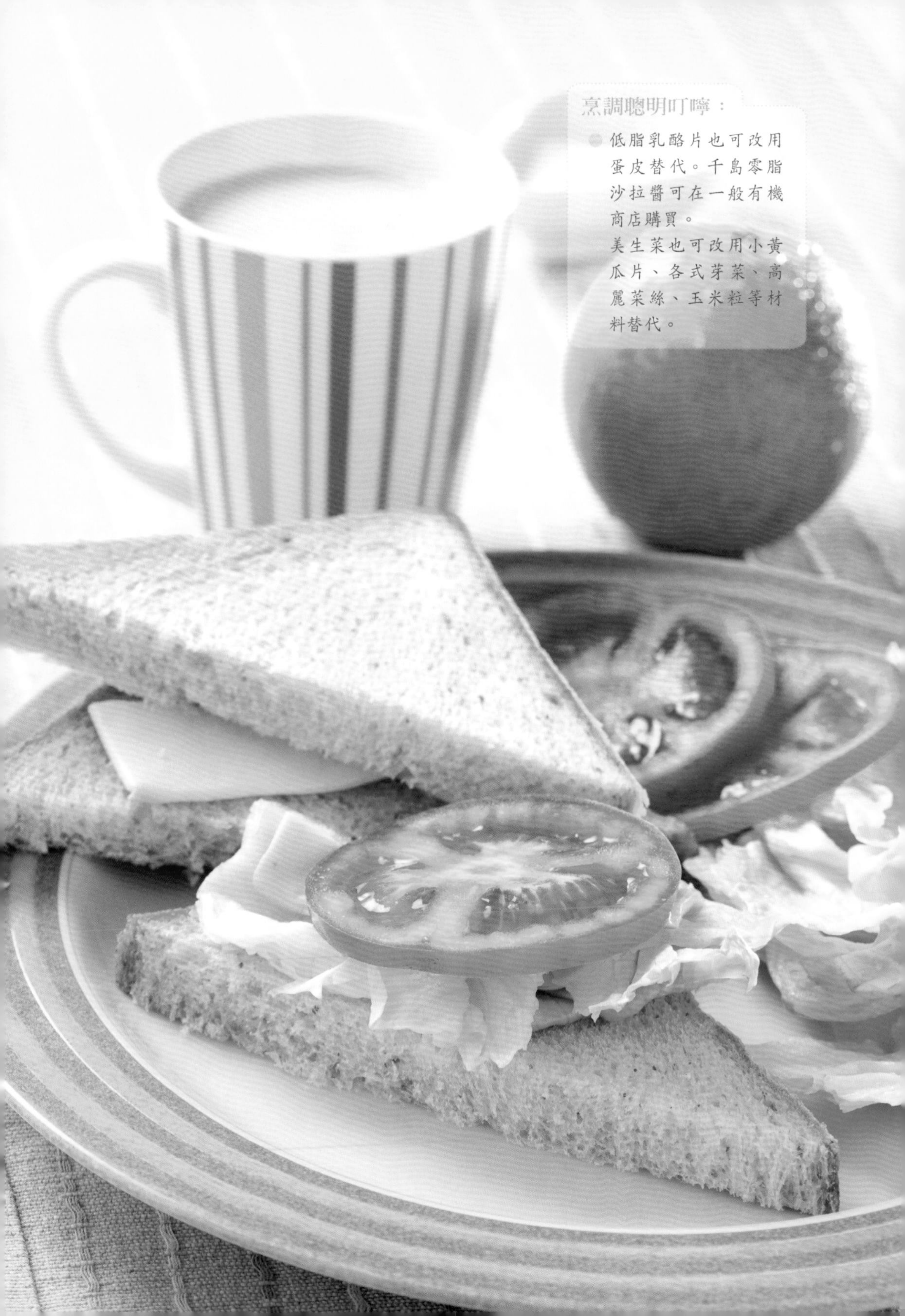

烹調聰明叮嚀：

- 低脂乳酪片也可改用蛋皮替代。千島零脂沙拉醬可在一般有機商店購買。
  美生菜也可改用小黃瓜片、各式芽菜、高麗菜絲、玉米粒等材料替代。

1 蔬菜全麥三明治

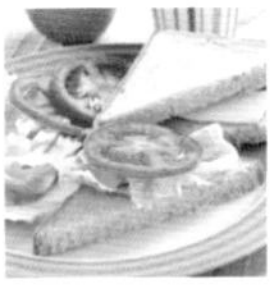

材料：

全麥吐司......................1又1/2片
低脂乳酪片.............................1片
美生菜（或蘿蔓生菜）.........40克
番茄.....................................20克
千島零脂沙拉醬..................2小匙

作法：

1 全麥吐司對切成三角形（也可先將全麥吐司先烤熱，吃起來口感更酥脆）。
2 低脂乳酪片分切成3條；美生菜洗淨後，剝成小片狀；番茄洗淨，切薄片。
3 取一片全麥吐司，先塗抹少許零脂沙拉醬，再放上低脂乳酪片、美生菜、番茄片，待三片全麥吐司依序完成後，再疊成三明治狀，即可食用。

熱量	363
蛋白質	15.2
脂肪	9.1
醣類	55
膳食纖維	3.8

2 胚芽豆奶

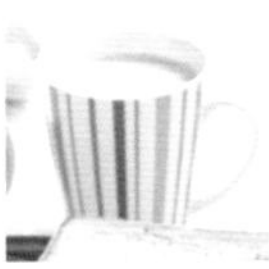

材料：

市售無糖胚芽豆奶............200c.c.
（或高纖豆漿）

作法：

1 將無糖胚芽豆奶放入小湯鍋中，加熱至微溫後，倒入杯中，即可飲用。

熱量	130.4
蛋白質	5.4
脂肪	3.2
醣類	20
膳食纖維	6

3 水果

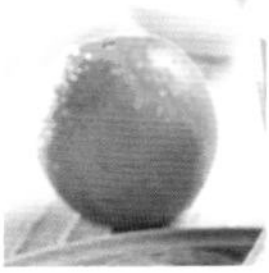

熱量	52
蛋白質	1.1
脂肪	0.3
醣類	11.4
膳食纖維	3.3

材料：

橘子.................（約150克）1顆

早餐第5套	
1人份總熱量	545（卡）
總醣類（克）	86.4
總蛋白質（克）	21.7
總膳食纖維（克）	13.1
總脂肪（克）	12.6

營養健康叮嚀：

番茄含有養顏美容的維生素C、可預防老化及提升免疫力的β胡蘿蔔素、合成細胞所需要的葉酸、降血壓的鉀，以及能整腸健胃的有機酸；其茄紅素含量能提高人體的免疫力，減少癌症發生。
乳酪片含有鉻元素，可幫助胰島素作用，將血糖帶到細胞內代謝，降低血糖值。
胚芽豆奶含有水溶性纖維，能延緩醣類吸收，抑制血糖急速上升，其皂素（Saponins，可抑制癌細胞生成的一種抗氧化物質）及卵磷脂，能幫助減少血中脂肪，淨化血液。

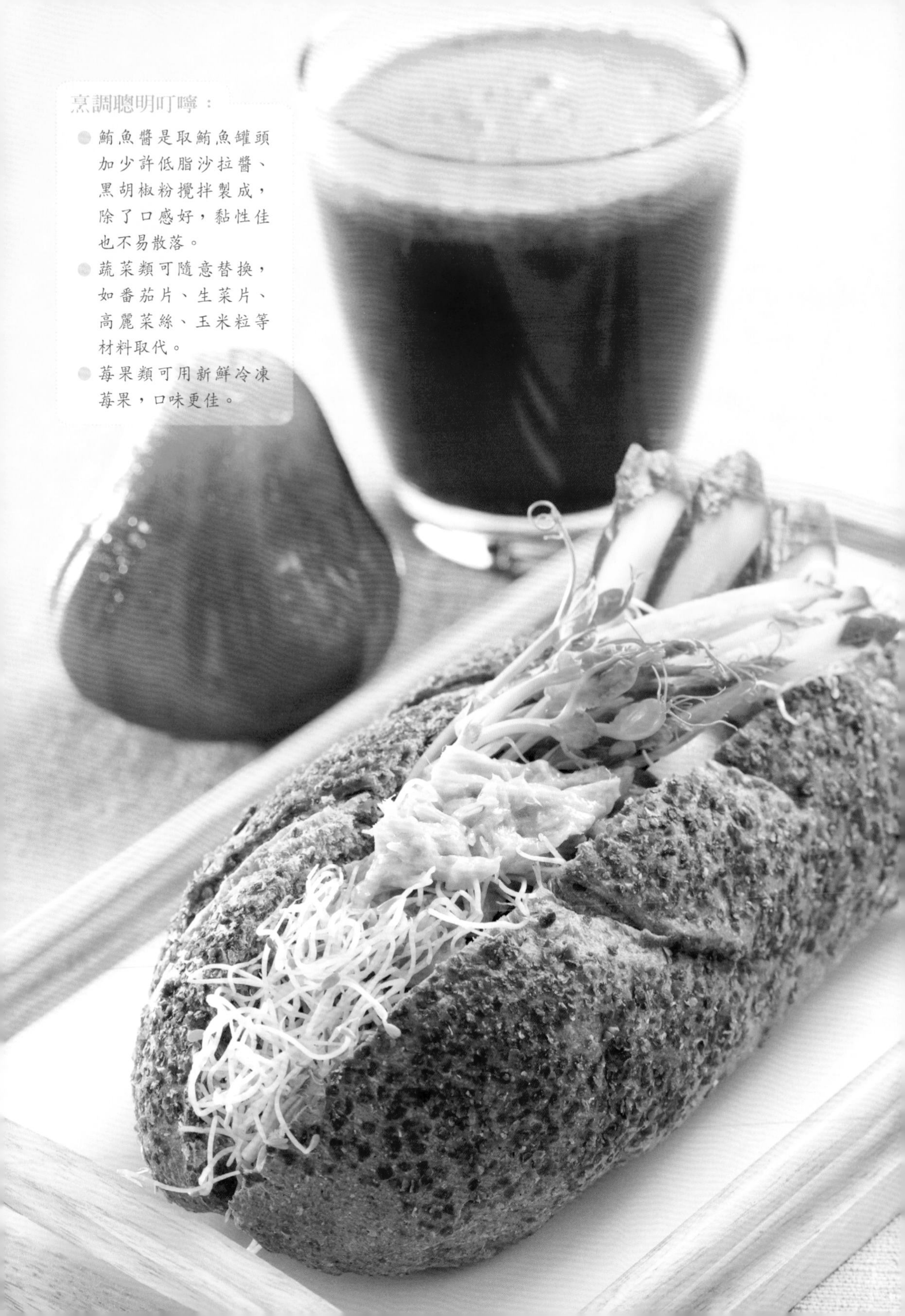

烹調聰明叮嚀：

- 鮪魚醬是取鮪魚罐頭加少許低脂沙拉醬、黑胡椒粉攪拌製成，除了口感好，黏性佳也不易散落。
- 蔬菜類可隨意替換，如番茄片、生菜片、高麗菜絲、玉米粒等材料取代。
- 莓果類可用新鮮冷凍莓果，口味更佳。

1 芽菜酸麵包

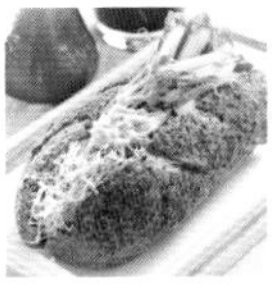

材料：

法式粗穀粒麵包 ....1 個（約 120 克）

鮪魚醬 ....30 克

苜蓿芽....................10 克

豆苗（或豌豆嬰）....................10 克

小黃瓜....................20 克

作法：

1 將粗穀粒麵包表面切深約 2～3 公分。

2 鮪魚醬放入容器中，用鐵湯匙壓碎備用。

3 將苜蓿芽、豆苗洗淨，瀝乾水分；小黃瓜洗淨，切薄片。

4 將鮪魚醬、苜蓿芽、豆苗、小黃瓜片放入麵包縫中，即可食用。

熱量	445.8
蛋白質	20.6
脂肪	11.4
醣類	65.7
膳食纖維	4.2

2 莓果精力湯

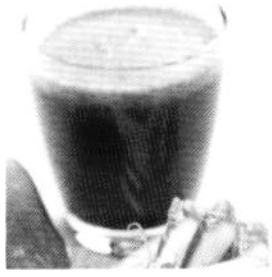

材料：

新鮮藍莓 ....5 克（或無人工添加物的蔓越莓乾）

蘋果 ....50 克

梅子漿 ....1/2 小匙

冷開水....................100c.c.

作法：

1 蘋果洗淨後，連皮切小塊。

2 將藍莓、蘋果丁一起放入果汁機內，再加入梅子漿、冷開水，一起攪打均勻，倒入杯中，即可飲用。

熱量	50.6
蛋白質	0.3
脂肪	0.2
醣類	11.9
膳食纖維	0.9

3 水果

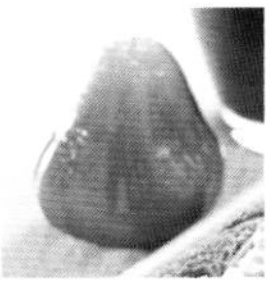

熱量	32.6
蛋白質	0.4
脂肪	0.2
醣類	7.3
膳食纖維	0.85

材料：

蓮霧 ....（約 85 克）1 個

早餐第6套
1人份總熱量
530（卡）

總蛋白質（克）	總醣類（克）	總脂肪（克）	總膳食纖維（克）
21.2	84.9	11.8	6

營養健康叮嚀：

粗穀粒麵包含有纖維質、維生素B群、E、蛋白質等，且所含脂質多為不飽和脂肪酸；因其能促進醣分代謝，緩解血糖上升，對血糖的控制很有幫助。

鮪魚所含的菸鹼酸和維生素 B1、B2，能代謝醣分、脂肪，達到控制血糖的作用。

梅子漿含鎂和鋅兩種元素。鋅會影響胰島素的製造與作用；而鎂可幫助醣分、脂肪代謝，有助於平衡血糖。血糖值高的人，對於鎂、鋅及鉻較容易排泄尿中，所以應多補充含有此三元素的食物。

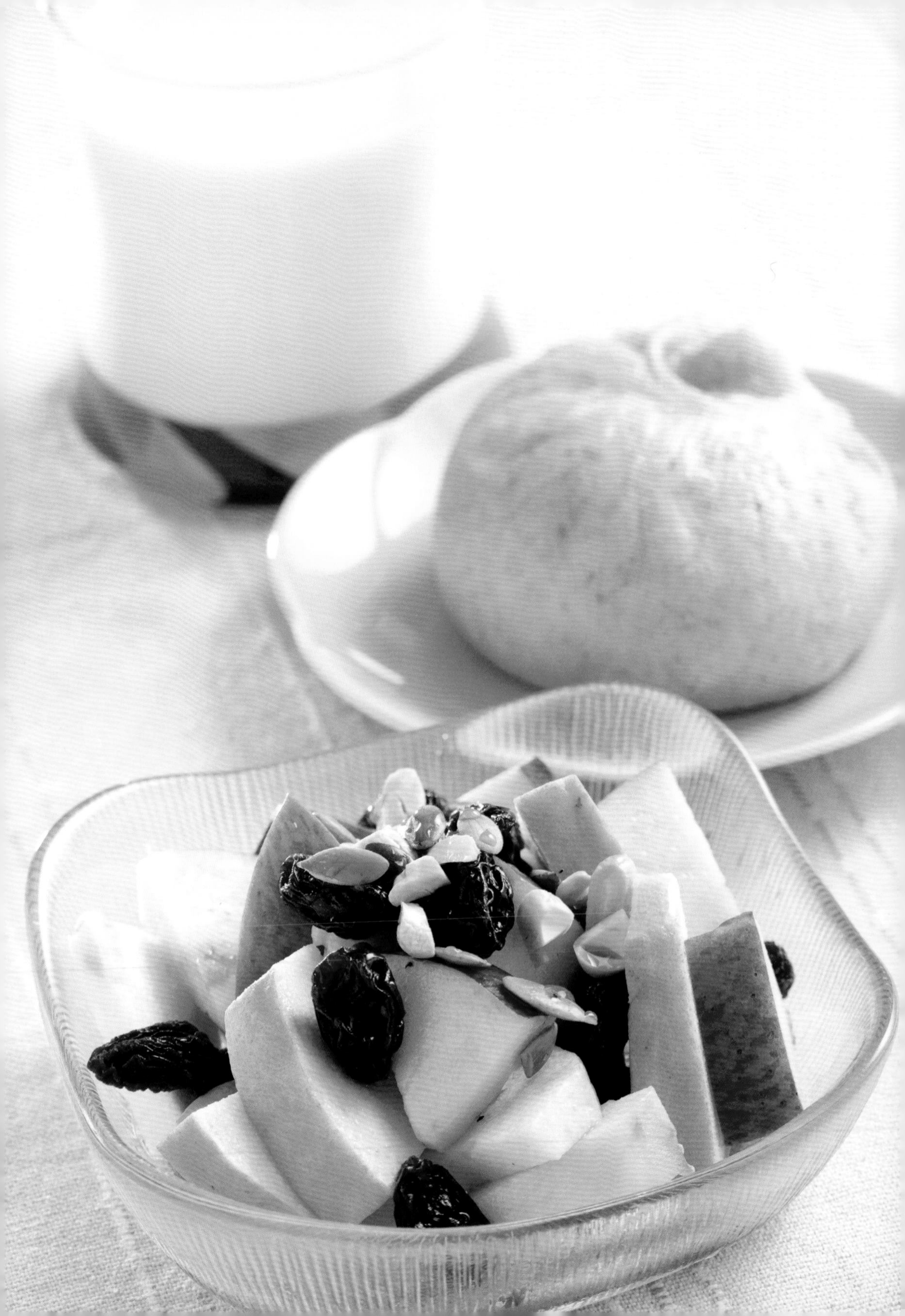

1 素菜包子

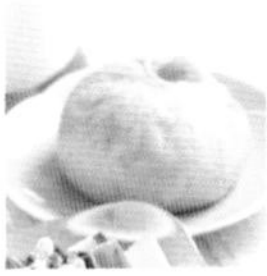

材料：

市售高麗菜（或雪菜包子）........1 個（約 100 克）

熱量	227
蛋白質	8.6
脂肪	2.4
醣類	42.8
膳食纖維	1.1

2 脫脂牛奶

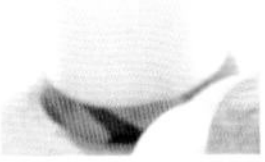

材料：

市售脫脂牛奶（或無糖豆漿）...200c.c.

熱量	84
蛋白質	7
脂肪	0.6
醣類	12.6
膳食纖維	0

3 水果沙拉

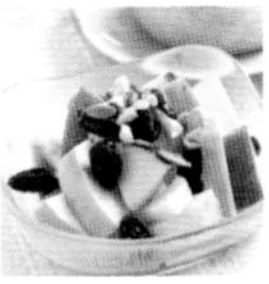

材料：

芭樂........................60 克
蘋果........................60 克
任一種堅果............1 小匙
（杏仁、核桃、腰果皆可）
葡萄乾...................1 小匙
無糖蘋果醋............50c.c.

作法：

1 將芭樂洗淨，切小片。
2 蘋果洗淨（不去皮），切小塊。
3 將芭樂、蘋果排列於盤中，灑上堅果及葡萄乾，淋入蘋果醋後，即可食用。

熱量	121
蛋白質	1.9
脂肪	2.6
醣類	22.5
膳食纖維	4.3

早餐第7套

1人份總熱量 432（卡）

總醣類（克）	總蛋白質（克）
77.9	17.5

總膳食纖維（克）	總脂肪（克）
5.4	5.6

營養健康叮嚀：

素菜包子最好能選用全麥麵皮，增加纖維質、維生素B群的攝取量，以協助醣分代謝，緩解血糖上升。

牛奶含維生素B2，可幫助脂肪代謝。而糖尿病病友無法代謝醣分，就必須先代謝脂肪為熱量，因而對維生素B2的需求量會增加，而喝牛奶正好可補充其不足。

芭樂及蘋果為低GI水果，適合控制血糖者食用。

無糖蘋果醋能中和人體內的酸性體液，促使醣分、脂肪燃燒代謝，（糖尿病患者體內糖分、脂肪容易未完全代謝，導致體內乳酸積存，容易轉變為酸性體質）。

烹調聰明叮嚀：

- 素菜包子宜選購全麥麵皮較佳。
- 購買脫脂牛奶或無糖豆漿時，應注意包裝是否完整、製造和有效日期是否標示清楚，還要注意瓶底有無雜質、沉澱物。
- 水果可自由替代，如蓮霧；但糖分過高的水果，如鳳梨、龍眼、荔枝等較不適合。
- 蘋果醋亦可改用其他果醋替代，如檸檬醋、梅子醋。

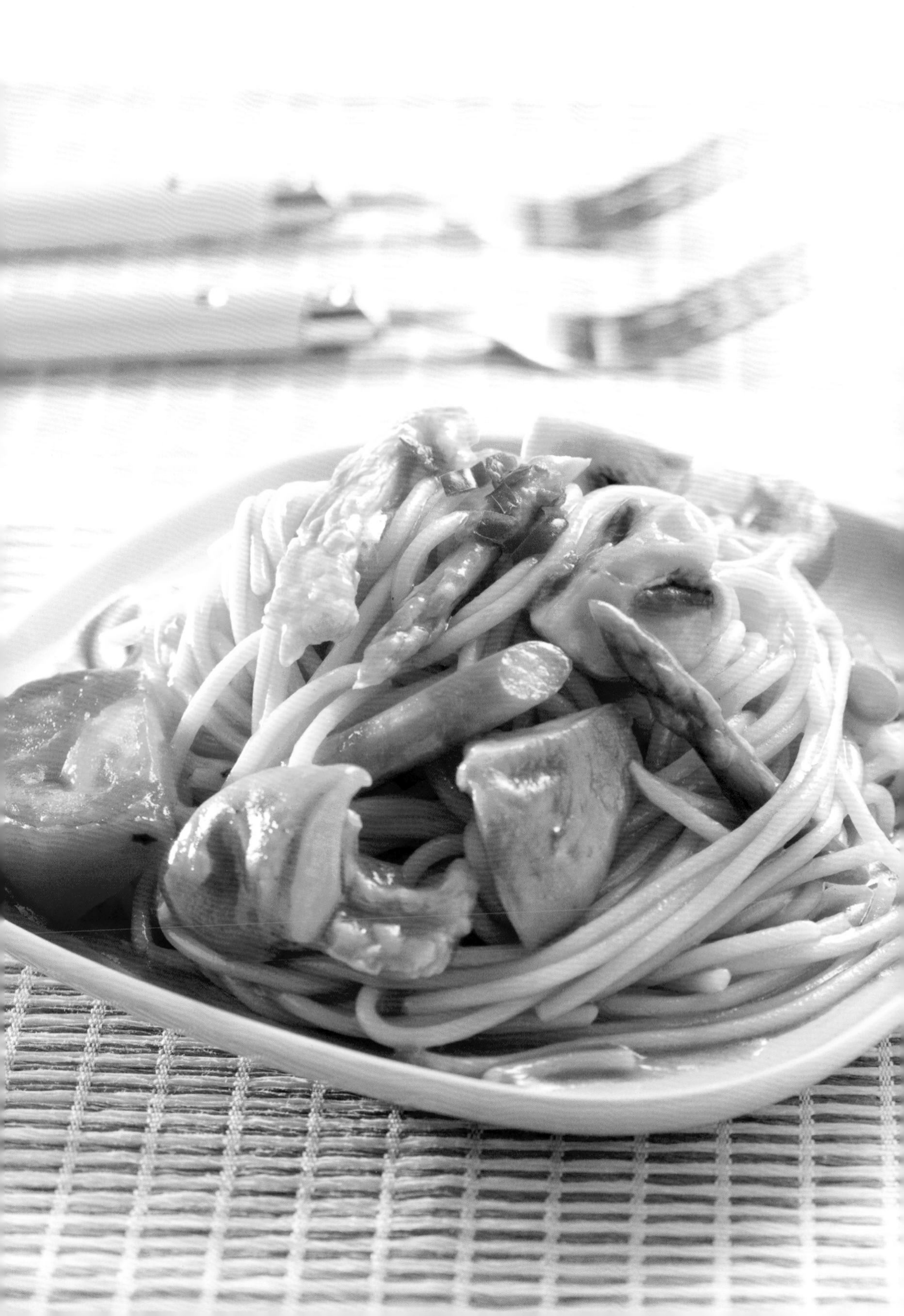

主食

野菇番茄義大利麵

材料：

義大利麵	80 克	番茄	40 克
草菇	25 克	蒜頭	（約 2 粒）10 克
蘑菇	25 克	橄欖油	2 小匙
綠蘆筍	30 克		
雞肉	40 克		

調味料：

鹽	少許
番茄醬	100 克

作法：

1 準備一鍋滾水，加入少許的鹽，再放入義大利麵條煮熟，撈起後加少許的油拌勻，備用。

2 草菇、蘑菇洗淨；綠蘆筍洗淨，切小段，汆燙至熟，撈起。

3 雞肉洗淨，切小丁；番茄洗淨，切塊狀；蒜頭拍碎備用。

4 取一個平底鍋加入橄欖油預熱，放入蒜頭爆香，加入番茄、雞肉丁、番茄醬一起拌炒，加入水 1 碗 (約 200c.c.)，煮成番茄醬汁。

5 再加入義大利麵條、草菇、蘑菇燜煮至湯汁快收乾，最後加入綠蘆筍段，即可食用。

熱量	457	蛋白質	13.4	醣　類	73.4
		脂　肪	12.2	膳食纖維	5.2

營養健康叮嚀：

義大利麵條質地緊密，營養價值高，是低 GI 的好食物，消化速度較緩慢，可預防血糖上升。

蘆筍含有豐富的蛋白質、葉酸、維生素 C、B、膳食纖維以及鉀、硒、磷、鋅等微量元素，是很好的抗氧化、防癌食物；蘆筍同時具有降血壓、利尿、治水腫、消除疲勞的功效，可防止壞膽固醇積存在血管，並強化血管，防止心血管病變。

烹調聰明叮嚀：

- 義大利麵條烹調時間不要太久，最好是煮至剛好的熟度，再撈起沖冷開水後瀝乾水分，再加少許橄欖油拌勻，口感會更有嚼勁。
- 熬煮番茄醬汁時需用中小火燜煮番茄至稀稠狀，這樣可使麵條吸汁更入味。

菇類 GI 值低

菇類都富含纖維及維生素 B1、B2，且屬於低 GI 食物，且對血糖控制有幫助，平時可多加食用。

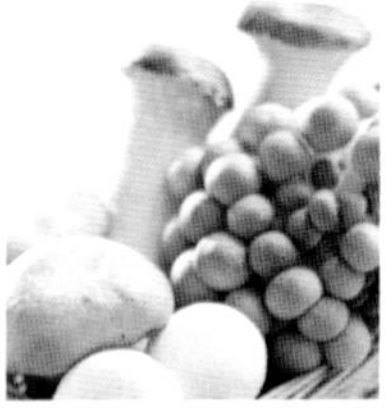

午餐第1套

1人份總熱量 541.7(卡)（不含水果）

總醣類（克）	總蛋白質（克）
80.1	16.5

總膳食纖維（克）	總脂肪（克）
6.6	17.9

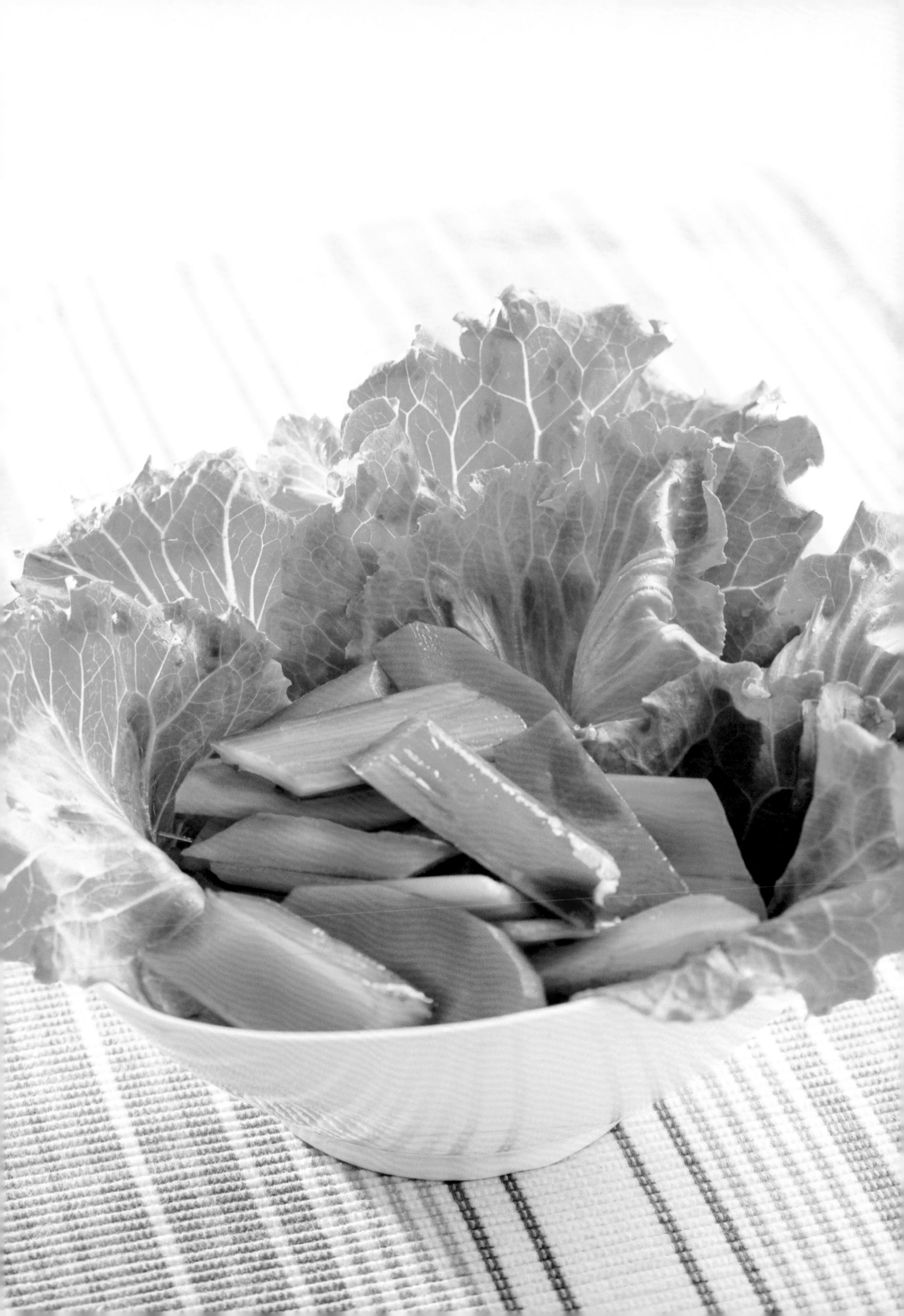

副食 紅酒醋沙拉

材料：

美生菜 ....30克　紅蘿蔔 10克
西洋芹 ....30克　橄欖油 1小匙

調味料：

紅酒醋 ....20c.c.

作法：

1 美生菜洗淨，瀝乾水分，剝片狀。
2 西洋芹洗淨，剝除老筋，切長條（約3公分）；紅蘿蔔洗淨，去皮，切片備用。
3 準備一鍋滾水，分別將西洋芹、紅蘿蔔汆燙至熟，撈起，放入冰開水中漂涼。
4 紅酒醋、橄欖油放入容器中混合均勻，即成油醋醬。
5 將美生菜、西洋芹、紅蘿蔔一起盛入盤中，置入冰箱冷藏，待食用時再取出，淋上油醋醬即成。

熱量	64.5	蛋白質	0.7	醣　類	3.5
		脂　肪	5.3	膳食纖維	1

午餐第1套
1人份總熱量
541.7(卡)
(不含水果)

總醣類(克)	總蛋白質(克)
80.1	16.5

總膳食纖維(克)	總脂肪(克)
6.6	17.9

營養健康叮嚀：

西洋芹和美生菜皆含有豐富的纖維質，可以幫助控制血糖；此外，西洋芹所含的芹菜素是極佳的抗氧化劑，能抑制血小板凝結，保持血管暢通，預防心血管疾病發生。

紅酒醋含有維生素C、E及β胡蘿蔔素，具有良好的抗氧化力，且能活化醣分、脂肪的代謝，抑制血糖值上升，還可有效防止老化，預防心血管疾病及癌症；其紅酒所含的白藜蘆醇能清除壞膽固醇，及防止血小板凝結、動脈粥狀變化，預防中風及心肌梗塞。

烹調聰明叮嚀：

- 油醋汁的完美比例爲：紅酒醋：橄欖油5：1。
- 建議美生菜洗淨後，用手剝開，可以避免產生刀切的刀鏽味。生菜沙拉經過冷藏後，口感更鮮脆。

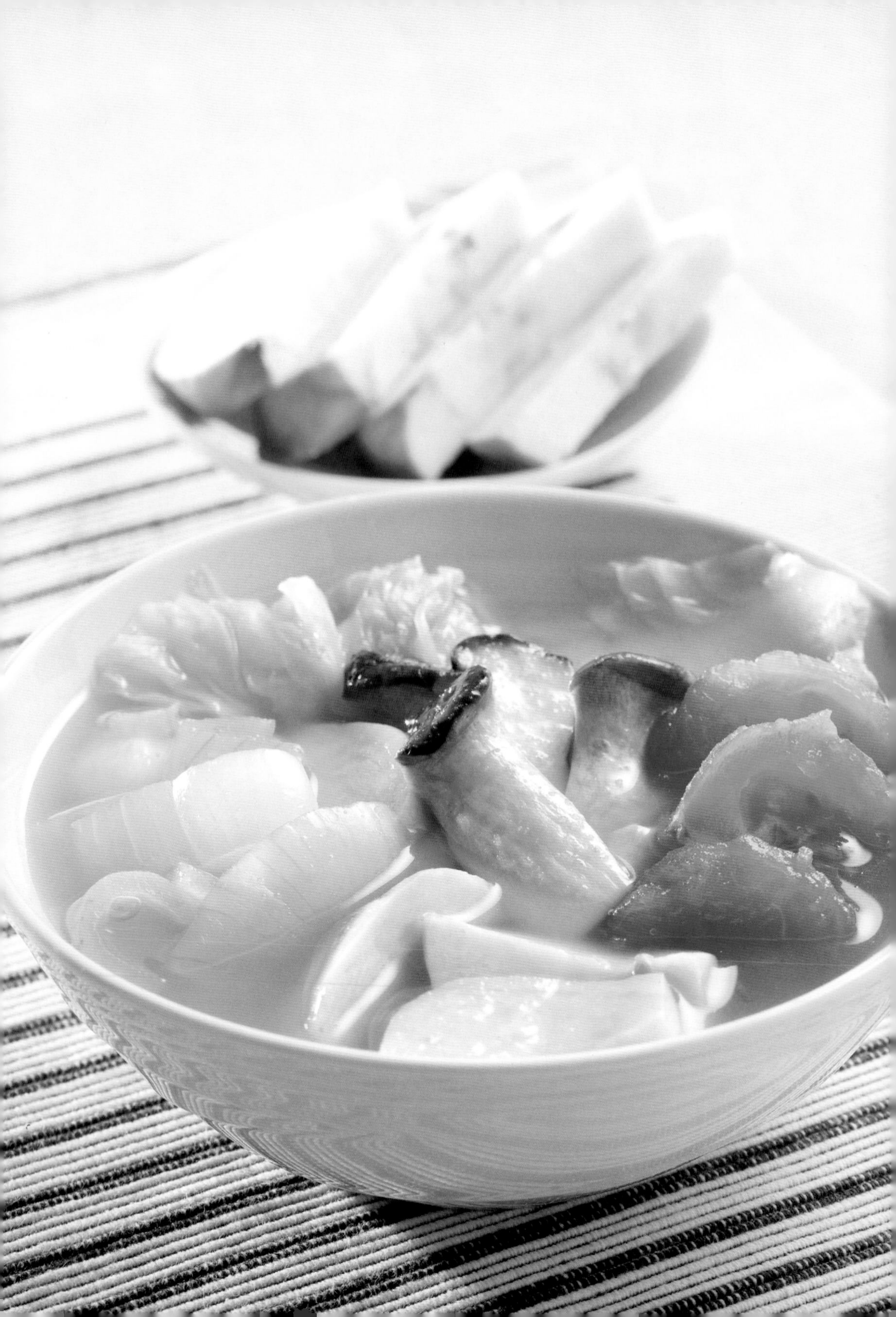

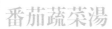

湯品 番茄蔬菜湯

材料：

洋蔥……30克

番茄……30克

大白菜……50克

杏鮑菇……15克

調味料：

香麻油……少許

作法：

1 所有材料洗淨；洋蔥切丁；番茄切1/4塊；大白菜切成1/2段；杏鮑菇切薄片備用。

2 取一湯鍋，倒入水2碗煮沸，放入洋蔥、番茄，以中火煮至番茄軟化脫外皮。

3 再加入大白菜、杏鮑菇片煮至熟，滴入香麻油，即可食用。

熱量	20.2	蛋白質	1.3	醣　類	3.3
		脂　肪	0.2	膳食纖維	1.4

午點 水果

材料：

芭樂……160克

（約1/2個；大顆芭樂約300克）

熱量	70.2	蛋白質	1.1	醣　類	16
		脂　肪	0.2	膳食纖維	8

GI值低的蔬果類

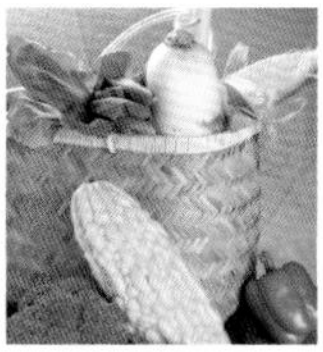

富含膳食纖維、熱量低，具有飽足的作用，是控制血糖最理想的食物，如苦瓜、黃豆芽、番茄、芭樂、蘋果、葡萄柚、柚子、火龍果及各種綠色的蔬菜或葉菜類等。

營養健康叮嚀：

洋蔥中約有90%是水分，所以熱量不高：其含有醣類、蛋白質、維生素B群、C，鈣、磷、鐵、鉀及硫磺類化合物、類黃酮素等，且洋蔥含鉻量高，有助胰島素作用。**大白菜**含有胡蘿蔔素及豐富的類黃酮素，（如芹菜素、槲皮素、楊梅素及山奈酚等抗氧化劑），可預防致癌物質生成，還能抗衰老、預防心血管疾病，其豐富的纖維，可促進腸胃蠕動，有助排除體內毒素，同時也能降低膽固醇。

烹調聰明叮嚀：

- 大白菜亦可改用高麗菜更耐煮。
- 菇類可依個人的口味做變化，如美白菇、鴻喜菇，皆是美味又營養。

午餐第1套

1人份總熱量 541.7（卡）（不含水果）

總醣類（克）	總蛋白質（克）	總膳食纖維（克）	總脂肪（克）
80.1	16.5	6.6	17.9

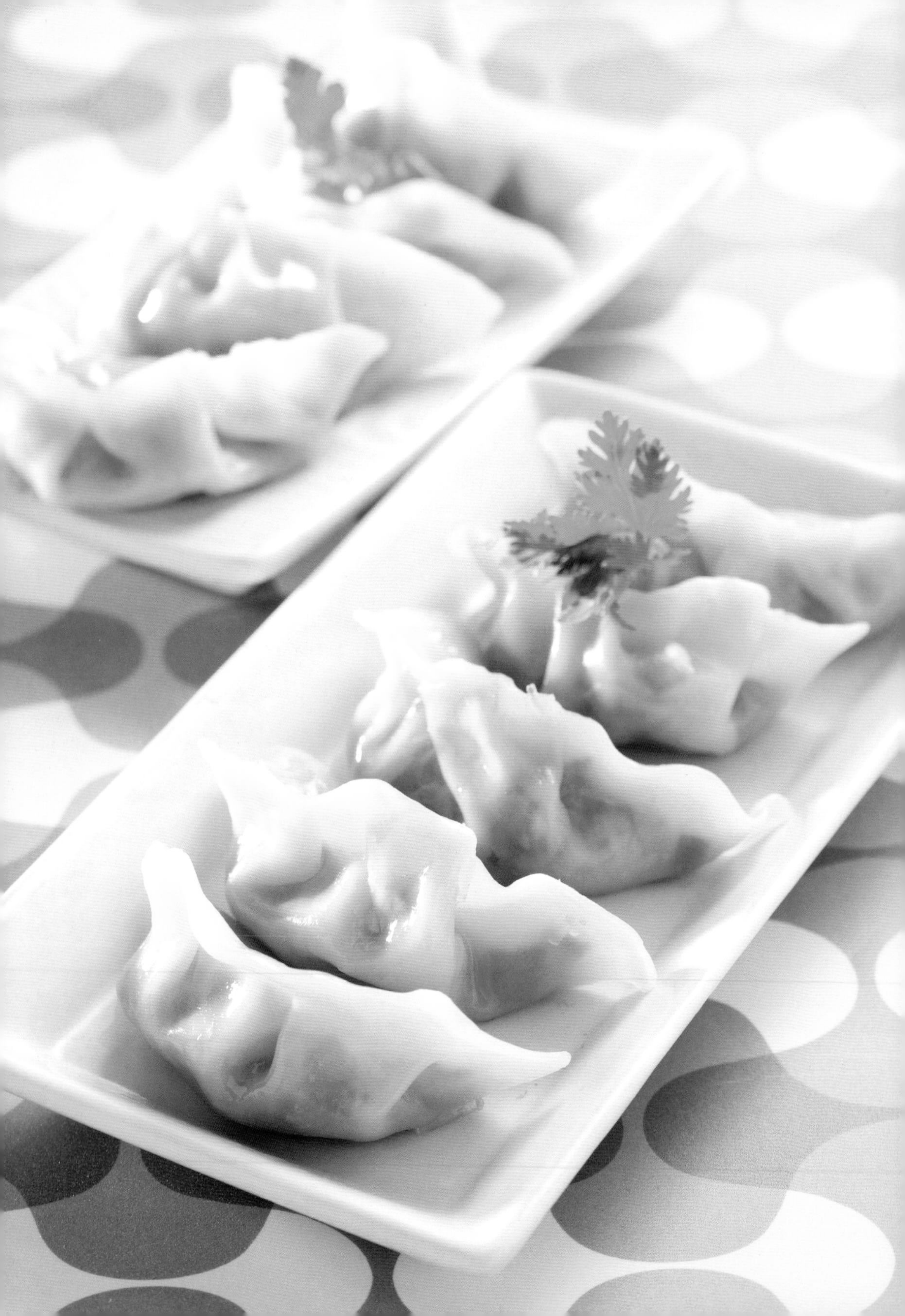

主食 韭菜水餃

材料：

韭菜 ....40 克
冬粉 ....30 克
蝦米 ....10 克
薑末 ....10 克
水餃皮 ....12 片

調味料：

鹽 .... 少許
胡椒粉 .... 少許

作法：

1 將韭菜洗淨，切碎段（約 0.5 公分），擠乾水分備用。
2 冬粉用水泡軟，剪成約 0.5 公分的碎段；蝦米泡水約 10 ～ 15 分鐘，瀝乾水分，切碎。
3 將韭菜、冬粉、蝦米、薑末置入碗中，再加入鹽、胡椒粉一起拌勻，即成水餃餡料。
4 將餡料包入水餃皮，依序至全部完成。
5 準備一鍋滾水，放入水餃煮至熟（浮起來），即可撈起食用，可加少許麻油、醋更美味。

熱量	210.5	蛋白質	8.5	醣　類	43
		脂　肪	0.5	膳食纖維	1.4

營養健康叮嚀：

韭菜屬高鉀、低鈉蔬菜，可幫助血壓控制，其粗纖維含量也高，可刺激腸道蠕動，減少致癌物質與腸黏膜接觸，預防便秘、憩室炎、痔瘡發生外，更可與體內膽酸、膽鹽結合並排出體外，降低血脂肪及膽固醇。

冬粉是綠豆磨粉後泡水所沉澱出的粉漿製作而成的，含有不錯的蛋白質、維生素 B 及類胡蘿蔔素，由於多吃也不容易脹氣，且又屬於 GI 值很低的食物，做爲主食易有飽足感。

烹調聰明叮嚀：

- 水餃皮可到傳統市場採買現成品。水餃可一次包多一些量，置入冷凍庫，待食用時再取用，可節省準備材料的時間。
- 水餃餡料也可改用絞肉、韭黃末做變化，另有不同的風味。

韭菜可平衡血糖值

含胡蘿蔔素、維生素 B 群、維生素 C、維生素 E、鈣、磷、鎂、鐵，可促進血糖值維持平衡，預防高血壓、高血脂、冠心症。

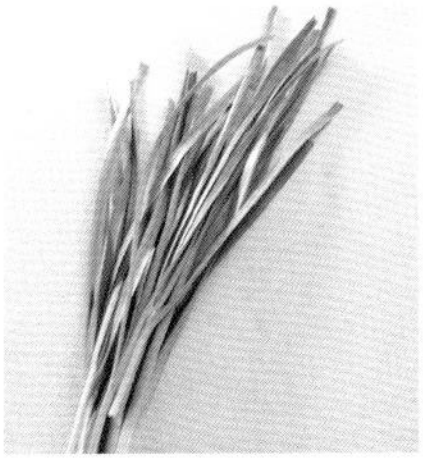

午餐第2套
1人份總熱量
527.2（卡）
（不含水果）

總醣類（克）	總蛋白質（克）	總膳食纖維（克）	總脂肪（克）
78.8	24.2	19.8	12.8

午餐
第2套

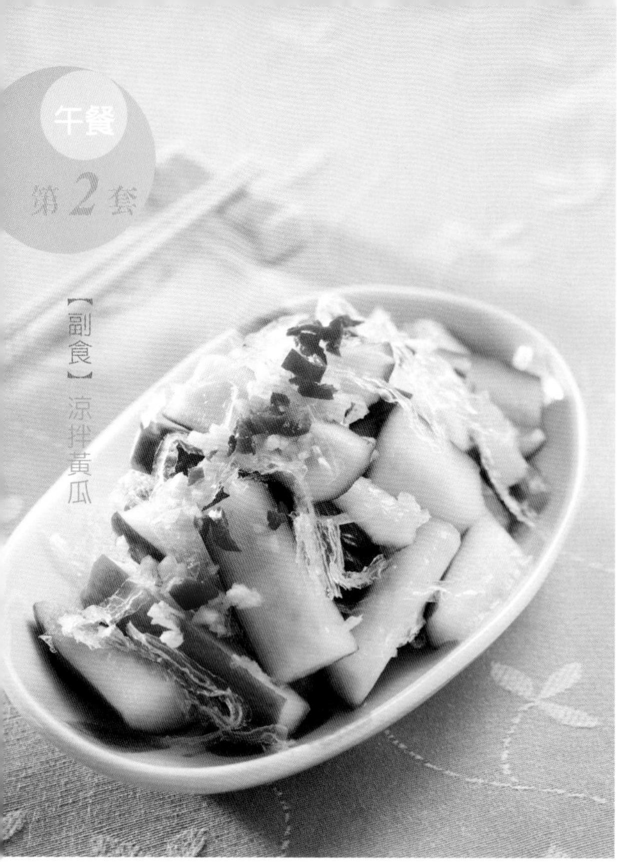
【副食】涼拌黃瓜

副食 涼拌黃瓜

材料：

小黃瓜 ....40 克
寒天（洋菜） ....10 克
蒜末 ....10 克
紅辣椒末 ....5 克

調味料：

鹽 .... 適量
細冰糖 .... 適量

作法：

1 小黃瓜洗淨，切成長條狀，用少許的鹽抓拌後，醃約 30 分鐘～ 1 小時。
2 寒天泡溫水 30 分鐘，瀝乾水分，剪成 2 ～ 3 公分長。
3 將醃漬小黃瓜用冷開水沖淨，瀝乾水分，放入乾淨的容器中，再加入寒天、蒜末、紅辣椒末。
4 加入少許的鹽、細冰糖拌勻，靜置約 1 小時，讓其入味（放在室溫下或移入冰箱內皆可），即可食用。

熱量	74.1	蛋白質	1.6	醣　類	16.7
		脂　肪	0.1	膳食纖維	8.5

午餐第2套	
1人份總熱量	
527.2(卡)（不含水果）	
總醣類（克）	總蛋白質（克）
78.8	24.2
總膳食纖維（克）	總脂肪（克）
19.8	12.8

營養健康叮嚀：

- **小黃瓜**含有豐富纖維質，不僅能促進腸道內腐敗物質排出，還可預防便祕，降低膽固醇，其豐富的維生素 C，更是良好的抗氧化劑，且所含的黃瓜酶物質可幫助促進人體新陳代謝，還有葫蘆巴酚、丙醇二酸，可抑制醣類轉化成脂肪，對糖尿病友而言，小黃瓜是很適合經常食用的蔬菜。
- **寒天**含有豐富的水溶性膳食纖維、藻酸及維生素 B1、B2，有助於血糖控制，是很好的低 GI 食物。

烹調聰明叮嚀：

- 寒天不能用熱水浸泡，以免溶解。
- 涼拌黃瓜可放入冰箱冷藏，隔天食用口感更加美味。

湯品 海帶竹筍湯

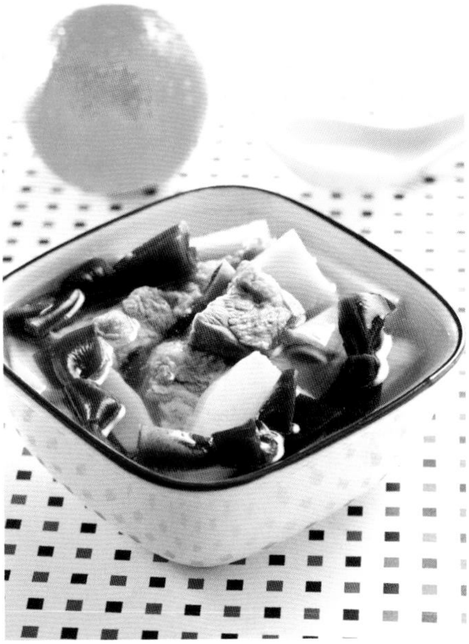

材料：

排骨......................................70 克
綠竹筍..................................50 克
乾海帶..................................10 克

調味料：

鹽....................................1/2 小匙

作法：

1 排骨洗淨後，先用滾水汆燙數秒後，撈起。
2 綠竹筍去皮，切塊；乾海帶泡水 10 ～ 20 分鐘備用。
3 取一個湯鍋，倒入水 3 ～ 4 碗 c. 煮沸，放入排骨、綠竹筍塊，先以大火煮沸，再轉中火煮約 8 ～ 10 分鐘。
4 放入海帶燜煮約 20 分鐘，加入鹽調味後，即可食用。

熱量	242.6	蛋白質	14.1	醣　類	19.1
		脂　肪	12.2	膳食纖維	9.9

營養健康叮嚀：

海帶含水溶性纖維如藻酸，可調節血糖值及降低血膽固醇含量；同時也是微量礦物質碘的重要來源，可促進血液中三酸甘油脂的代謝；還含有與中和自由基有關的硒，以及鈣、鎂、鉀、鐵等礦物質，有助於調理人體的生理機能。

竹筍具有低脂肪、低糖、多纖維的特色，不僅能促進腸道蠕動，又可防止血糖急速上升，加上含有植物固醇，可降低膽固醇。

※ 腸胃不好、有過敏性體質、容易消化不良、手腳冰冷及低血壓的人都不適合多吃。

烹調聰明叮嚀：

- 浸泡海帶的水不要倒掉，可加入湯中一起燜煮，更添風味。
- 排骨汆燙後要將血水沖淨，煮出的湯汁較無腥味。

午點 水果

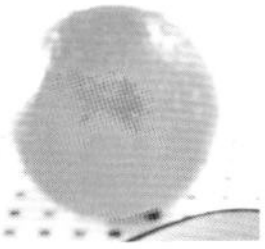

材料：

柳丁......................................1 顆
（約 130 克）

熱量	55.9	蛋白質	1	醣　類	13.8
		脂　肪	0.3	膳食纖維	3

午餐第2套
1人份總熱量
527.2(卡)
(不含水果)

總蛋白質（克）	總醣類（克）
24.2	78.8

總脂肪（克）	總膳食纖維（克）
12.8	19.8

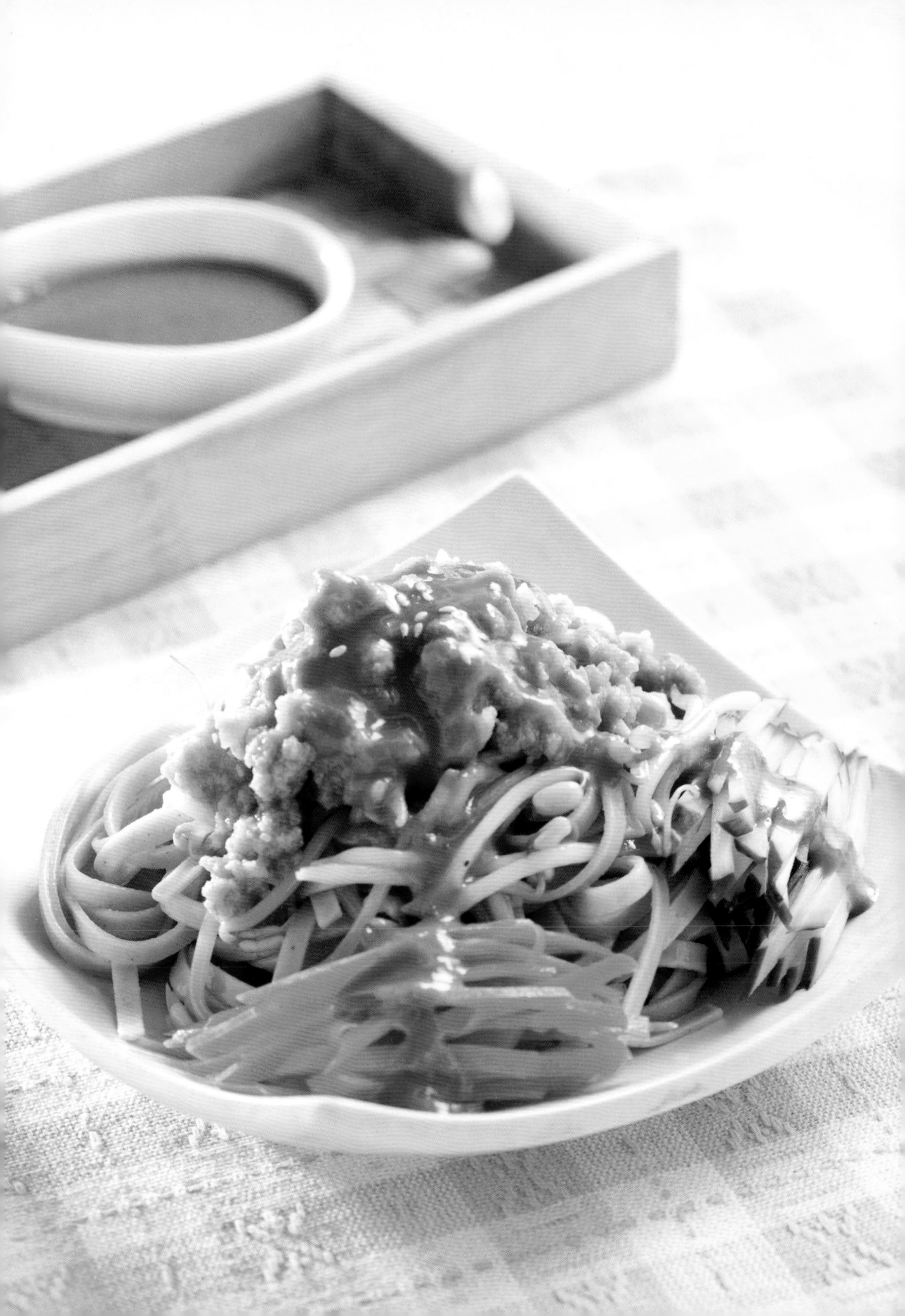

主食 蕎麥炸醬麵

材料：

蕎麥麵條……50 克
瘦絞肉……45 克
綠豆芽……20 克
小黃瓜絲……30 克
紅蘿蔔絲……10 克

調味料：

芝麻醬……1 又 1/3 大匙
醬油……2 小匙

作法：

1 準備一鍋滾水，放入蕎麥麵條煮至熟後，撈起，沖冷水，瀝乾水分，放入盤中。
2 瘦絞肉放入容器中，加入醬油 1/2 小匙拌勻，醃約 20 分鐘使其入味，再放入滾水中煮至熟，撈起備用。
3 將綠豆芽去掉尾鬚，洗淨，與紅蘿蔔絲一同放入滾水中汆燙至熟，撈起，瀝乾水分備用。
4 芝麻醬、醬油 1 又 1/2 小匙及冷開水 50c.c. 混合均勻，即成芝麻醬汁。
5 將綠豆芽、小黃瓜絲、紅蘿蔔絲、瘦絞肉擺在全麥麵條上面，再淋上芝麻醬汁，即可食用。

熱量	328.7	蛋白質	18.7	醣　類	47.5
		脂　肪	7.1	膳食纖維	1.3

營養健康叮嚀：

蕎麥含豐富維生素，可降低血脂和膽固醇，還有鎂、鐵、銅、鉀等微量元素，對心血管具有保護作用。此外，蕎麥中所含的鉻元素，能增強胰島素的活性，加速醣分代謝，促進脂肪和蛋白質的合成。

芝麻醬含有豐富的維生素 B1，可預防糖尿病、痛風、貧血，其所含的脂肪酸最主要是亞麻油酸，是一種人體不可缺少的必需脂肪酸，可幫助降低膽固醇，防止動脈硬化。此外，芝麻中所含的木酚素、花青素，具有強大抗氧化力，能修復損壞的細胞，增強人體的免疫力，延緩老化。

烹調聰明叮嚀：

- 煮麵條時可在水中放入 5c.c. 橄欖油，使麵條不易黏糊，而煮熟的麵條沖冷開水後，口感會更彈Q美味。
- 炸醬麵的配料可自由搭配，如美生菜絲、蛋皮絲等，增加食材的選擇。

午餐第3套
1人份總熱量 536.5(卡)（不含水果）

總蛋白質（克）	總醣類（克）	總脂肪（克）	總膳食纖維（克）
28	65.4	18.1	7.8

午餐
第3套

【副食】木耳炒白菜

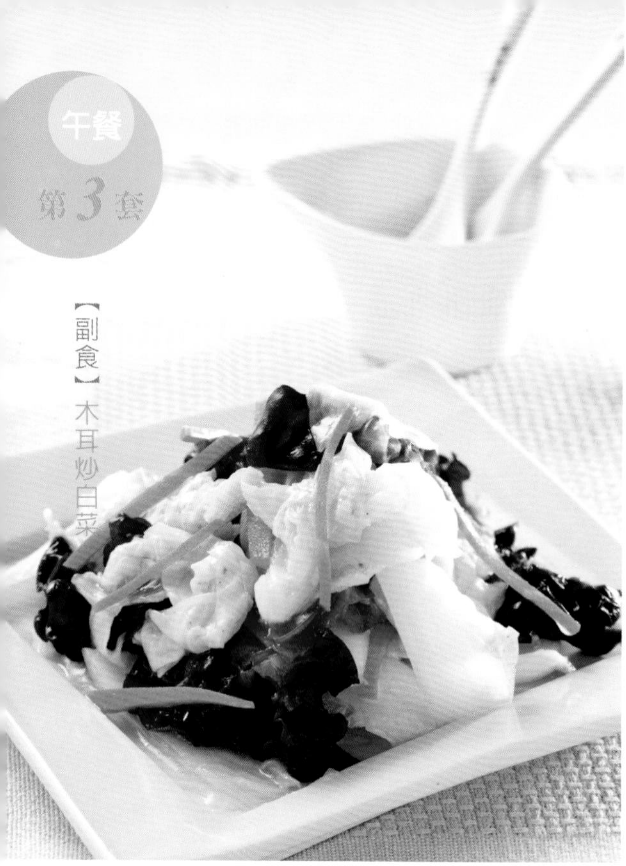

副食 木耳炒白菜

材料：

大白菜 ....50 克
黑木耳絲 ....20 克
紅蘿蔔絲 ....10 克
橄欖油 ....2 小匙

調味料：

鹽 .... 少許

作法：

1 大白菜洗淨，切成 2 ～ 3 公分的段狀。
2 取一個炒鍋，加入少許的油預熱，再放入紅蘿蔔絲、黑木耳絲、大白菜翻炒 1 ～ 2 分鐘。
3 加入水 30c.c.，以中小火燜煮至大白菜熟軟後，加入鹽調味，即可食用。

熱量	107.8	蛋白質	0.8	醣類	3.2
		脂肪	10.2	膳食纖維	2

午餐第3套
1人份總熱量
536.5(卡)
(不含水果)

總醣類（克）	總蛋白質（克）
65.4	28
總膳食纖維（克）	總脂肪（克）
7.8	18.1

營養健康叮嚀：

- **黑木耳**含有豐富的纖維素和特殊植物膠原，能夠促進胃腸蠕動，有利於體內有毒物質排出，減少脂肪吸收，降低血液黏稠度，而所含的多醣體，具有抗癌作用，黑木耳能減少血液凝塊，緩和動脈粥樣硬化，降低血中膽固醇，有效防止血栓及冠心病形成。

烹調聰明叮嚀：

- 黑木耳盡量不要選購市售已發泡好的黑木耳，因爲可能添加某些化學成分的藥物助其發脹，建議選用乾貨自行浸泡品質較安全。
- 黑木耳採買以整朵完整、厚實，表面無蟲蛀破損及無發霉、白點較佳。台灣生產的黑木耳顏色淺褐、較大朵；而大陸川耳，外觀黑、厚、小朵，口感較爽脆。

低 GI 飲食的原則

每餐盡量選擇三種不同顏色的蔬果，及每餐攝取不同部位的蔬菜，才能獲得均衡的營養素。

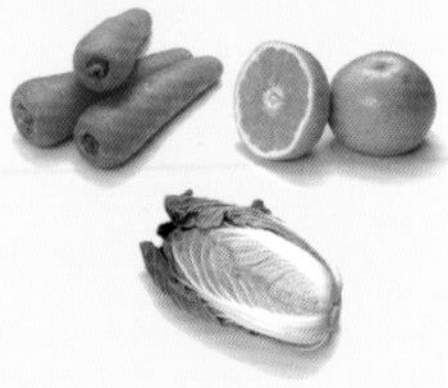

湯品 高纖牛蒡湯

材料：

牛蒡……50克
白蘿蔔……30克
紅蘿蔔……30克
雞胸肉……30克

調味料：

鹽……適量

作法：

1 將牛蒡先洗淨，再用刀背刮除外皮，切段（斜切）後，用鹽水浸泡。
2 白蘿蔔、紅蘿蔔洗淨，削皮，切塊狀。
3 雞胸肉切片，用少許鹽拌勻，醃約30分鐘。
4 取一個湯鍋，倒入水約3～4碗，加入牛蒡煮沸，再放入白蘿蔔、紅蘿蔔煮至熟。
5 再放入雞胸肉片煮約20～30分鐘，加入鹽調味，即可食用。

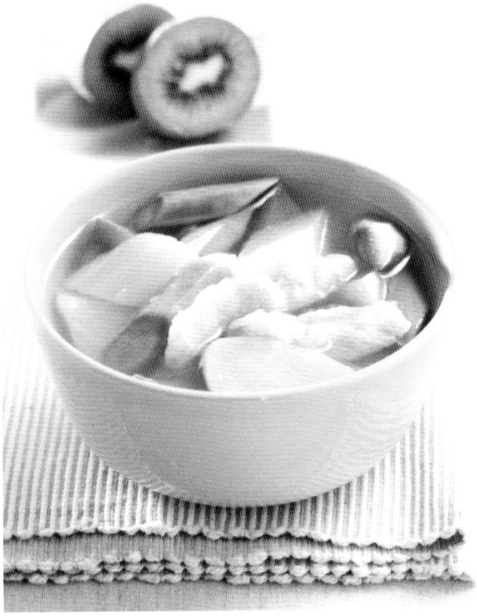

熱量	100	蛋白質	8.5	醣類	14.7
		脂肪	0.8	膳食纖維	4.5

午點 水果

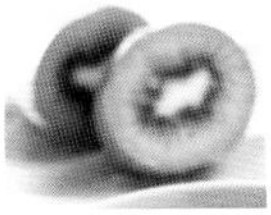

材料：

奇異果……1顆
（約115克）

熱量	60.95	蛋白質	1.38	醣類	14.8
		脂肪	0.39	膳食纖維	2.3

營養健康叮嚀：

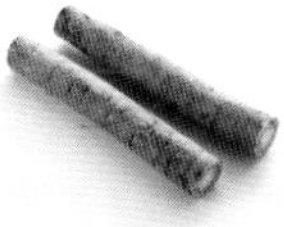

牛蒡含有的菊糖、綠原酸成分，能幫助調整血糖，健胃整腸，其所含的纖維素，可促進腸道毒素的排除，還能降低體內膽固醇。

白蘿蔔具有清熱解毒、助消化、改善便祕及預防癌症的作用。

烹調聰明叮嚀：

- 牛蒡纖維高不易熟，且含鞣酸色澤容易發黑，所以削皮切段後，要浸泡稀釋過的鹽水（1:：50），可以去除澀味，保持色澤淺白。

午餐第3套

1人份總熱量 536.5（卡）（不含水果）

總醣類（克）	總蛋白質（克）
65.4	28

總膳食纖維（克）	總脂肪（克）
7.8	18.1

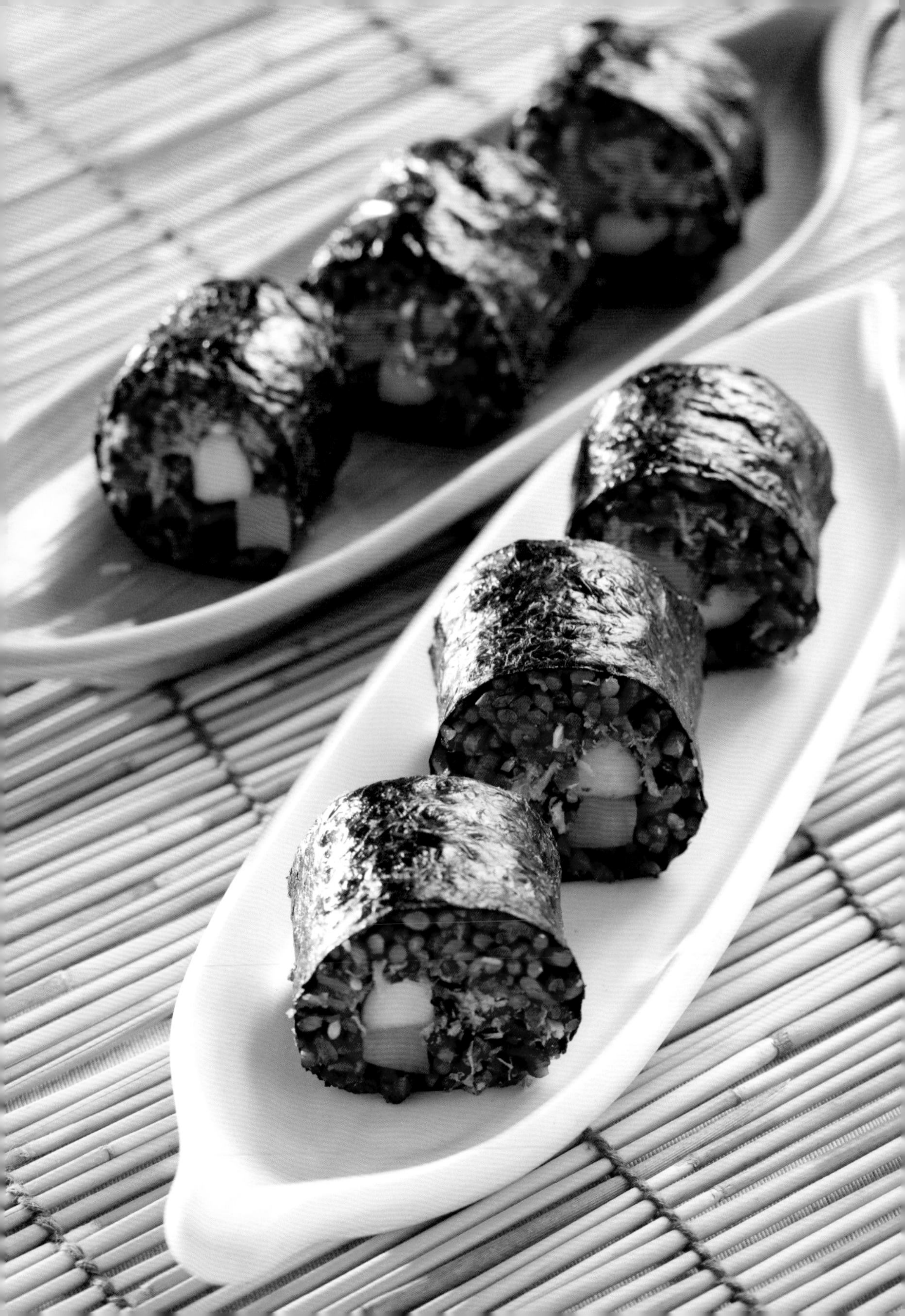

主食 海苔壽司

材料：

黑長米	10克	小黃瓜	20克
長米	30克	紅蘿蔔	20克
海苔	1片	素肉鬆	2小匙

作法：

1 黑長米需先用水浸泡5～6小時備用。
2 長米洗淨後，加入浸泡黑長米混合，移入電鍋中煮至熟，取出，放涼，即成壽司飯。
3 小黃瓜洗淨，切成長條狀；紅蘿蔔洗淨去皮，切長條狀。
4 準備一鍋滾水，放入紅蘿蔔汆燙至熟，取出待涼備用。
5 將海苔片攤平，在1/3處，鋪上一層壽司飯，上面置放黃瓜條、紅蘿蔔條、素肉鬆，再鋪上一層壽司飯，由下往上捲成壽司狀，裁切成圓圈段，即可食用。

熱量	236.4	蛋白質	9.8	醣　類	43.9
		脂　肪	2.4	膳食纖維	2.6

營養健康叮嚀：

黑長米含多種維生素、礦物質、鐵質，及4種必須胺基酸；熱量比糯米低，具有補血、健脾的功效。
海苔包米飯，膳食纖維豐富，能有效延緩血糖上升，而且海苔含豐富的礦物質和維生素；其中胡蘿素、核黃素、維生素A、B含量特別高，有助於胰島素的合成，可幫助醣類、脂肪代謝、預防動脈硬化及增強免疫力。
長米黏性較低，為低鈉、無膽固醇、低升糖指數的米，能讓消化速度變緩慢，可幫助控制血糖，非常適合糖尿病友食用。

烹調聰明叮嚀：

- 長米與黑長米的比例份量約為3：1，一次可煮較多的量，放置於冰箱冷凍，待食用時再取出加熱。
- 捲壽司時需要捲緊一點，以免裁切成塊時材料較不易掉出，每塊壽司裁切的厚度約2公分。
- 壽司內的材料可用肉鬆、魚鬆、蘆筍條或火腿條等材料替換。

低GI的澱粉主食

為了避免血糖迅速升高、促進健康、減少疾病，應盡量多選擇全穀粒的主食，像是糙米、多穀米、燕麥片、全麥麵食等食材。

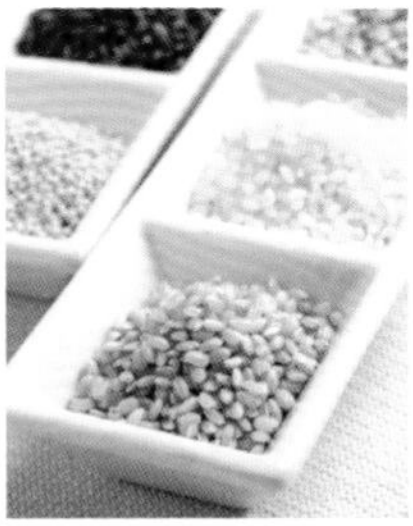

午餐第4套
1人份總熱量
537.8(卡)
(不含水果)

總醣類(克)	總蛋白質(克)
50.8	29.9

總膳食纖維(克)	總脂肪(克)
5.5	23.8

午餐
第4套

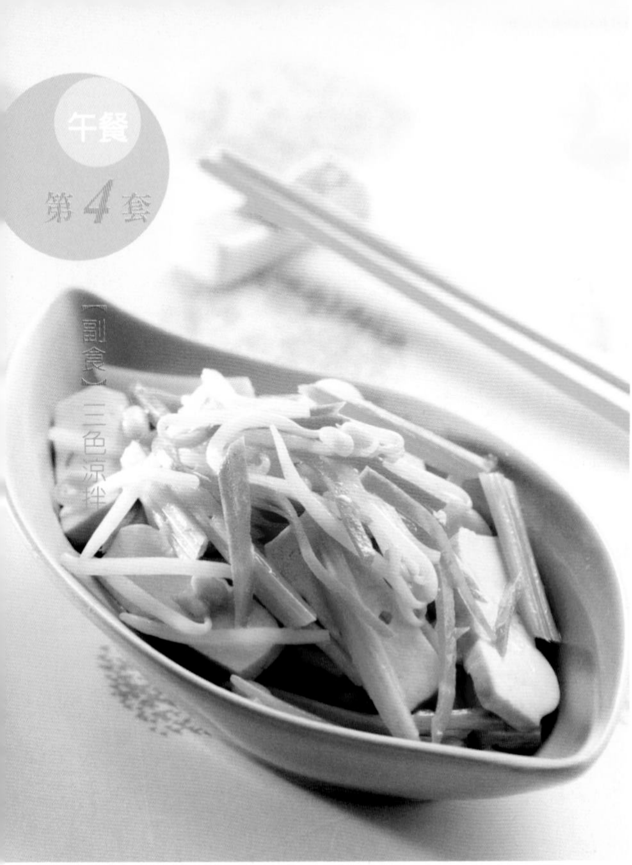

副食 三色涼拌

材料：

綠豆芽................................30 克
芹菜 ....30 克
豆乾絲 ....30 克
紅蘿蔔絲 ....10 克

調味料：

鹽 .... 少許
胡椒粉 .... 少許
橄欖油 ....2 小匙

作法：

1 將所有材料洗淨；綠豆芽去除尾鬚；芹菜切段。
2 準備一鍋滾水，依序放入紅蘿蔔絲、豆乾絲、芹菜、綠豆芽汆燙至熟後，撈起，瀝乾水分，放入容器中。
3 再加入鹽、胡椒粉、橄欖油（或香麻油）拌勻，即可食用。

熱量	164.4	蛋白質	7.3	醣　類	5
		脂　肪	12.8	膳食纖維	2.2

午餐第4套
1人份總熱量
537.8(卡)
(不含水果)

總醣類（克）	總蛋白質（克）
50.8	29.9

總膳食纖維（克）	總脂肪（克）
5.5	23.8

營養健康叮嚀：

- **綠豆芽**的營養價值高，具有降血脂、膽固醇及保肝、解毒的功效；經常吃綠豆芽，對於高血壓、糖尿病、膽固醇、血脂過高及癌症，都有所幫助。
- **芹菜**的維生素B、P含量豐富，而且鈣、磷、鐵的含量更高於一般綠色蔬菜，可改善因高血壓引起的相關疾病，對於防治糖尿病、貧血、血管硬化等，也有一定的輔助療效。

烹調聰明叮嚀：

- 此道食譜非常適合夏日食用，也可放入冰箱冷藏再取出食用，風味更佳，而且也可作爲涼麵的配料，只要搭配芝麻醬及全麥麵條，即成爽口的涼麵。
- 綠豆芽營養豐富，營養價值比雞肉高，素食者可多食用。芹菜汆燙時間不要太久，以免維生素流失過多。

豆製品的 GI 值低

富含蛋白質、維生素，含不飽和脂肪酸，可降膽固醇及三酸甘油脂。

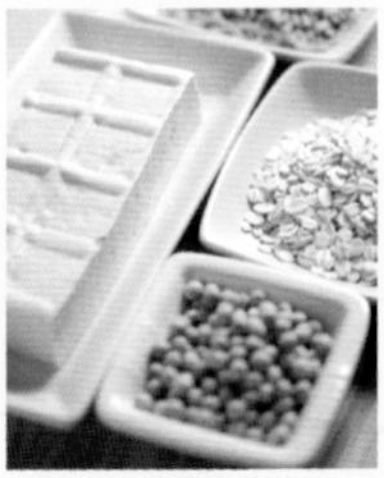

湯品

虱目魚湯

材料：

虱目魚 ....40 克

嫩豆腐 ....1/4 塊

（約 70 克）

嫩薑絲 ....10 克

調味料：

鹽 .... 少許

作法：

1 虱目魚洗淨，去除內臟、魚鱗，切成塊狀；豆腐切塊狀約 2 ～ 3 公分。

2 準備一鍋滾水，將魚塊放入汆燙去血水後，撈起備用。

3 再準備一個湯鍋，加入水 2 碗煮沸，放入嫩薑絲、虱目魚塊，以中火煮至約 1 ～ 2 分鐘。

4 加入豆腐塊煮約 2 ～ 3 分鐘，放入鹽調味，即可食用。

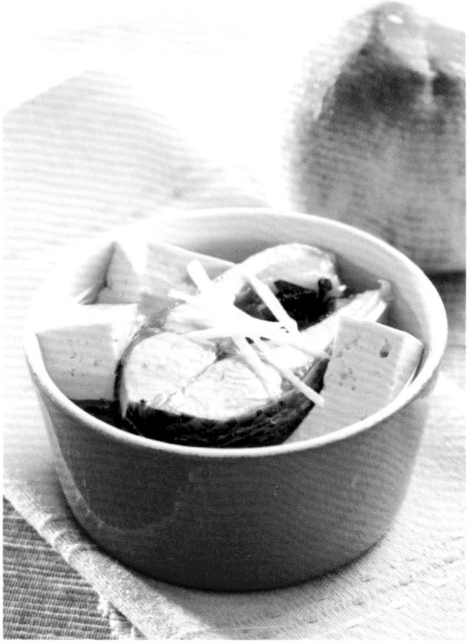

熱量	137.8	蛋白質	12.8	醣　類	1.9
		脂　肪	8.6	膳食纖維	0.7

營養健康叮嚀：

虱目魚含豐富蛋白質及人體所必需的胺基酸，能提升免疫力；且所含 DHA 及 EPA 還可降低膽固醇，預防血栓，提高認知能力。

豆腐含有人體不能自行合成的八種必需胺基酸，其豐富卵磷脂，可清除壞膽固醇，避免血管硬化；而水溶性纖維，能延緩醣分吸收，抑制血糖急速上升；最重要的是含維生素 B1 及 B2，有助醣分代謝，是糖尿病友最佳的食物之一。

烹調聰明叮嚀：

- 養殖的鮮魚通常會帶有土味，建議烹調前先將魚鰓、殘留的血塊、內臟清除乾淨後，再先用滾水汆燙一下，以去除腥味。

午點

水果

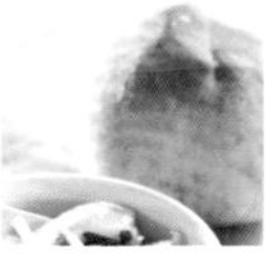

材料：

水蜜桃.....................................1 顆

（約 150 克）

熱量	64.5	蛋白質	1.2	醣　類	16.1
		脂　肪	0.3	膳食纖維	0.3

午餐第4套

1人份總熱量 537.8(卡)（不含水果）

總醣類（克）	總蛋白質（克）
50.8	29.9

總膳食纖維（克）	總脂肪（克）
5.5	23.8

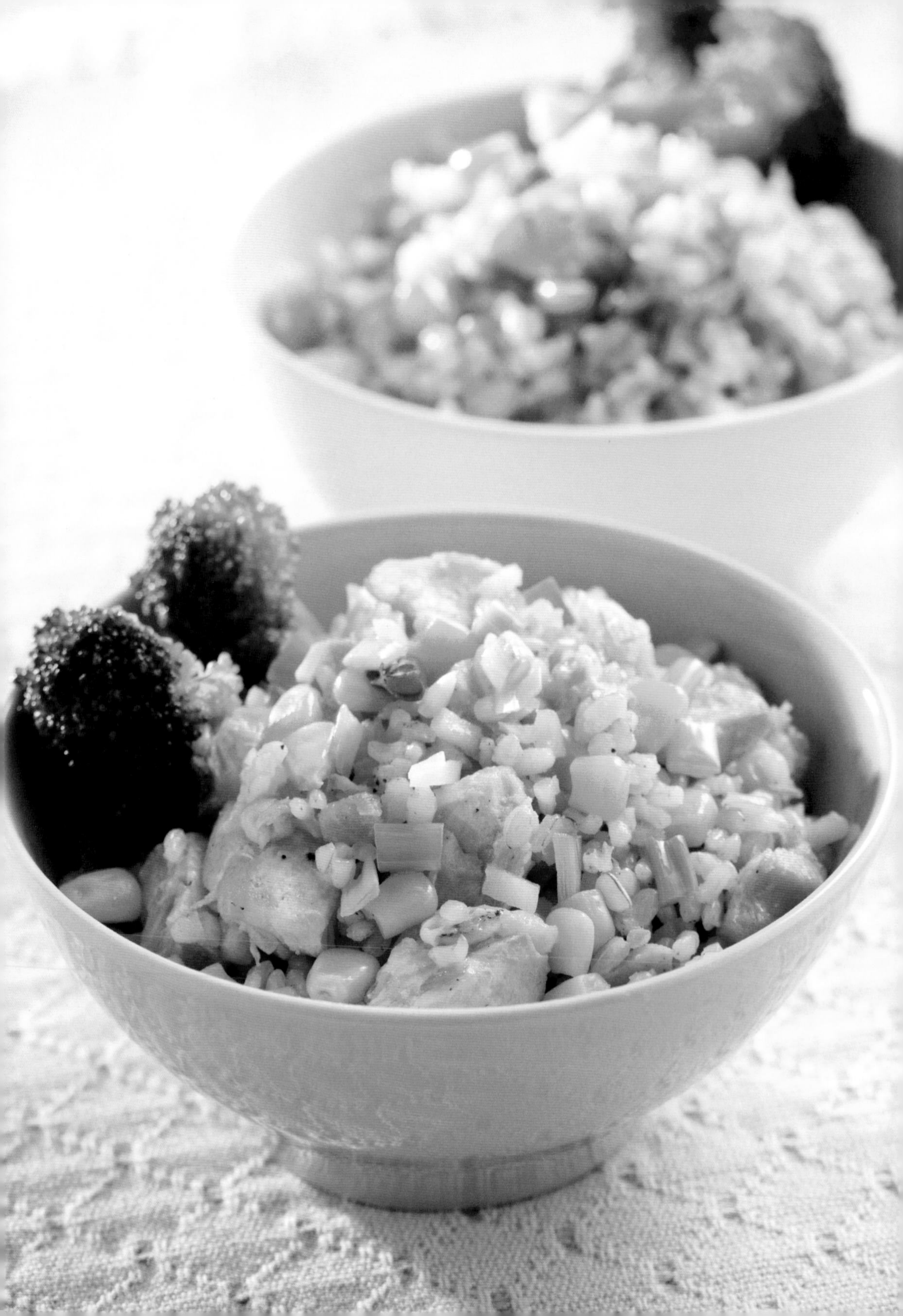

主食 鮭魚炒飯

材料：

糙米 ....50 克
鮭魚 ....50 克
綠花椰菜 ....30 克
蔥末 ....10 克
嫩薑末 ....10 克
玉米粒 ....10 克
橄欖油 ....2 小匙

調味料：

鹽 .... 少許

作法：

1 糙米洗淨，泡水 3 ～ 4 小時後，移入電鍋中煮至熟，取出待涼備用。
2 鮭魚切小粒狀約 2 公分，放入滾水中汆燙至熟，撈起瀝乾水分備用。
3 綠花椰菜洗淨，切小朵；放入滾水中汆燙至熟，撈起瀝乾水分備用。
4 取一個炒鍋加入橄欖油預熱，放入蔥末、嫩薑末略爆香，再加入鮭魚粒炒香，放入糙米飯拌炒均勻。
5 最後加入玉米粒及鹽調味，翻炒數下後，盛入盤中，擺入綠花椰菜，即可食用。

熱量	410	蛋白質	17	醣類	40.9
		脂肪	19.9	膳食纖維	2.6

午餐第5套
1人份總熱量
551(卡)
(不含水果)

總醣類(克)	總蛋白質(克)
50.4	22.7
總膳食纖維(克)	總脂肪(克)
5.9	28.8

營養健康叮嚀：

鮭魚的橘紅色肉含有豐富的蝦紅素，具有極佳的抗氧化力，可防止腎細胞的損傷、有效預防糖尿病患者併發腎病變，其特有的 Omega-3、DHA、EPA，可預防腦部老化，同時能幫助清除三酸甘油脂及多餘的膽固醇，有助於降低罹患冠狀動脈疾病的風險。

綠花椰菜含有大量維生素 C，還有豐富的胡蘿蔔素、纖維素、維生素 B1、B2、E 和鈣、鐵、鋅等；其所含植物生化素（蘿蔔硫素）是其他蔬菜的 50 倍，能排除體內有害物質，預防癌症發生（尤其是可降低乳癌、大腸癌的罹患率）。

烹調聰明叮嚀：

- 糙米與水的份量比例爲 1：1.2。糙米也可改用熱水浸泡 2 小時，而煮糙米飯可添加少許的油，讓米飯口感較鬆軟。
- 炒飯時，盡量選擇水分少的食材，如果水分含量多，可用紙巾吸乾，或另外炒好再加入拌炒，這樣可以讓米飯顆粒分明，不易黏糊。
- 選購鮭魚時，以肉質的紅色愈深愈好，表示其蝦紅素含量愈高。

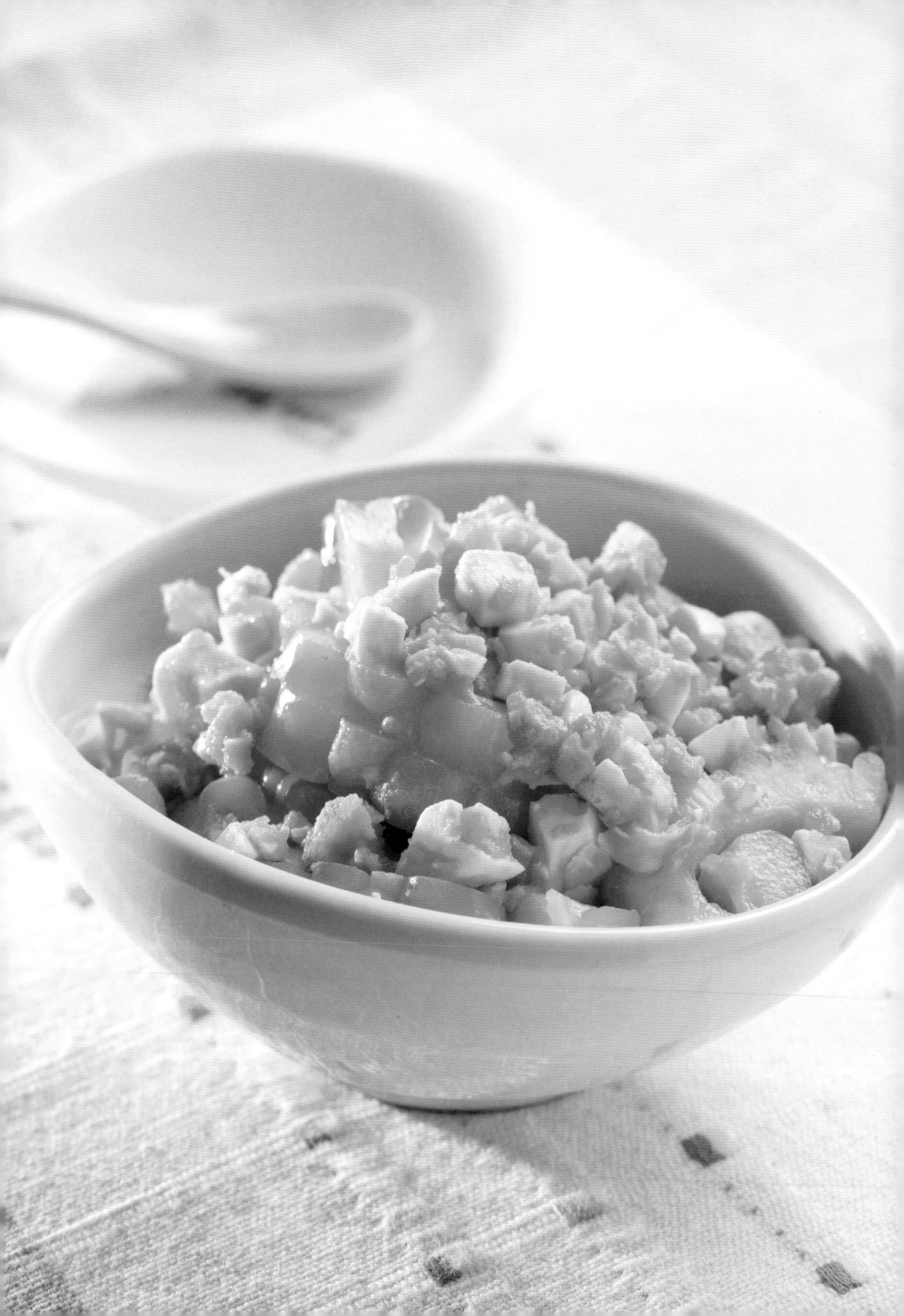

副食

苦瓜鹹蛋

材料：

苦瓜……50克　橄欖油……1小匙
鹹蛋……半顆

作法：

1 苦瓜洗淨，切成半圓狀的薄片；鹹蛋剝除蛋殼後，再把蛋白、蛋黃分切成小丁狀。
2 準備一鍋滾水，放入苦瓜汆燙至熟，撈起瀝乾水分備用。
3 取一個炒鍋加入橄欖油預熱，放入鹹蛋黃略炒香，再加入鹹蛋白拌勻後，再續入苦瓜片拌勻，即可食用。

熱量	104.1	蛋白質	4	醣類	2.9
		脂肪	8.5	膳食纖維	1

營養健康叮嚀：

苦瓜是一種營養價值很高的瓜果菜，含有多種植物生化素，如苦瓜苷及多種胺基酸、半乳糖醛酸、果膠，其所含的苦瓜苷能刺激胰臟細胞分泌胰島素，降低血糖；而苦瓜多胜肽類物質構造類似胰島素，也有明顯降低血糖的功效，所以說苦瓜是糖尿病友最理想的保健蔬菜，同時能刺激肝臟解毒酵素的活性，幫助排毒，降低罹癌的機率。
※苦瓜性寒，體質虛寒的人，盡量不要多吃；正值生理期或坐月子的產婦，也不宜多吃；另外，抵抗力較差的人，最好少吃生苦瓜或喝苦瓜汁。

烹調聰明叮嚀：

- 苦瓜選用青綠色，口感較爽脆，且經過汆燙的程序，或在烹調前先在苦瓜的外皮上抹少許的鹽，能有效緩和苦味。
- 鹹蛋含鈉量高，宜注意攝取量，原則上一條苦瓜搭配一顆鹹蛋。

苦瓜品種的特色

依照種類的不同各有其特色：

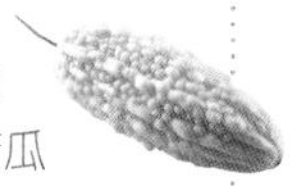

白苦瓜：是最不具苦味，無苦瓜特殊的香氣，適合燉煮。

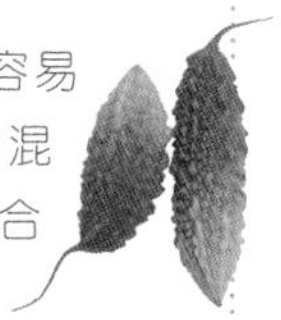

綠苦瓜：遇熱容易變色，湯汁變混濁，因此較適合快炒或涼拌。

山苦瓜：最具苦味，香氣較濃郁，可曬成苦瓜乾煮茶水喝，清涼降火效果最佳。

午餐第5套
1人份總熱量
551（卡）
（不含水果）

總醣類（克）	總蛋白質（克）
50.4	22.7
總膳食纖維（克）	**總脂肪（克）**
5.9	28.8

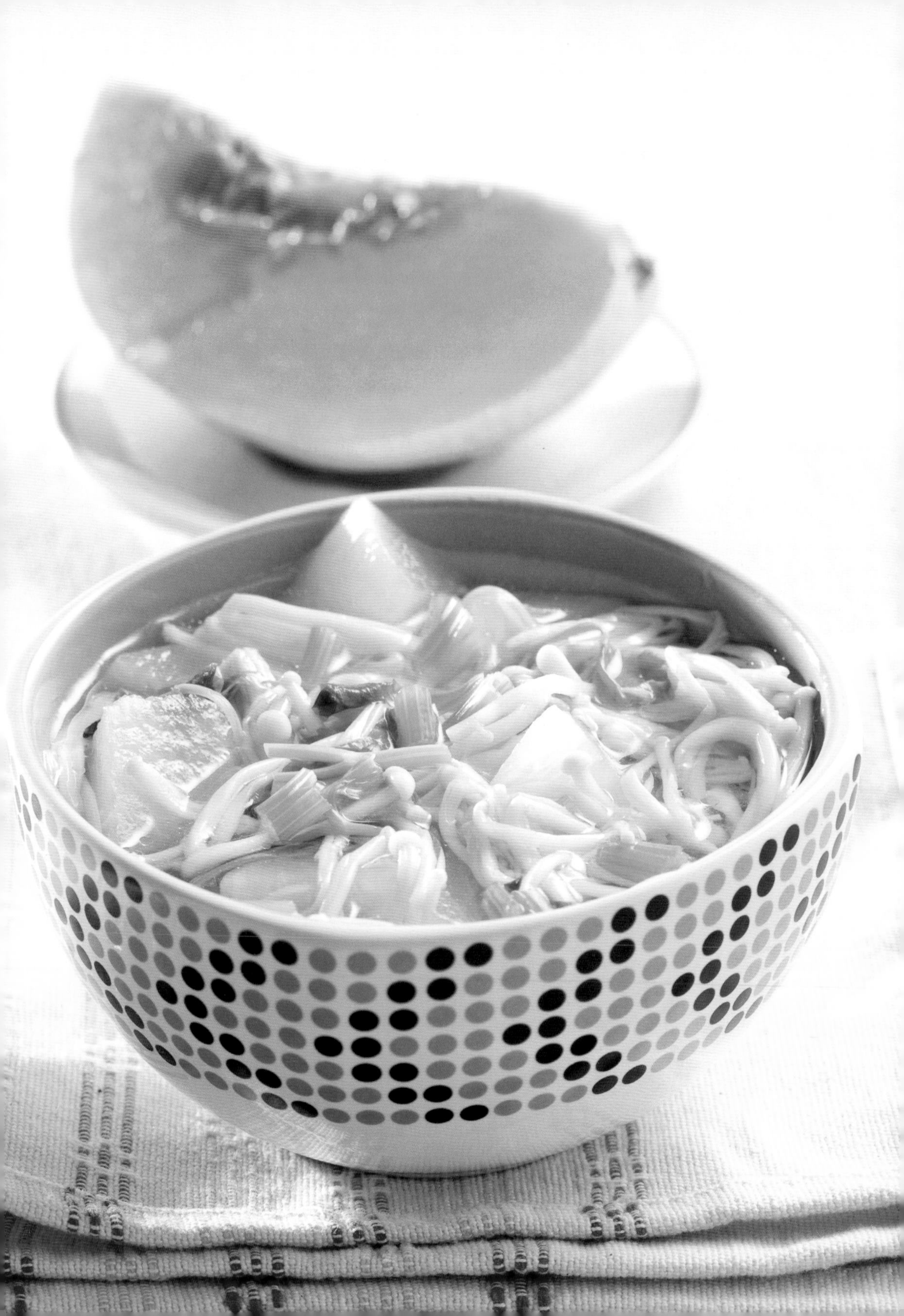

湯品 金菇蘿蔔湯

材料：

白蘿蔔……50克

金針菇……50克

芹菜末（或香菜末）……10克

調味料：

鹽……少許

作法：

1 白蘿蔔洗淨，削皮，切成塊狀；金針菇洗淨，切除根部。

2 取一個湯鍋，加入水2～3碗煮沸，放入白蘿蔔煮至熟。

3 加入金針菇煮沸，加鹽調味，放入芹菜末，即可食用。

熱量	36.8	蛋白質	1.7	醣類	6.6
		脂肪	0.4	膳食纖維	2.3

午點 水果

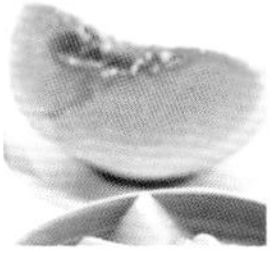

材料：

哈蜜瓜……1/4顆（約150克）

熱量	62	蛋白質	1.4	醣類	15.2
		脂肪	0.4	膳食纖維	1.6

白色蔬菜有抗癌作用

白色蔬菜有大白菜、洋蔥、大蒜、白花椰菜、白蘿蔔等，而白蘿蔔含有一種受人矚目的類黃酮素又稱維生素P，具抗氧化功能，還能抑制致癌物質產生，有防癌的效果。

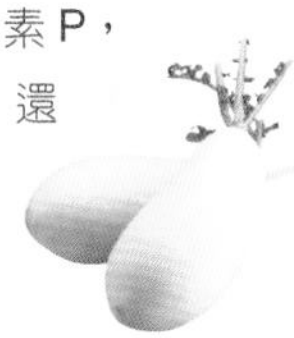

營養健康叮嚀：

金針菇屬低熱量食材，含有20多種胺基酸，可修補受損組織，並提升免疫力；其所含大量纖維素，不但能降低膽固醇，還能促進腸胃蠕動，含有豐富的維生素B群（B1、B2、菸鹼素），能幫助體內醣分、脂肪的代謝，有助於血糖的控制。

香菜所含的維生素C含量比一般蔬菜高很多，而且它的胡蘿蔔素比番茄多11倍，又比黃瓜高出13倍，是極佳的抗氧化劑，還富含鈣、鋅、鉀、維生素A和C等營養素，具有利尿的作用，有利於維持血糖穩定，還有防癌的作用。

※金針菇不可生食，其含有秋水仙鹼，若大量生食會出現噁心、嘔吐、腹瀉、腹痛及發熱等症狀。

烹調聰明叮嚀：

- 白蘿蔔爲冬季產物，夏季可改用竹筍或冬瓜代替。
- 菇類可隨意用新鮮姑類替代，例如：鮮香菇、洋菇、杏鮑菇等。

午餐第5套

1人份總熱量 551(卡)(不含水果)

總蛋白質（克）	總醣類（克）
22.7	50.4

總脂肪（克）	總膳食纖維（克）
28.8	5.9

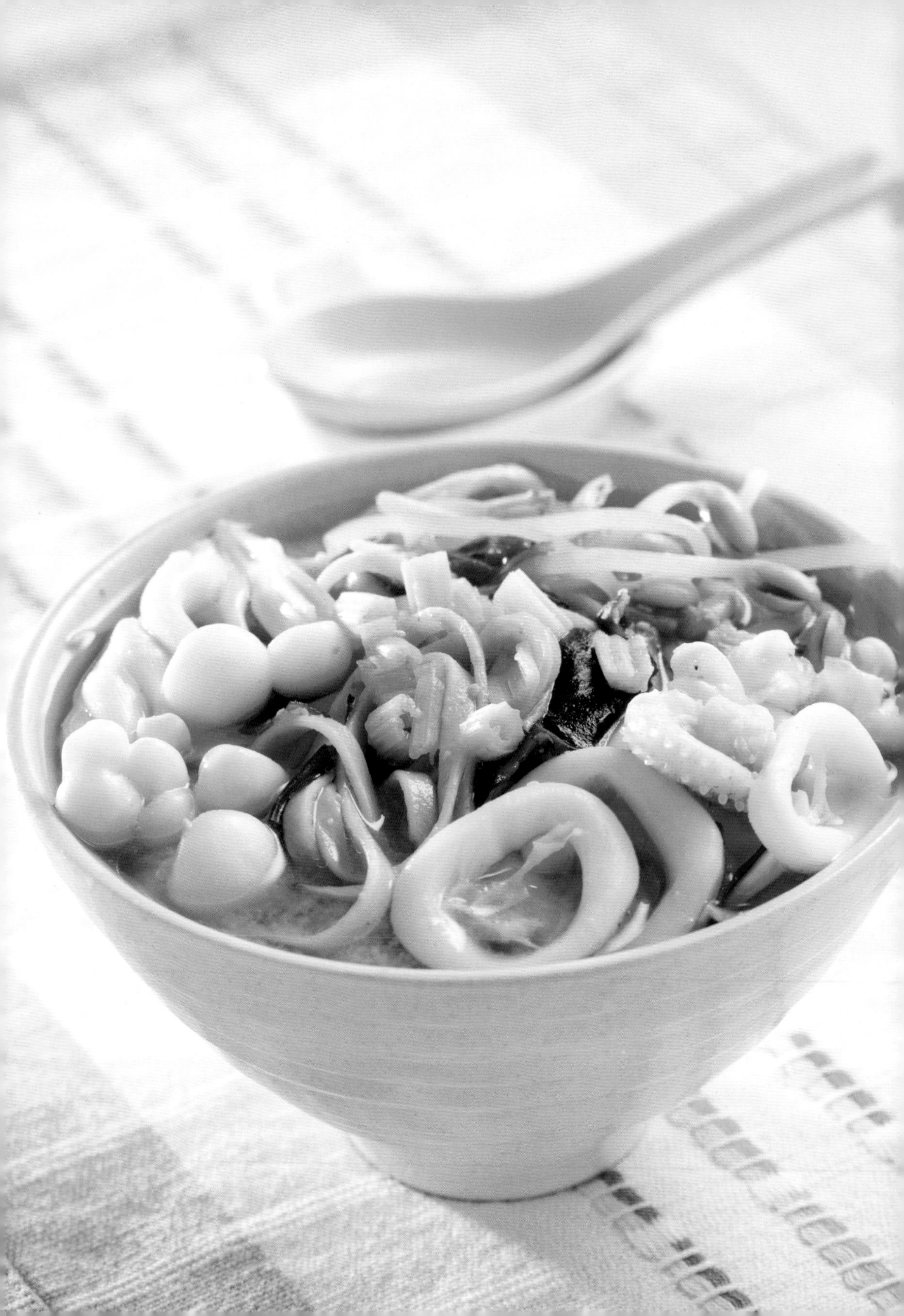

主食 柴魚全麥湯麵

材料：

全麥麵條 ....50 克
花枝 ....30 克
黃豆芽 ....10 克
海帶芽 ....10 克
美白菇（或鴻喜菇）...........30 克
芹菜 ....10 克
柴魚 ....5 克

調味料：

味噌 ....20 克
鹽 .... 少許

作法：

1 準備一鍋滾水，放入全麥麵條煮至熟，撈起備用。
2 花枝洗淨，切成圓圈段；黃豆芽、美白菇分別洗淨；芹菜洗淨，切末備用。
3 取一個湯鍋，加入水 2 碗，倒入味噌、柴魚攪拌溶入水中煮沸，加入全麥麵條、黃豆芽續煮開。
4 加入花枝、美白菇、海帶芽煮約2～3分鐘，放入芹菜末及鹽調味即可。

熱量	282.1	蛋白質	17.1	醣類	46.9
		脂肪	2.9	膳食纖維	9.6

午餐第6套
1人份總熱量
462(卡)
(含水果)

總醣類（克）	總蛋白質（克）
57.9	29

總膳食纖維（克）	總脂肪（克）
11.3	12.8

營養健康叮嚀：

花枝具有高蛋白質、低脂肪的營養價值，含有高量牛磺酸，可促進胰島素分泌，有效減少血管壁內所累積的膽固醇，對於預防血管硬化、膽結石的形成都頗具效力，很適合糖尿病友食用。

每種菇類都具備低熱量、高蛋白質、高纖維三項特質；其中豐富的膳食纖維，能有效降低血糖值，減少膽固醇及改善便秘，而獨具的多醣體、離胺酸、白胺酸及蛋白質，可增強人體的免疫力。

烹調聰明叮嚀：

- 湯麵以味噌、海帶等材料做爲入味湯底，若再加入柴魚味道更鮮美。烹煮時，味噌量不要使用太多，以免味道太鹹。
- 煮湯麵可依個人的喜好添加其他的食材，如瘦肉片、蝦仁、豆腐或新鮮的蔬菜。

海藻類可平衡血糖

含碘、鈣、鐵、磷、鋅等礦物質、粗纖維、多醣體，可增加血液循環順暢，平衡血糖、血脂、血壓，預防動脈硬化等作用。

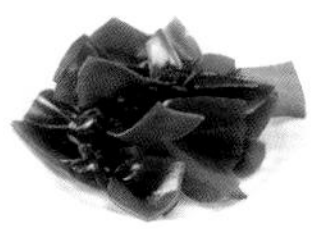

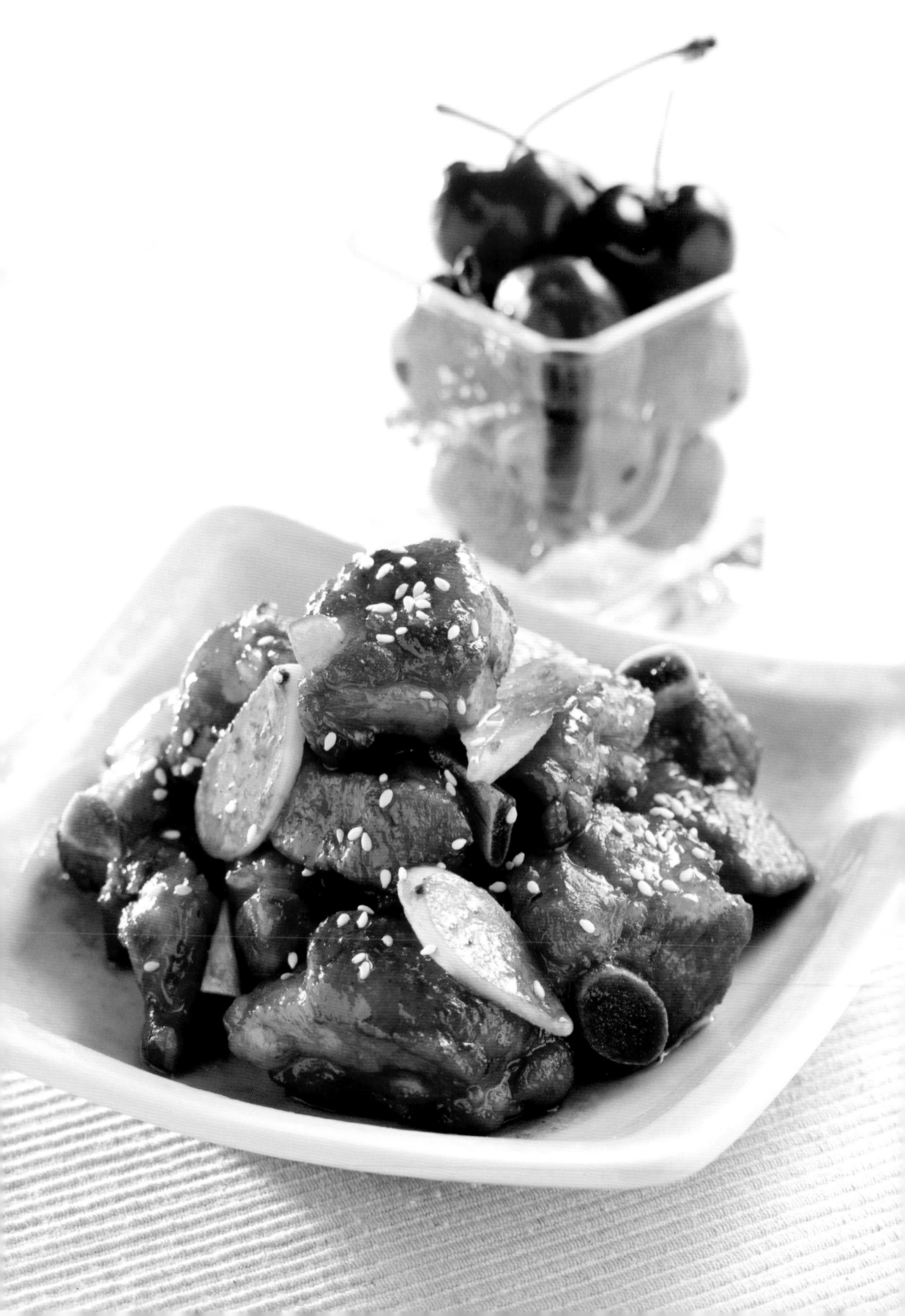

副食

梅汁排骨

材料：

豬里脊排 ....45 克
梅子漿 ....15 克
白芝麻 ....10 克

調味料：

胡椒鹽 ....1 小匙
醬油 .... 少許
梅子醋 .... 少許

作法：

1 準備一鍋滾水，放入豬里脊排略汆燙一下，撈起，再加入梅子漿醃約 1 小時。
2 醃好梅汁排骨放入鍋中，以中火煮約 10 分鐘，加入胡椒鹽、醬油煮沸後，攪拌豬里脊排使入味均勻，改轉小火續煮 40 分鐘。
3 待豬里脊排熟透後，可加入少許梅子醋，續煮至湯汁吸乾，盛入盤中，灑上白芝麻，即可食用。

熱量	180.7	蛋白質	11.9	醣　類	11
		脂　肪	9.9	膳食纖維	1.7

午點

水果

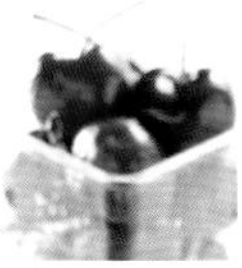

材料：

櫻桃 ....9 顆（約 80 克）

熱量	63.2	蛋白質	0.72	醣　類	14.4
		脂　肪	0.32	膳食纖維	1.2

午餐第6套
1人份總熱量
462(卡)
(含水果)

總蛋白質（克）	總醣類（克）
29	57.9
總脂肪（克）	總膳食纖維（克）
12.8	11.3

營養健康叮嚀：

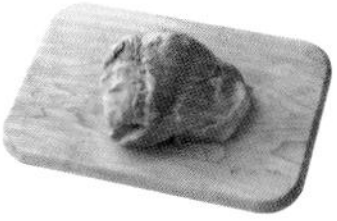

豬肉好消化，營養又全面，除了蛋白質、脂肪等主要營養成分外，還含有維生素B1、B2、鈣、磷、鐵等，可提高醣分的代謝，防止肌肉疲勞又能增進食慾，對體質虛弱的人來說，是很好的食物。

梅子漿除了可增進食慾的作用之外，還能改善腸胃功能，其所含的有機酸及鋅、鎂成分，能促進醣類、脂肪代謝，有效控制血糖值，還具有促進新陳代謝，淨化血液，提升人體免疫力的作用。

烹調聰明叮嚀：

- 採買豬里脊排時，可請肉販商代切為每塊約 3 ～ 4 公分，烹煮時較不易煮爛。
- 梅子醋也可改用白醋，或其他果醋替代。
- 此道在烹煮的過程中，必須經常用筷子翻動排骨肉，可讓其入味，同時也能避免肉塊黏鍋或燒焦。

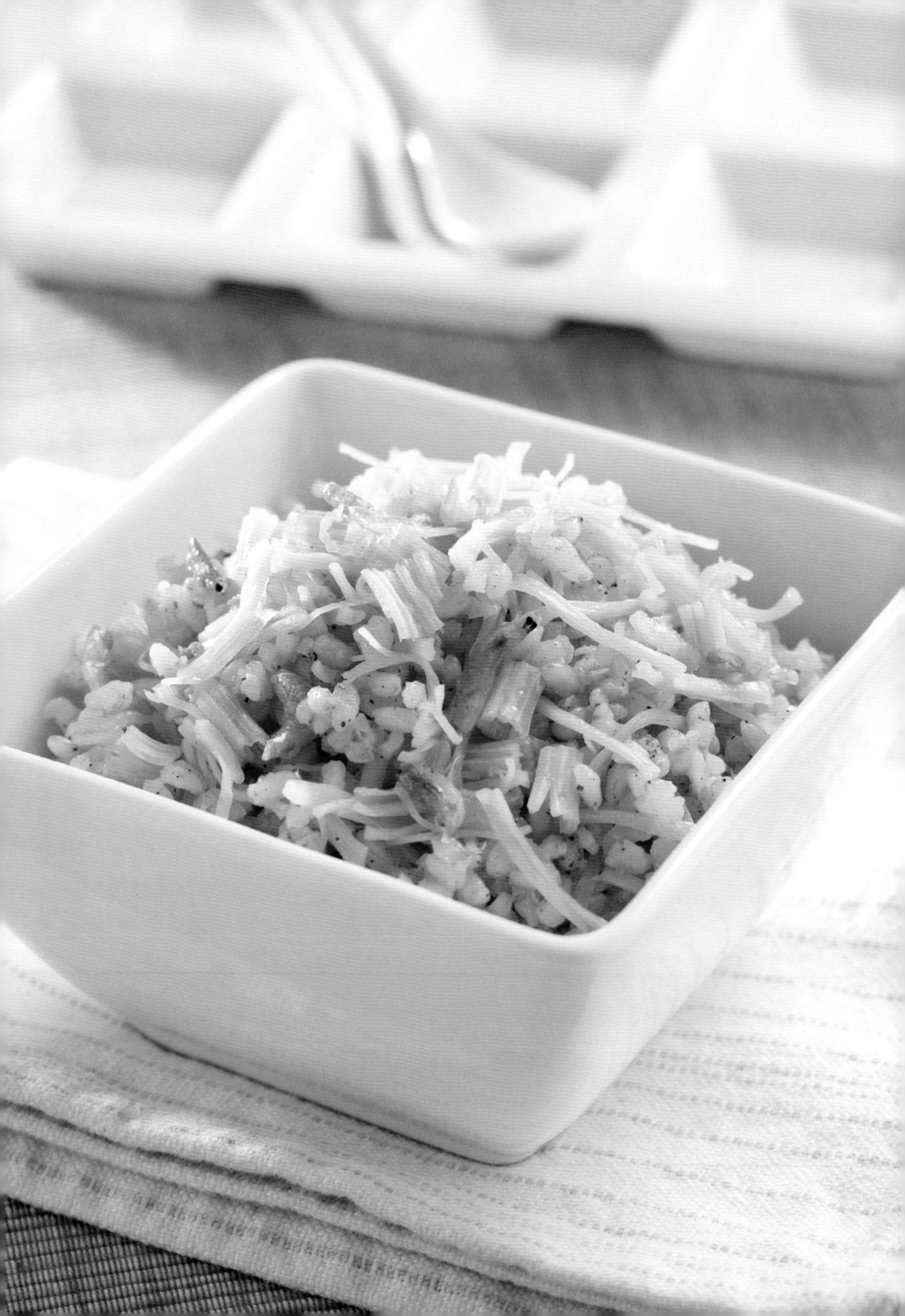

主食

櫻花蝦干貝飯

材料：

糙米	50克	芹菜	10克
櫻花蝦	5克	薑末	少許
乾干貝	30克	橄欖油	2小匙

作法：

1 糙米洗淨泡水3～4小時，（糙米、水的份量比例約1：1.2）。

2 櫻花蝦洗淨，瀝乾水分；芹菜洗淨，切末。

3 干貝先泡水3～4小時後，移入電鍋蒸熟，取出，瀝乾水分，剝成絲狀備用。

4 取一個炒鍋加入橄欖油預熱，放入櫻花蝦、干貝、薑末爆香，撈起，加入泡好的糙米水中，再移入電鍋中煮熟，起鍋時加入芹菜末拌勻，即可食用。

熱量	373	蛋白質	24.3	醣類	42.6
		脂肪	11.7	膳食纖維	1.4

午餐第7套
1人份總熱量
623.3（卡）
（不含水果）

總醣類（克）	總蛋白質（克）
58.8	38.7
總膳食纖維（克）	總脂肪（克）
7.9	25.9

營養健康叮嚀：

櫻花蝦擁有優質蛋白質、蝦紅素、磷等營養成分，鈣質更是牛奶的十倍，蛋類的四十倍，爲良好的低GI食物。其中蝦紅素具有強大抗氧化力，能清除人體內自由基，預防心血管疾病。

干貝熱量低，且含有蛋白質、脂肪、鈣、磷、鐵及少量碘質外，還含有牛磺酸，能促進胰島素分泌，維持血糖穩定，減少膽固醇囤積，保持血壓穩定，而且經常食用還能增強體力，提升免疫力。

烹調聰明叮嚀：

- 干貝可浸泡熱水，縮短製作的時間。干貝剝成細絲狀，可增加爆香時的香味。
- 糙米也可改用長米或胚芽米替代。

聰明買對好的食用油

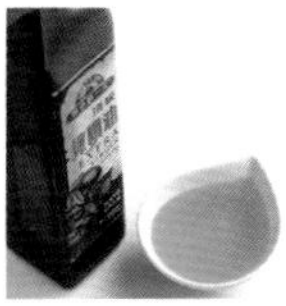

- 採買食用油應依家中的烹調方式選擇合適的油質，烹調時要注意火候控制，以免食用油變質，影響家人的健康。
- 建議不要採買廉價油，經冷壓萃取出的食用油，如橄欖油，才是優質好油，營養價值也較高。

午餐 第7套

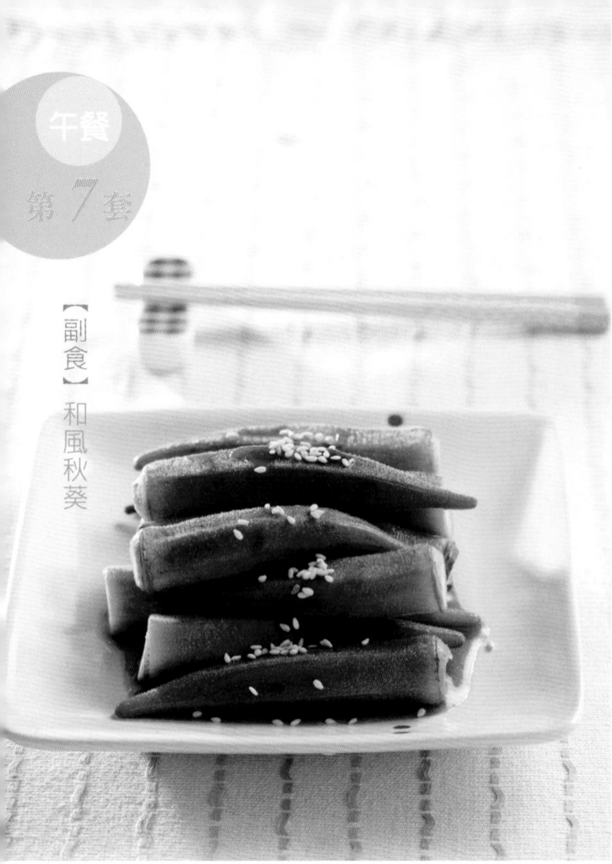

【副食】和風秋葵

副食 和風秋葵

材料：

秋葵 ....80 克

白芝麻 ....10 克

調味料：

和風醬汁 ....30 克

作法：

1 秋葵洗淨後，放入滾水中汆燙，撈起，切除蒂頭，沖冷水待涼。

2 將秋葵舖於盤中，淋上和風醬汁，灑上白芝麻，即可食用。

午餐第7套	
1人份總熱量	623.3(卡)(不含水果)
總醣類（克）	58.8
總蛋白質（克）	38.7
總膳食纖維（克）	7.9
總脂肪（克）	25.9

熱量	124.3	蛋白質	5.6	醣類	13.1
		脂肪	5.5	膳食纖維	5

綠色蔬果高纖又防癌

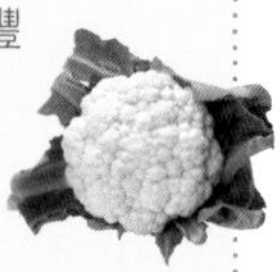

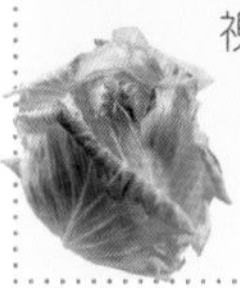

綠色蔬果纖維含量豐富，還含有類胡蘿蔔素、葉綠素及維生素C，能夠幫助保護視力，降低癌症發生率，還有強健骨骼及牙齒的作用。

營養健康叮嚀：

- **秋葵**的黏液最營養，是由黏蛋白、果膠、多醣體所構成，能幫助抑制醣分吸收，可有效控制體重增加，避免飯後血糖快速上升，其所含的天然穀胱甘肽是體內重要的抗氧化劑，能協助肝臟解毒。
- **芝麻**所含的芝麻木質素，能抑制膽固醇與脂肪，預防動脈硬化及具有抗癌的作用，其豐富的蛋白質及不飽和脂肪酸，可保持血糖穩定，而且所含的鈣與鎂有助於預防骨質疏鬆，同時它也是極佳的美容聖品。

烹調聰明叮嚀：

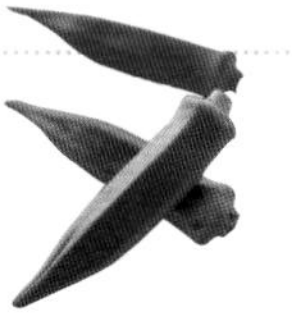

- 秋葵加熱後的黏蛋白質較容易流失，所以烹調時間不宜太久。
- 建議秋葵汆燙後，再切除蒂頭，其黏液養分較不易流失。

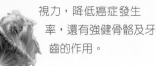

湯品

苦瓜排骨湯

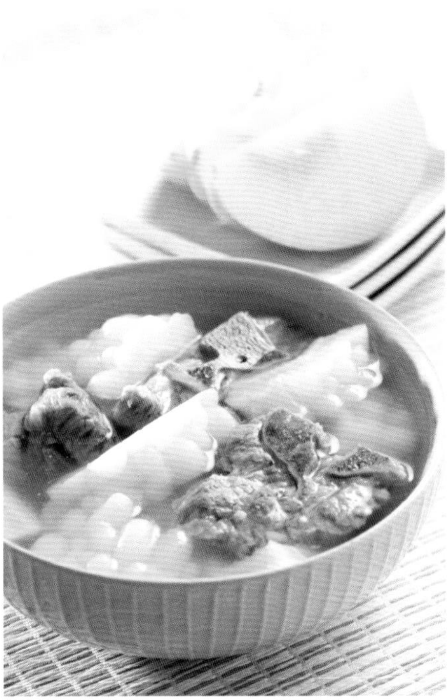

材料：

苦瓜 ....80 克

排骨 ....45 克

調味料：

鹽 .... 適量

作法：

1 白苦瓜洗淨，切塊狀約 3 ～ 4 公分。

2 排骨洗淨，放入滾水中汆燙去除血水，撈起備用。

3 取一個湯鍋，加水 3 碗煮沸，加入排骨熬煮約 10 ～ 20 分鐘。

4 再放入苦瓜塊煮約 5 ～ 10 分鐘後，加入鹽調味，即可食用。

熱量	126	蛋白質	8.8	醣類	3.15
		脂肪	8.7	膳食纖維	1.5

午點

水果

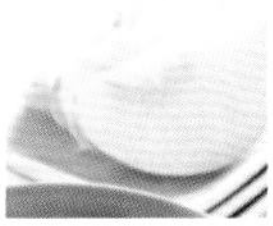

材料：

水梨 ....1/4 片

（約 150 克）

熱量	60	蛋白質	0.6	醣類	15.15
		脂肪	0.45	膳食纖維	2.4

營養健康叮嚀：

苦瓜被譽爲君子菜，其維生素C含量比絲瓜還高；而所含特有的苦瓜多胜肽類物質，經研究人員發現有明顯的降低血糖的作用，是一種類胰島素物質，可快速降血糖，同時具有調節血脂，提高免疫力的作用。

烹調聰明叮嚀：

- 熬湯的苦瓜，建議選用白色品種，苦味較淡。苦瓜籽具有強力降血糖的作用，可清洗後，泡開水飲用。
- 燉煮排骨湯必須先將排骨熬煮10 20分鐘後，再加入苦瓜，才不會將苦瓜煮得過於熟軟。

午餐第7套 1人份總熱量 623.3（卡）（不含水果）

總醣類（克）	總蛋白質（克）
58.8	38.7

總膳食纖維（克）	總脂肪（克）
7.9	25.9

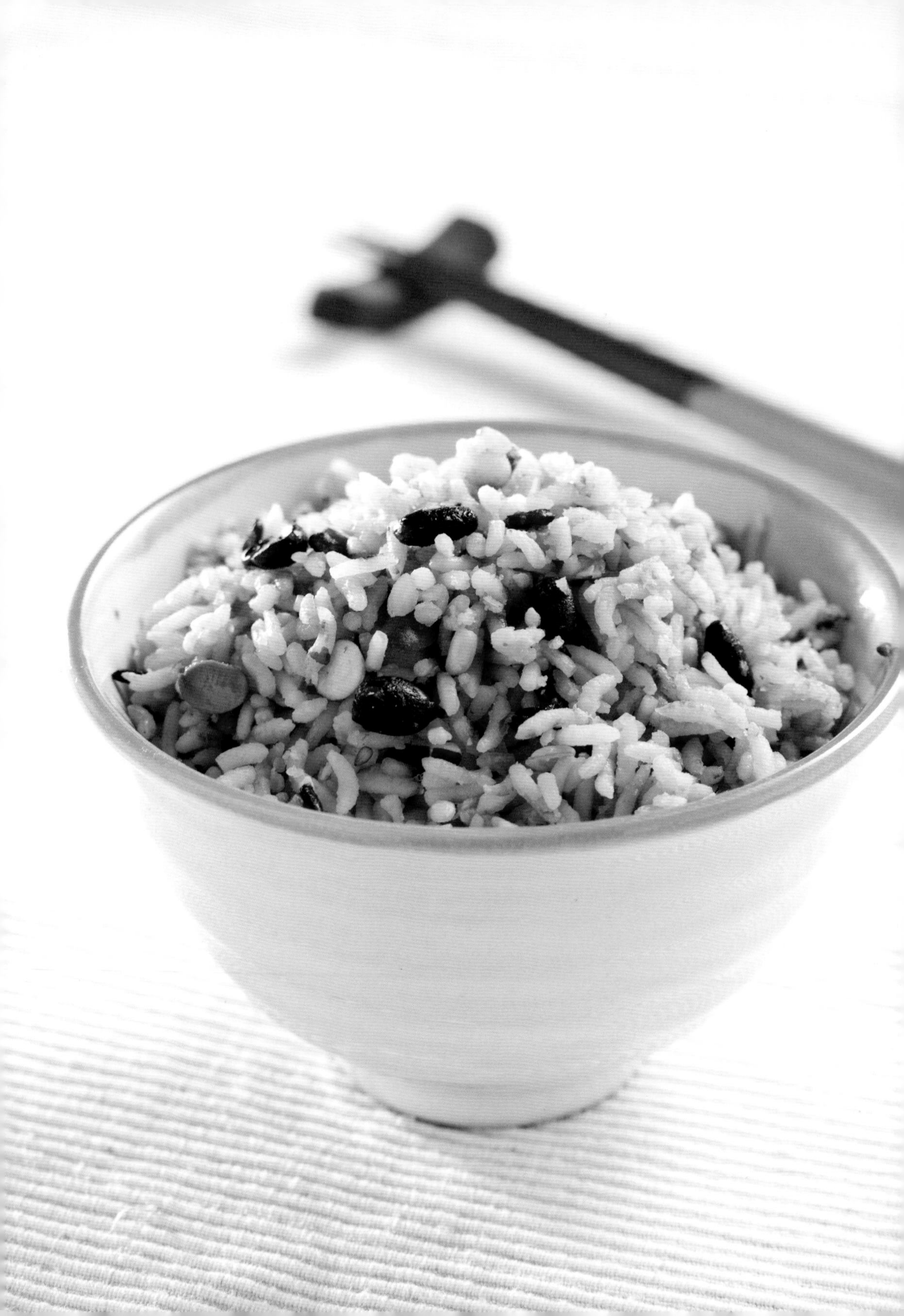

主食 高纖十六穀米飯

材料：

十六穀米.........（約30克）1小包
（可用五穀米或什穀米代替）
長米........（約米杯1/2杯）80克
膳食纖維粉............................2克

作法：

1 十六穀米（不需清洗）放入容器中，再加入已洗淨的長米，倒入膳食纖維粉。

2 米和水的比例份量約1：1.7，外鍋水量約1杯，移入電鍋中煮至熟，即可食用。

熱量	280	蛋白質	8.5	醣　類	52.4
		脂　肪	4	膳食纖維	4.1

營養健康叮嚀：

- **十六穀米**包含穀類和豆類，將它們混合食用，利用它們之間互補的關係，可提高蛋白質的利用率，得到更完整均衡的營養素。
- **穀類**富含維生素B群，可幫助脂肪及醣類代謝，而豐富的膳食纖維，可增加飽足感，促進腸胃蠕動，還能延緩醣分吸收，維持血糖平衡。
- **豆類**低油、低膽固醇，含有不飽和脂肪酸的特性，可預防心血管疾病的發生。

烹調聰明叮嚀：

- 十六穀米可到有機商店採買，其主要成分包含發芽玄米、黑豆、紅豆、芡實、紅米、黑米、小米、燕麥、蕎麥、薏仁、大麥片、黑芝麻、白米、綠豆仁、紅扁豆、玉米等。

膳食纖維粉有助消化

可溶性膳食纖維能增加消化物的黏稠度，減緩食物在胃與腸道的消化速度，緩衝血糖上升的速度。

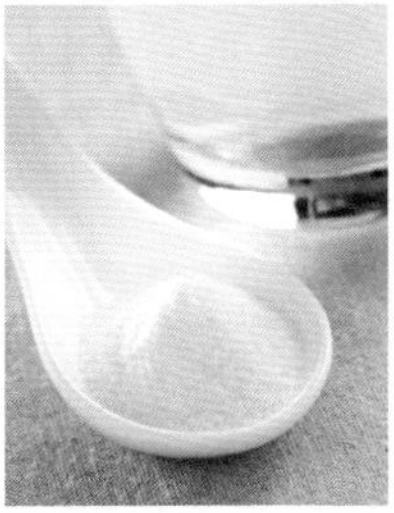

晚餐第1套 1人份總熱量 624（卡）

總醣類（克）	總蛋白質（克）
68.3	28

總膳食纖維（克）	總脂肪（克）
12.3	26.5

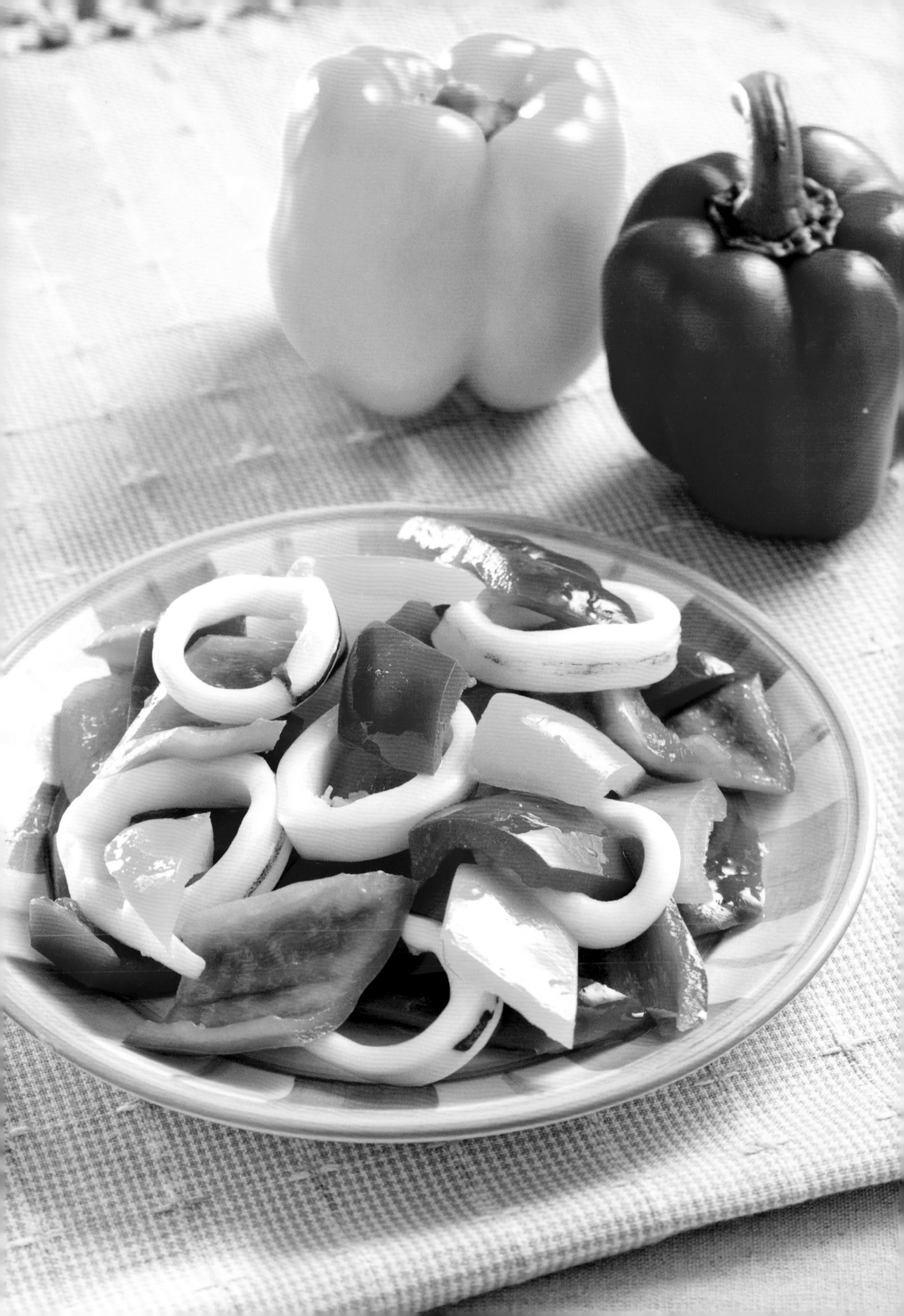

副食 彩椒透抽

材料：

青椒	40 克	透抽（或蝦仁）	50 克
紅甜椒	40 克	嫩薑絲	10 克
黃甜椒	40 克	橄欖油	2 小匙

調味料：

鹽……少許

作法：

1 青椒、紅甜椒、黃甜椒分別洗淨，切成菱形狀；透抽洗淨，切成圓圈狀備用。

2 取一個炒鍋加入橄欖油預熱，放入薑絲爆香，加入透抽炒至熟，再放青椒、紅甜椒、黃甜椒拌炒均勻。

3 加入少許的水煮約 1 ～ 2 分鐘至熟，加入鹽調味，即可食用。

熱量	155	蛋白質	10.3	醣　類	5.4
		脂　肪	10.3	膳食纖維	1.9

晚餐第1套 1人份總熱量 624（卡）

總醣類（克）	總蛋白質（克）
68.3	28
總膳食纖維（克）	**總脂肪（克）**
12.3	26.5

營養健康叮嚀：

甜椒富含維生素 A、K、C，還含有 β 胡蘿蔔素、辣椒素、楊梅素、槲皮素及芹菜素等多種抗氧化劑及抗癌物質，能幫助清除血管的自由基，促進脂肪的代謝，避免膽固醇附著於血管，並能預防動脈硬化、高血壓及糖尿病等症狀發生。

透抽是一種高蛋白質、低脂肪及低熱量的食物，含豐富不飽和脂肪酸（EPA、DHA），營養價值高，可降低膽固醇，預防心血管疾病。

烹調聰明叮嚀：

- 透抽可用其他食材替代，如蝦仁、雞肉或瘦肉片等。
- 椒類食物宜用中火快炒，烹調時間不要太久，以免流失食材的營養素。
- 青椒及彩椒都是低 GI 蔬菜，是優質的保健食材。

低 GI 蔬果飲食原則

每餐至少選擇三種不同顏色的蔬果，不同顏色的蔬果有不同的營養素與抗氧化成分。

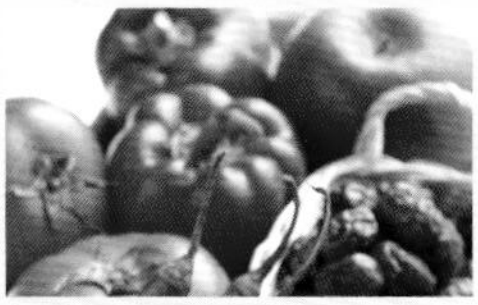

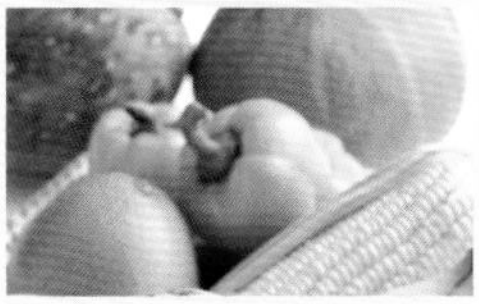

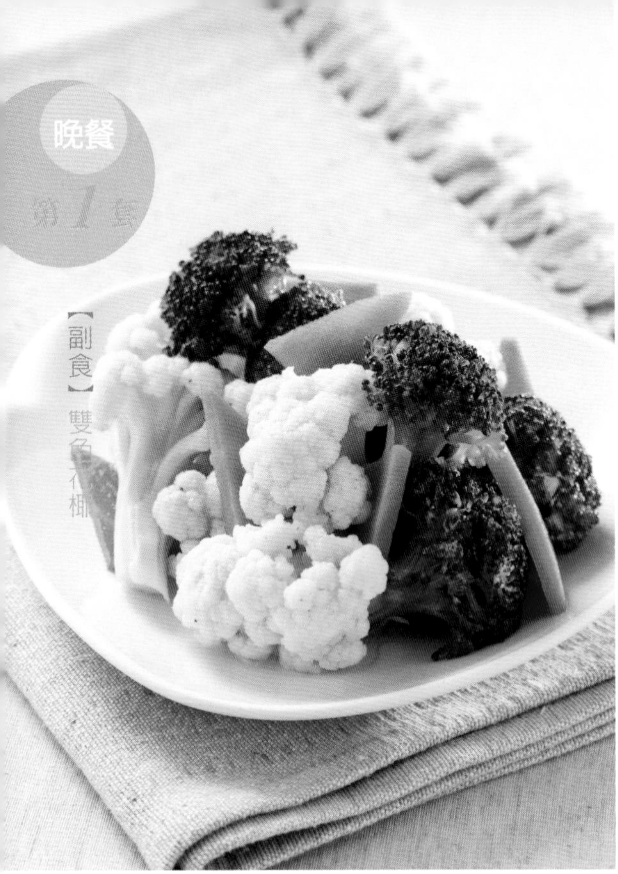

【副食】雙色花椰

副食 雙色花椰

材料：

紅蘿蔔片 .... 10 克
白花椰菜 .... 40 克
綠花椰菜 .... 40 克
橄欖油 .... 2 小匙

調味料：

鹽 .... 少許

作法：

1 白花椰菜、綠花椰菜分別洗淨，切成小朵狀備用。
2 準備一鍋滾水煮沸後，加入橄欖油 1 小匙，放入紅蘿蔔片、白花椰菜、綠花椰菜汆燙至熟，撈起，瀝乾水分，置於盤中。
3 加入鹽、橄欖油 1 小匙攪拌均匀，即可食用。

熱量	119	蛋白質	2.6	醣類	4.3
		脂肪	10.2	膳食纖維	2.2

晚餐第1套	
1人份總熱量	624（卡）
總醣類（克）	68.3
總蛋白質（克）	28
總膳食纖維（克）	12.3
總脂肪（克）	26.5

營養健康叮嚀：

- **白花椰菜**的維生素C、硒含量高，可增強人體的抗病力及免疫力，且富含鉻，能發揮降血糖、降血脂的作用。
- **綠花椰菜**含類黃酮，可防止血栓形成，且有助於降低糖尿病患者發生心臟血管疾病的風險。
- **花椰菜**可增強肝臟的解毒能力，且含水量高熱量低，能很快給予飽足感，減少肥胖的機會，還能改善代謝力，提高人體的抗癌力。

※ 有凝血功能障礙的患者要少食用花椰菜，還有花椰菜鉀含量高，有腎功能不佳的患者，應少食用。

烹調聰明叮嚀：

- 花椰菜的莖部外皮建議不要削除，因爲含有豐富植物生化素—吲哚，且外皮可增加口感的脆度。

湯品 紫菜豆腐湯

材料：

紫菜……5克

嫩豆腐……60克

蔥花……10克

調味料：

鹽……少許

香麻油……少許

作法：

1 嫩豆腐切成小方塊，約2～3公分。

2 取一湯鍋，加水2碗煮沸，放入嫩豆腐、紫菜以中火煮約2～3分鐘。

3 再加入鹽、蔥花、香麻油拌勻，即可食用。

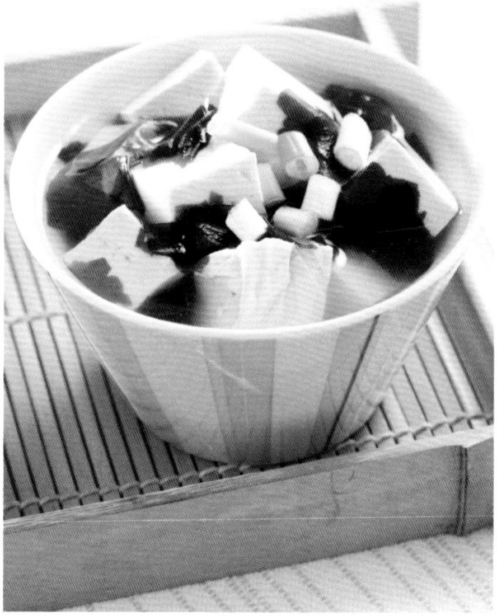

熱量	70	蛋白質	6.6	醣　類	6.2
		脂　肪	2.1	膳食纖維	4.1

晚餐第1套 1人份總熱量 624（卡）

總醣類（克）	總蛋白質（克）
68.3	28
總膳食纖維（克）	**總脂肪（克）**
12.3	26.5

營養健康叮嚀：

紫菜含有多種胺基酸和有機酸，熱量低、纖維多，可降低膽固醇，預防動脈硬化及降血壓的作用，其所含藻酸、葡甘露聚醣，還可幫助穩定血糖值。

豆腐所含維生素B1、B2能促進醣分、脂肪代謝，有降低血糖功效；其豐富的大豆卵磷脂及水溶性纖維，可清除附在血管壁上的膽固醇，避免動脈硬化及心血管疾病。

烹調聰明叮嚀：

- 紫菜豆腐湯也可以加入味噌，或芹菜末變換口味。
- 豆腐是優質低GI食材，可多食用。另可選用板豆腐替代，更具豆香味。

晚餐的飲食祕訣

晚餐配套的湯類，以清淡口味較佳，不宜喝濃湯，宜選擇以豆類、魚肉較佳，如豆腐、魚湯，比較容易消化吸收。

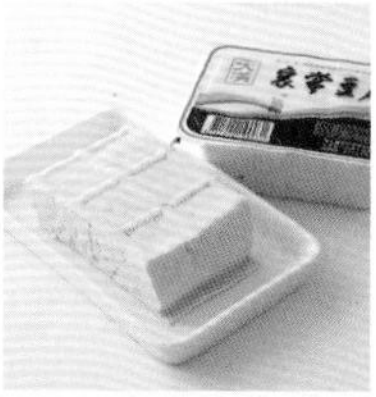

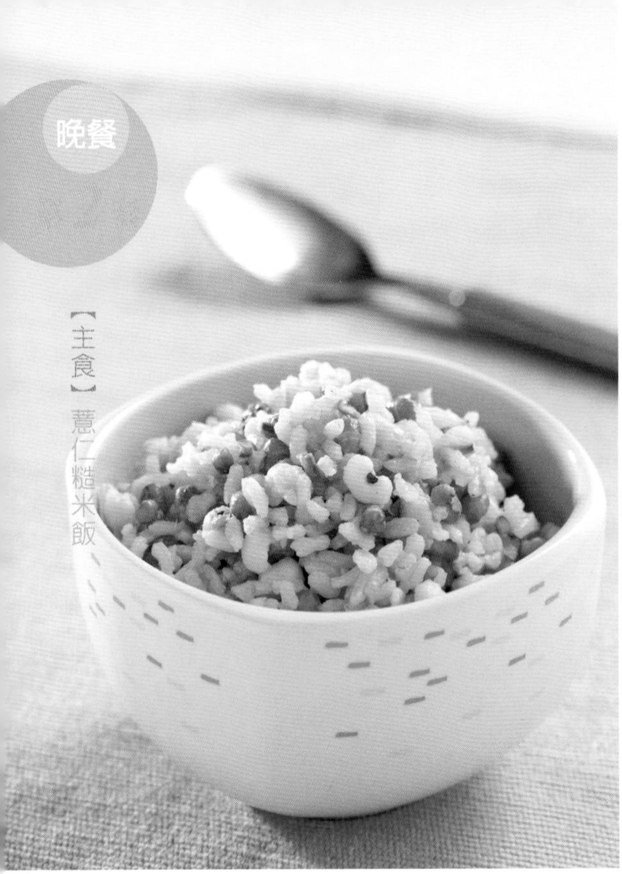

主食 薏仁糙米飯

材料：

薏仁 .... 10 克
綠豆 .... 10 克
糙米 .... 40 克

作法：

1 薏仁洗淨，泡水 6 ～ 8 小時；綠豆洗淨，泡水 2 小時；糙米洗淨，泡水 2 ～ 3 小時。
2 將全部的材料放入鍋中，加入水 1 又 1/2 杯，移入電鍋中煮至熟，即可食用。

綠豆是低 GI 的好食物

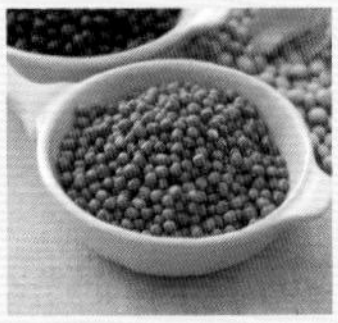

豆類含有豐富的澱粉。如黃豆、紅豆、綠豆、黑豆、雞豆、扁豆等豆類，在蒸煮之後，因為其內部的澱粉消化慢，因此 GI 值低。

熱量	210	蛋白質	6.7	醣　類	41.7
		脂　肪	1.9	膳食纖維	2.3

晚餐第2套	
1人份總熱量	594（卡）
總醣類（克）	總蛋白質（克）
63	22.1
總膳食纖維（克）	總脂肪（克）
4.3	28.3

營養健康叮嚀：

- **薏仁**營養素含量非常豐富，其所含薏仁酯，有殺死癌細胞的功能，而薏仁的萃取物可增強免疫力，降低血液中膽固醇和三酸甘油脂的濃度，且內含的胺基酸組成，能提升新陳代謝率，適合代謝不良的糖尿病患者食用。
- **糙米**的米糠層含有豐富的維生素B群、礦物質，其食物纖維的含量是白米的三倍，是最佳的主食選擇，且澱粉粒較緊實，可減緩消化速度，讓血糖波動小，也不容易產生飢餓感，營養健康且 GI 值低。

烹調聰明叮嚀：

- 薏仁、綠豆、糙米三者份量的比例爲 1：1：4。
- 水的比例爲 1 杯（包含薏仁、糙米、綠豆）：1.5 水。
- 煮飯時可先加少許的油，增加滑潤的口感。

副食

洋蔥炒蛋

材料：

洋蔥 50克
雞蛋 2個
蔥末 5克
橄欖油 2小匙

調味料：

鹽 .... 少許

作法：

1 洋蔥去外皮，洗淨，切段；將雞蛋打散拌勻，加入蔥末備用。
2 取一個炒鍋加入橄欖油預熱，放入蛋液快炒至熟，撈起。
3 續入洋蔥拌炒至軟化（可加少許水），加入鹽調味，再倒入炒好蛋花一起拌勻，即可食用。

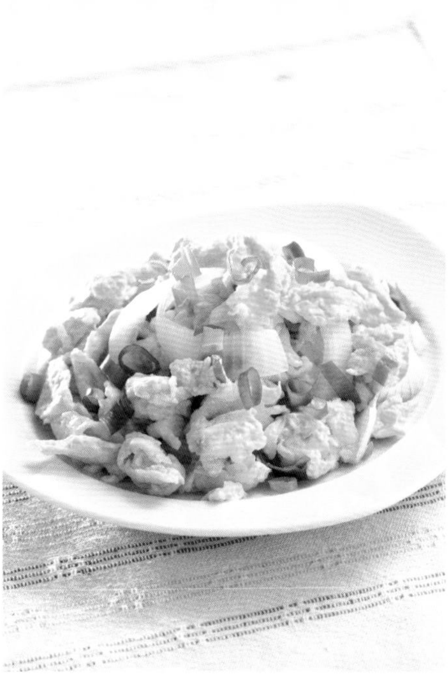

熱量	181	蛋白質	6.9	醣　類	3.4
		脂　肪	15.5	膳食纖維	0.13

晚餐第2套 1人份總熱量	594（卡）
總蛋白質（克）	22.1
總醣類（克）	63
總脂肪（克）	28.3
總膳食纖維（克）	4.3

營養健康叮嚀：

洋蔥是優質的低GI食材，所含的有機硫化物，是一種類似口服降血糖劑的化合物，可達到降低血糖的效果，其所含鉻元素也可強化胰島素作用。

※ 對糖尿病友來說，鉻很容易隨著尿液排出，所以平時即應多攝取鉻含量豐富的食物，如未精緻的糙米、海鰻、蛤蜊等，可幫助控制血糖值。

烹調聰明叮嚀：

- 雞蛋先單獨炒過，味道會更香；炒蛋時可用筷子不停攪拌增加膨鬆感。
- 洋蔥加入少許的水拌炒，可減少攝取食用油的量。

洋蔥GI值低

含鈣、磷、鎂、硒等多種礦物質、維生素、硫醇、類黃酮硫化物，可促進胰島素作用，適合中老年第二型糖尿病友，預防高血壓、高血脂。

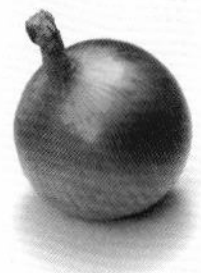

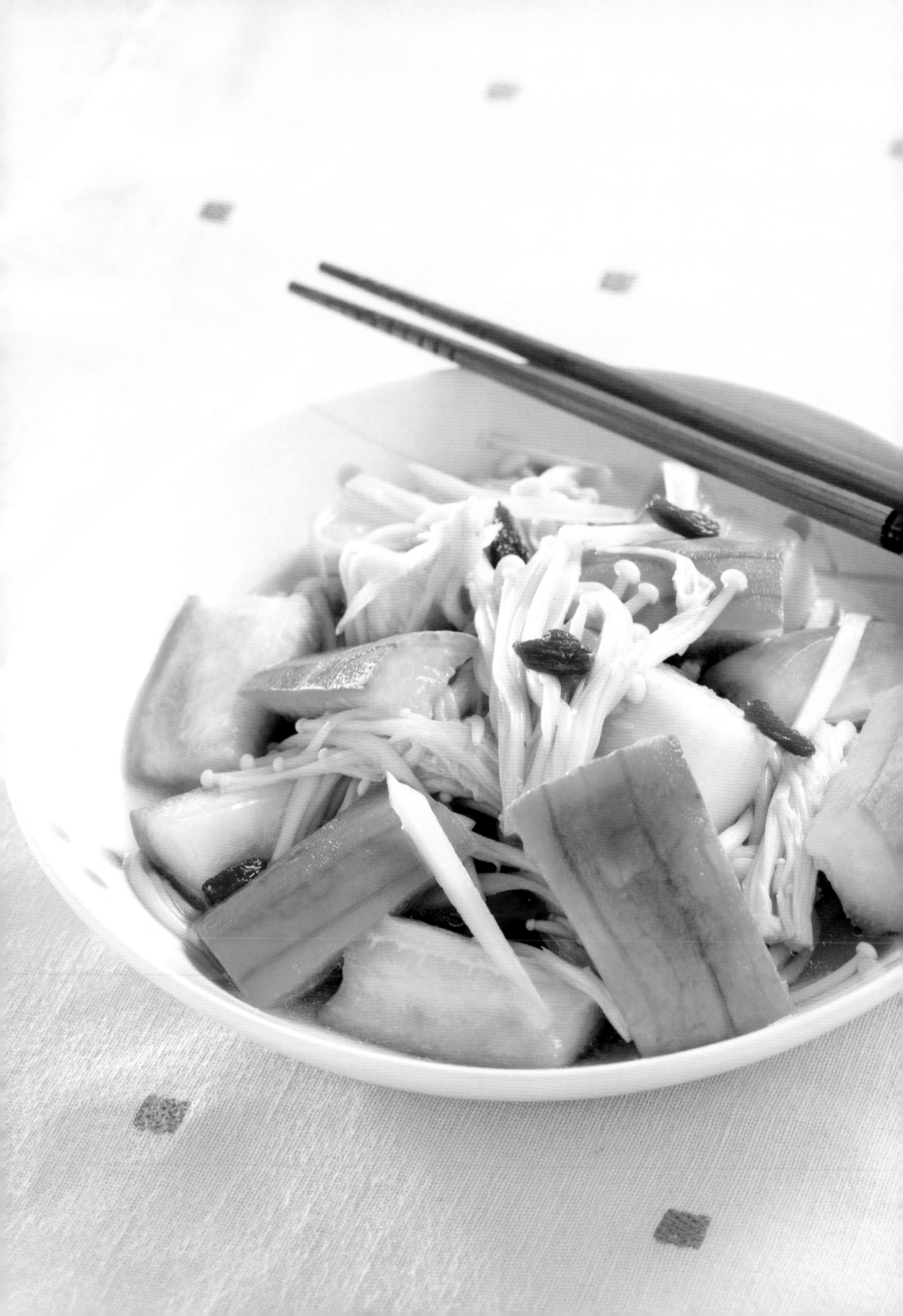

副食　金菇絲瓜

材料：

金針菇	20克	枸杞	10克
絲瓜	70克	橄欖油	2小匙
薑絲	少許		

作法：

1 金針菇洗淨，切除根部；絲瓜洗淨，去皮，切成約2～3公分長條。

2 取一個炒鍋加入橄欖油預熱，放入薑絲爆香，再續入絲瓜快炒後，倒入水20c.c.至顏色變翠綠。

3 放入金針菇、枸杞拌炒約1～2分鐘，加入鹽調味，即可食用。

熱量	146.6	蛋白質	1.1	醣　類	12.6
		脂　肪	10.2	膳食纖維	1

營養健康叮嚀：

絲瓜是低熱量、低脂肪、含糖量低的高鉀食物，其所含的楊梅素、槲皮素及芹菜素，能幫助血管保持暢通，預防心血管疾病，因此經常食用絲瓜，對燥熱傷肺型糖尿病友尤其適合。

枸杞是滋補強身的佳品，含有14種胺基酸，具有提高人體免疫力，保護肝臟、預防視力退化，及動脈粥樣硬化的形成等作用，其富含的鍺元素能抑制腫瘤生長，且枸杞有降低血糖的作用，有利於糖尿病的治療和康復。

烹調聰明叮嚀：

- 絲瓜烹調時間不宜太久，可蓋上鍋蓋燜煮，一旦絲瓜變色代表已煮熟，可馬上熄火，以免絲瓜會一直釋放出水分而流失營養素。

絲瓜可平衡血糖

絲瓜是低熱量、低脂、低醣的高鉀食物，含鈣、鎂、磷苷皀　、苦味素、多量黏液、木聚糖、類胡蘿蔔素，可平衡血糖及防治高血壓合併症等作用。

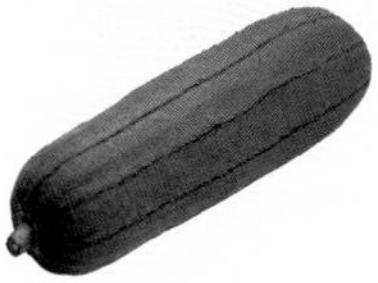

晚餐第2套
1人份總熱量
594（卡）

總蛋白質（克）	總醣類（克）	總脂肪（克）	總膳食纖維（克）
22.1	63	28.3	4.3

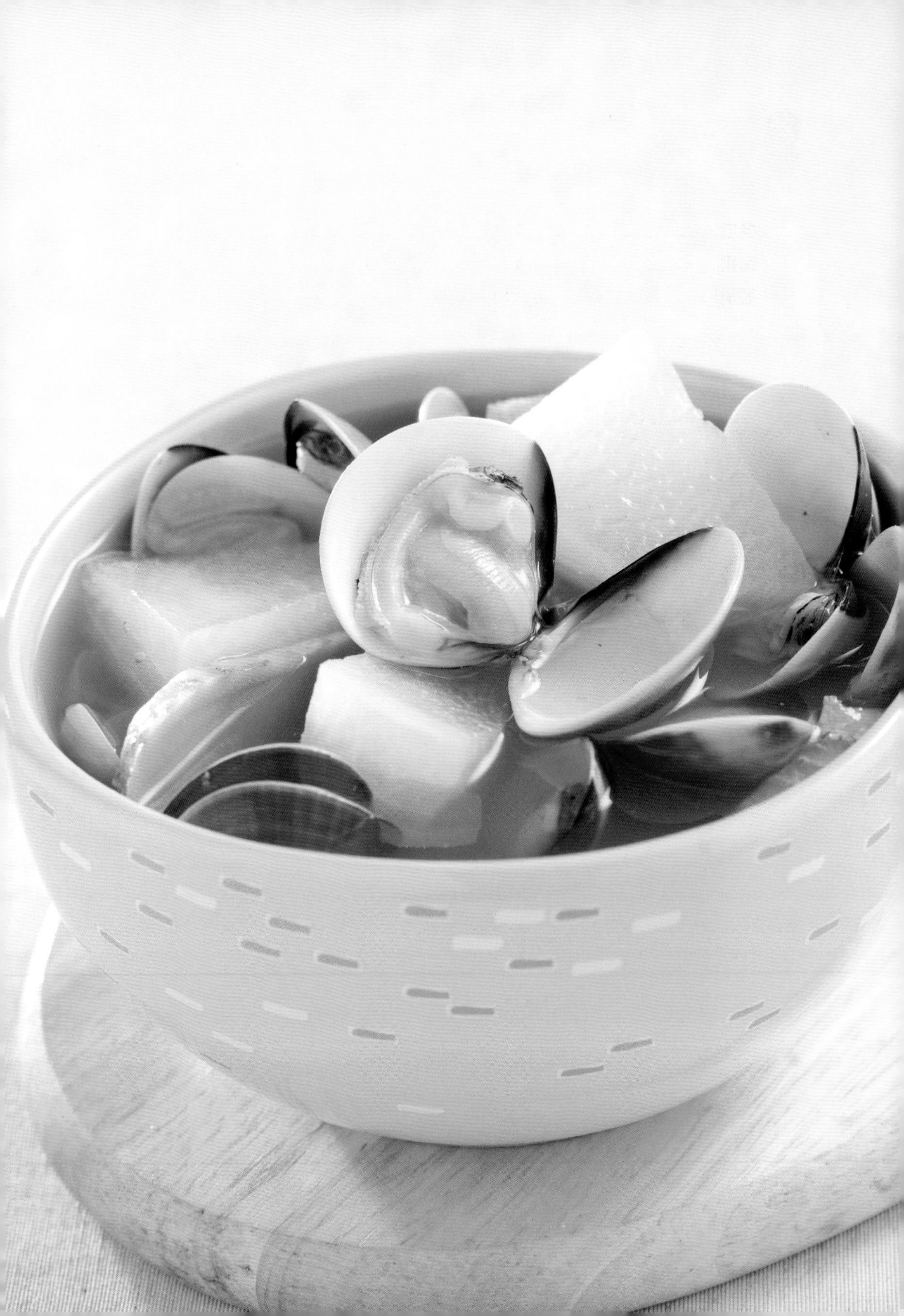

湯

冬瓜蛤蜊湯

材料：

冬瓜 ....50 克

蛤蜊 ....60 克

老薑片 ....10 克

調味料：

鹽 .... 少許

作法：

1 冬瓜洗淨，去皮，切成約 2 ～ 3 公分塊狀。

2 蛤蜊洗淨後，倒入水 1/2 碗的湯鍋中，以大火煮沸後，熄火，即成蛤蜊湯汁。

3 取一湯鍋，倒入水 1 又 1/2 碗，放入冬瓜及老薑片，以大火煮沸，轉中火續煮約 10 分鐘，再放入蛤蜊湯汁煮沸，加入鹽調味，即可食用。

熱量	56.2	蛋白質	7.4	醣　類	5.3
		脂　肪	0.6	膳食纖維	0.9

晚餐第2套

1人份總熱量

594（卡）

總醣類（克）	總蛋白質（克）
63	22.1

總膳食纖維（克）	總脂肪（克）
4.3	28.3

營養健康叮嚀：

- **冬瓜**是水分多、低熱量、低脂肪，同時也是屬於高鉀低納的食物，可促使體內的醣分轉化成熱量，而不變成脂肪，對於動脈硬化、冠心病、高血壓、腎炎、水腫等疾病都有良好的防治效果，還可輔助體內排除多餘水分及脂肪。
※ 冬瓜屬性較寒涼，脾胃虛寒或易腹瀉的人，要謹慎食用；但身體過胖、血壓高及容易水腫的人，建議可多吃冬瓜利水清濕熱，對身體很有益處。
- **蛤蜊**含有優質蛋白質、維生素B群、鉻及牛磺酸等；其維生素B1、B2能協助醣分、脂肪代謝順暢；而鉻含量可強化胰島素作用，有益於糖尿病的控制。

烹調聰明叮嚀：

- 此道具有清熱退火的作用，而且蛤蜊單獨先煮沸，可過濾細砂，瀝取乾淨鮮美的湯汁。

一星期至少食用一次魚類及海鮮

除了魚類以外，海鮮中的蛤蜊、花枝及鮮蝦等，也都富含蛋白質與多元不飽和脂肪酸的優質脂肪，因此建議一星期至少應食用一次的魚類或海鮮類。

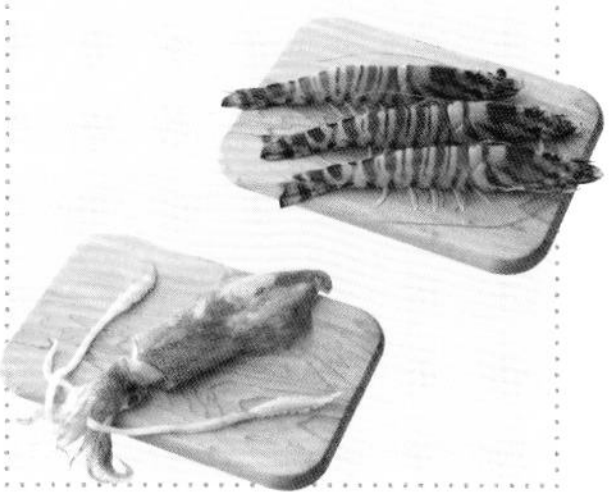

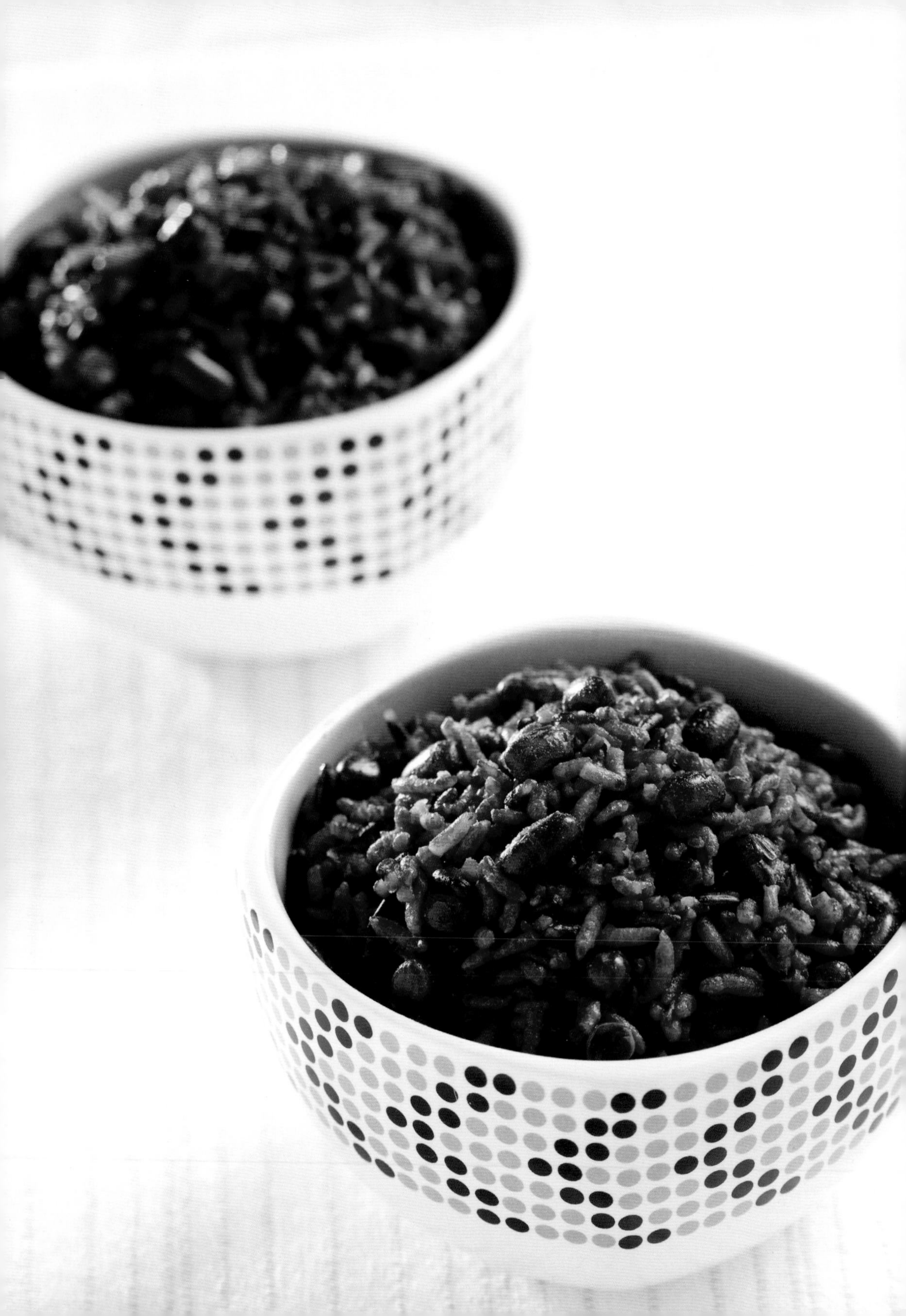

主食 紅豆黑白米飯

材料：

長黑米（或紫米）................10 克　長米（或糙米）...................40 克

紅豆....................................10 克　膳食纖維粉...........................2 克

作法：

1 將長黑米、紅豆分別洗淨，各浸泡 8 小時；長米洗淨備用。

2 將長黑米、紅豆、長米加入水 2 杯（米及水的份量比例約爲 1：2），並加入膳食纖維粉後，置入電鍋內煮至熟，即可食用。

熱量	216.2	蛋白質	6.5	醣　類	46.2
		脂　肪	0.6	膳食纖維	3.1

營養健康叮嚀：

長黑米含豐富的鐵質，及天然黑色素與 4 種必需胺基酸，蛋白質含量比稻米高出許多，所含精胺酸可增加血中胰島素濃度，提升免疫力；外殼也比糯米多了一層花青素，是很好的抗氧化劑來源，能幫助延緩老化，因此又被稱爲「補血米」、「長壽米」。

紅豆因富含澱粉，又被稱爲「飯豆」；能幫助調節體內醣分、脂肪的代謝，而所含的皂角苷可刺激腸道、利尿及解毒作用，對心臟病、腎臟病引發的水腫有改善的功效，其豐富的膳食纖維，具有降血壓、降血脂、調節血糖及抗癌的效用。

烹調聰明叮嚀：

- 長黑米、紅豆、長米的材料比例爲 1：1：4。
- 若要縮短長黑米、紅豆的浸泡時間，可改用熱水浸泡約 3 4 小時即可。
- 此道也可做成壽司或炒飯，建議一次可多煮一點份量，將其冷凍，可保存 3 5 天。

豆穀飯營養又健康

豆類添加在米飯中，可增添米飯的營養，而豆類也是好的蛋白質來源。任何健康的米類都可搭配紅豆、綠豆，或黑豆變換不同的主食口感。

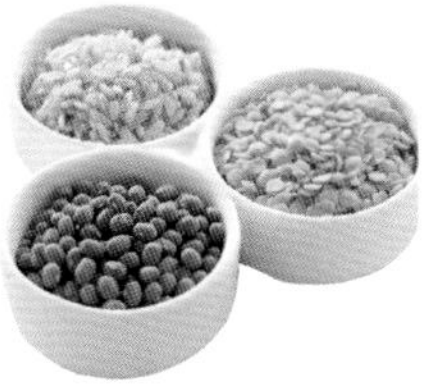

晚餐第3套

1人份總熱量

536.2（卡）

總醣類（克）	總蛋白質（克）
52.5	28.9
總膳食纖維（克）	總脂肪（克）
6.1	23.5

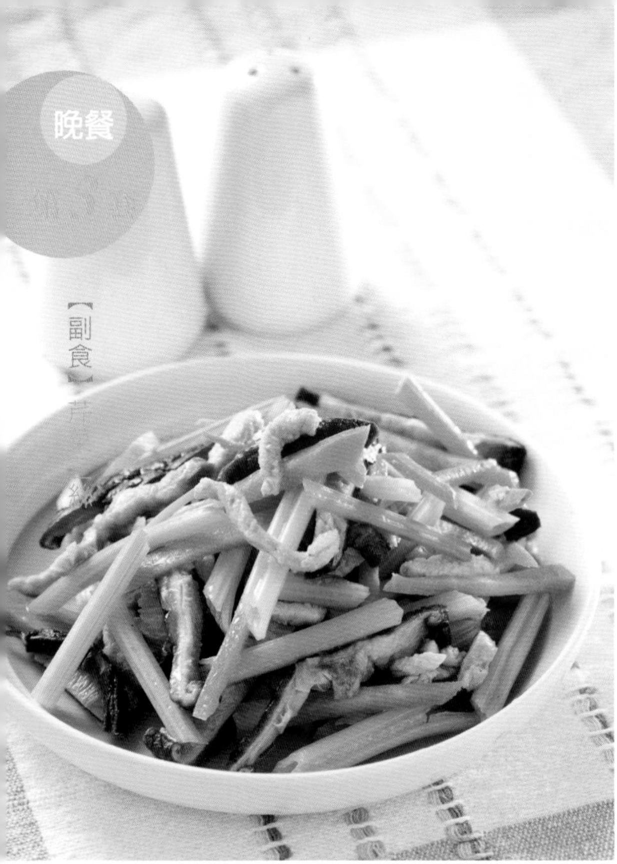

晚餐第3套	
1人份總熱量	
536.2(卡)	
總醣類(克)	總蛋白質(克)
52.5	28.9
總膳食纖維(克)	總脂肪(克)
6.1	23.5

熱量	152.8	蛋白質	8.1	醣　類	4.9
		脂　肪	11.2	膳食纖維	2.4

副食

芹菜三絲

材料：

芹菜 ....50 克

乾香菇 ....20 克

瘦肉絲 ....30 克

紅蘿蔔絲 ....20 克

橄欖油................................2 小匙

調味料：

鹽 .... 少許

作法：

1 將所有材料洗淨；芹菜切段約 2～3 公分。

2 香菇泡水後，切細絲備用。

3 取一炒鍋加入橄欖油預熱，放入香菇絲、紅蘿蔔絲、瘦肉絲，

4 以大火快炒，再加入少許水。放入芹菜段拌炒至熟，加入鹽調味，即可食用。

營養健康叮嚀：

紅蘿蔔對人體有多層的保健功效，因此有「小人參」的美譽，是極佳的抗氧化物，其所含的綠原酸可調控體內血糖，減緩腸道吸收糖分；而含有槲皮素、山奈醇，可增加冠狀動脈血流量，及調降血壓，此外，紅蘿蔔還具有抗癌、抗腫瘤的作用。

烹調聰明叮嚀：

- 素食者可將瘦肉絲，改爲木耳絲，或豆干絲。
- 紅蘿蔔不建議生吃，因爲其所含胡蘿蔔素必須經過油炒後，溶解在脂肪中，才能轉化成維生素 A，被人體所吸收。

芹菜可平衡血糖

含粗纖維、鈣、磷、鐵、甘露醇、胡蘿蔔素、維生素 C。可以中和尿酸及體內的酸性物質，有助於降血壓、平衡血糖及分解脂肪等作用。

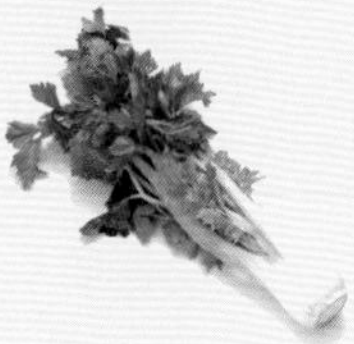

湯品

鮮魚豆腐湯

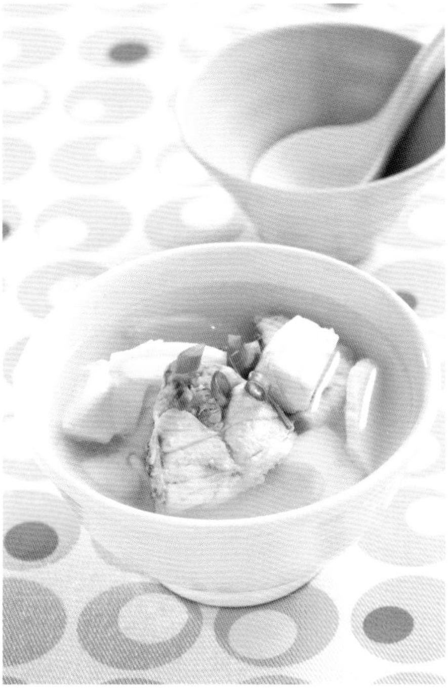

材料：

鮮魚肉 ....40 克
嫩豆腐 ....1/4 塊
（約 70 克）
老薑片 ....10 克

調味料：

鹽 .... 少許
米酒 .... 適量

作法：

1 鮮魚肉洗淨，切成塊狀；嫩豆腐切塊狀。
2 取一湯鍋，加入水 1 又 1/2 碗以大火煮沸，放入所有材料一起煮約 5 ～ 10 分鐘。
3 加入鹽及米酒拌勻，即可食用。

熱量	167.2	蛋白質	14.3	醣　類	1.4
		脂　肪	11.6	膳食纖維	0.6

晚餐第3套
1人份總熱量
536.2（卡）

總醣類（克）	總蛋白質（克）
52.5	28.9

總膳食纖維（克）	總脂肪（克）
6.1	23.5

營養健康叮嚀：

魚肉含有豐富的蛋白質、胺基酸、魚油、維生素 A、D、E、B 群、且脂肪含量少，多由不飽和脂肪酸組成，人體吸收率高達 95%，具有降低膽固醇、預防心血管疾病的作用，而所含的鎂元素，能保護心血管及預防高血壓、心肌梗塞。

魚油中含有 DHA 與 EPA，可促進腦部發育，增強免疫系統及抗血栓、降血脂的作用；尤其是深海魚類含有的 Omega-3 脂肪酸、牛磺酸含量都比淡水魚高得多，對心臟和大腦具有保護作用。

烹調聰明叮嚀：

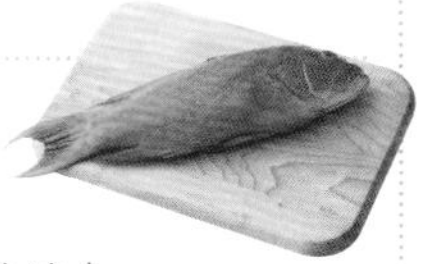

- 魚肉可採用當季捕捉的魚，並以深海魚類較優，肉質較鮮美，且污染較低，如石斑、鯛魚、赤鯮、馬頭魚、紅魽等，或是養殖的鱸魚、海鱺魚等，較適合煮湯。
- 煮魚湯時可先將魚肉用滾水快速汆燙去腥味，同時也能去除有害的毒素，而且煮好的湯汁較清澈，味道較鮮美。

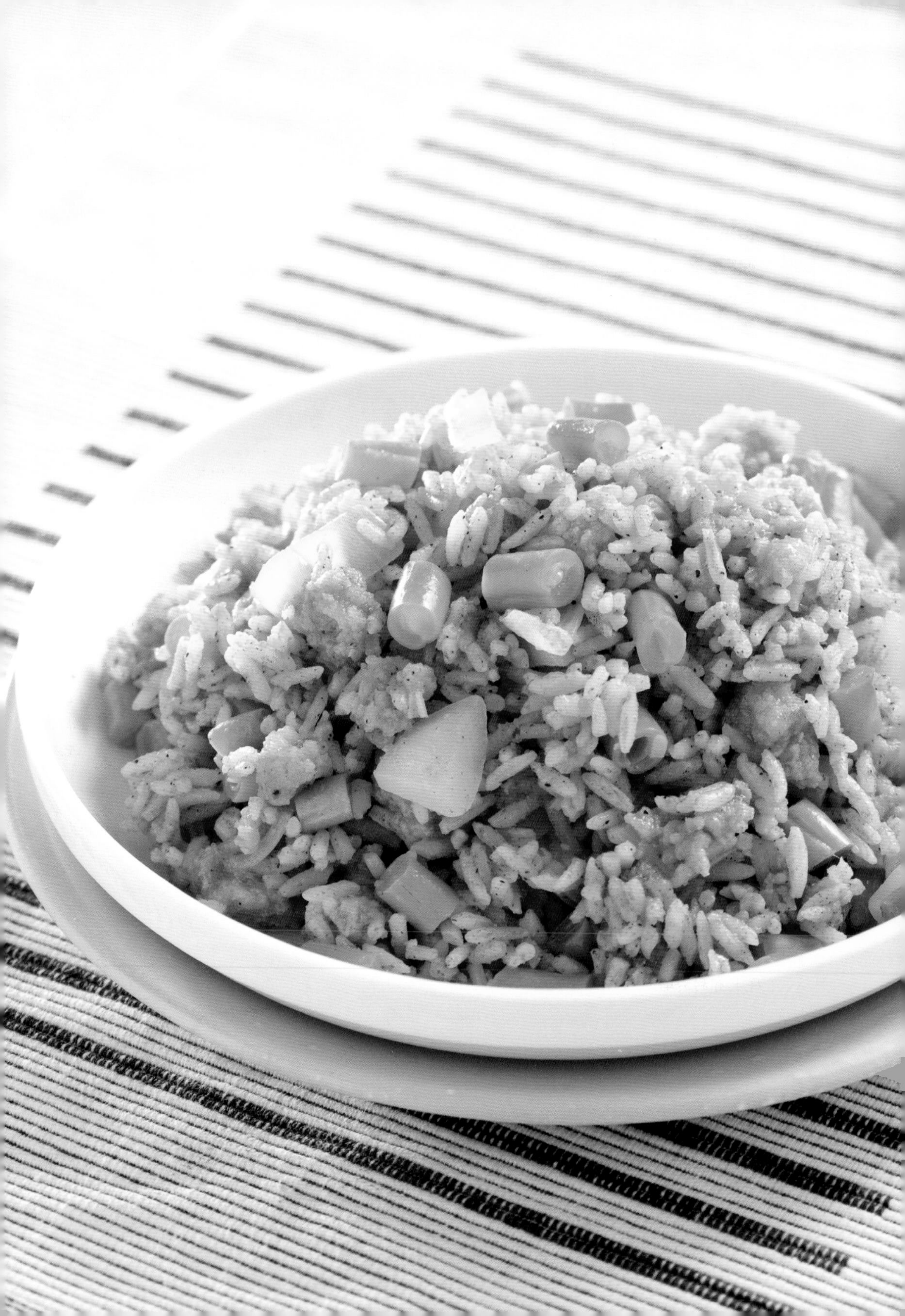

主食

蔥豆黃金飯

材料：

長米……50克
瘦絞肉……15克
洋蔥末……30克
四季豆……20克
蒜末……10克
橄欖油……1小匙

調味料：

醬油……少許
咖哩粉……2小匙
鹽……少許
胡椒粉……少許

作法：

1 長米洗淨後，加水1.2杯（米及水的份量比例約1：1.2），移入電鍋煮至熟，取出，待涼備用。
2 瘦絞肉放入容器中，加少許的醬油浸泡約30分鐘。
3 四季豆洗淨，切丁狀，放入滾水中汆燙，撈起，沖涼備用。
4 取一個炒鍋加入橄欖油預熱，放入瘦絞肉拌炒、續入洋蔥末及蒜末，再加水30c.c.及咖哩粉調勻。
5 放入煮熟的長米飯，用筷子拌勻，使米飯入味，最後加入四季豆、鹽、胡椒粉拌勻，即可食用。

熱量	300.2	蛋白質	8.9	醣類	49.5
		脂肪	7.4	膳食纖維	5.1

晚餐第4套 1人份總熱量 628.4（卡）

總醣類（克）	總蛋白質（克）
90.2	32.1

總膳食纖維（克）	總脂肪（克）
16.8	15.4

營養健康叮嚀：

四季豆含有調節血糖的楊梅素，抗氧化的檞皮素，以及能幫助膽固醇由膽汁排出的皂素。此外，豆莢中豐富的纖維質，不僅可促進腸胃蠕動和排便，也有延緩血糖吸收的功效。

長米的黏性較低，可延緩血糖的吸收，且富含維生素B群，有利於醣分代謝，屬低GI的澱粉主食。

咖哩主要成分爲薑黃素，是一種很棒的抗氧化劑及消炎藥，許多研究證實，其具有降低罹患阿茲海默氏症的機率，還具有降血脂、降血糖的效果。

烹調聰明叮嚀：

- 炒飯時，建議用冷飯拌炒，才會粒粒分明，看起來會比較好吃又美味。
- 咖哩粉必須加水攪拌均勻，水量約20～30C.C.。

大蒜可平衡血糖

含維生素B1、B2、C、E、胡蘿蔔素、辛辣素、鈣、磷、鋅、鐵等營養素，可平衡血糖、血脂、血壓，改善心血管功能。

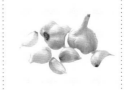

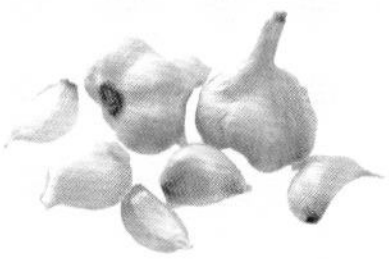

【副食】
莧菜小魚

晚餐第4套 1人份總熱量
628.4 (卡)

總醣類（克）	總蛋白質（克）
90.2	32.1

總膳食纖維（克）	總脂肪（克）
16.8	15.4

副食 莧菜小魚

材料：

魩仔魚	10 克
莧菜	100 克
蔥段	10 克
蒜片	10 克
橄欖油	1 小匙

調味料：

鹽	少許

作法：

1 魩仔魚洗淨，瀝乾水分；莧菜洗淨，切段。

2 準備一鍋滾水，放入莧菜汆燙一下，撈起，瀝乾水分。

3 取一個炒鍋加入橄欖油預熱，放入蔥段、蒜片爆香，續入魩仔魚，水 1/2 碗煮沸。

4 倒入莧菜煮約 3 ～ 5 分鐘，加入鹽調味，即可食用。

熱量	109.7	蛋白質	9.6	醣 類	4.1
		脂 肪	6.1	膳食纖維	2.8

營養健康叮嚀：

■ 莧菜所含的維生素 K 具有促進凝血及造血的功能；加上是低鈉高鉀的蔬菜，能幫助多餘的水分排出體外，維持血壓的穩定，又因為其烹煮後質地軟爛，容易消化吸收，所以對血糖的調控也很有幫助。

■ 魩仔魚富含鈣質，適合發育兒童及骨質疏鬆症患者食用。

烹調聰明叮嚀：

● 此道菜色是屬於夏季菜，莧菜的纖維細軟，煮熟後更易消化。莧菜為涼性蔬菜，體質虛寒或經常腹瀉的人，不宜多吃。

● 魩仔魚下鍋爆香時，不要一直用力翻攪，以免魚身容易斷裂。

● 魩仔魚亦可用曬乾小魚乾代替。

晚餐蔬菜選擇原則

蔬菜類以低纖易消化為佳，如綠色蔬菜（地瓜葉、莧菜）、花菜類（如白花椰菜、綠花椰菜）。

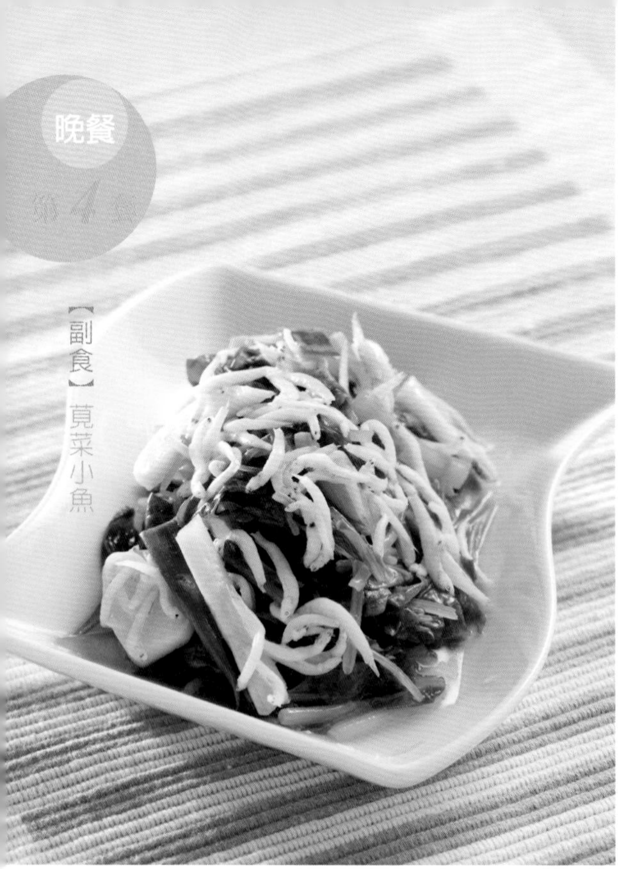

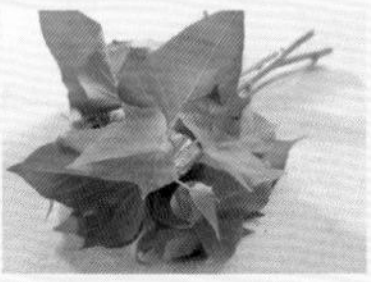

湯品

四神湯

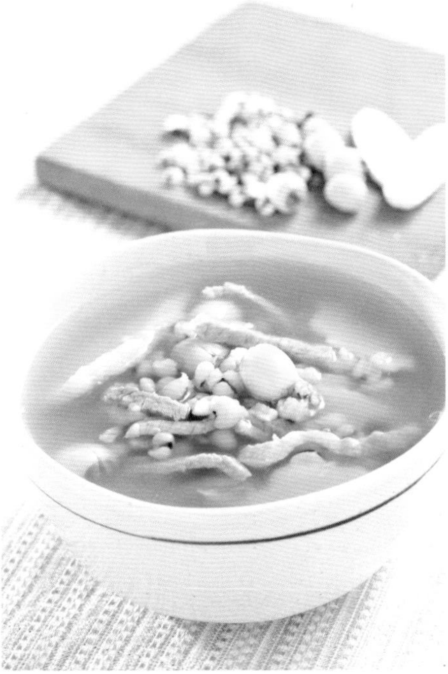

材料：

瘦肉絲 30克
蓮子 20克
薏仁 10克
淮山（山藥片）......20克
芡實 10克
茯苓 10克

調味料：

鹽 ...... 少許
米酒 1/2小匙

作法：

1 瘦肉絲洗淨；四神材料洗淨，瀝乾水分。
2 取一個湯鍋，加入水3碗，放入所有材料以大火煮沸，轉小火續煮約40～50分鐘，加入鹽及米酒，即可食用。

熱量	218.5	蛋白質	13.7	醣　類	36.7
		脂　肪	1.9	膳食纖維	8.9

晚餐第4套	
1人份總熱量	628.4（卡）
總醣類（克）	90.2
總蛋白質（克）	32.1
總膳食纖維（克）	16.8
總脂肪（克）	15.4

營養健康叮嚀：

四神湯除了具有健脾、開胃及補充體力的功能之外，還可治療脾虛，消化不良或容易拉肚子的症狀，對於抗癌也頗有功效。

淮山含多醣體黏蛋白，在腸道中可減緩醣分吸收，抑制血糖急速上升，並有降低血中膽固醇功效。

茯苓含多醣體，可提高人體免疫功能，促進及誘發干擾素，能對抗病毒。

※ 四神湯的澱粉含量高，很適合老年人、孩童、產婦或術後調養的人，但糖尿病患者要減量食用。

烹調聰明叮嚀：

- 此道是加入瘦肉絲烹調，也可加入排骨或豬小腸變換口味；素食者則可直接清湯煮四神材料即可。

選瘦肉不吃肥肉

選擇肉類時，應盡量避免食用肥肉較佳，因為肥肉含有很多動物性脂肪和膽固醇，食用過多容易造成肥胖與心血管等疾病的產生。

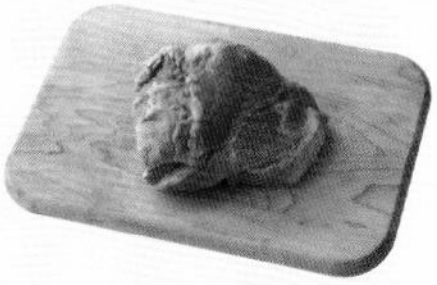

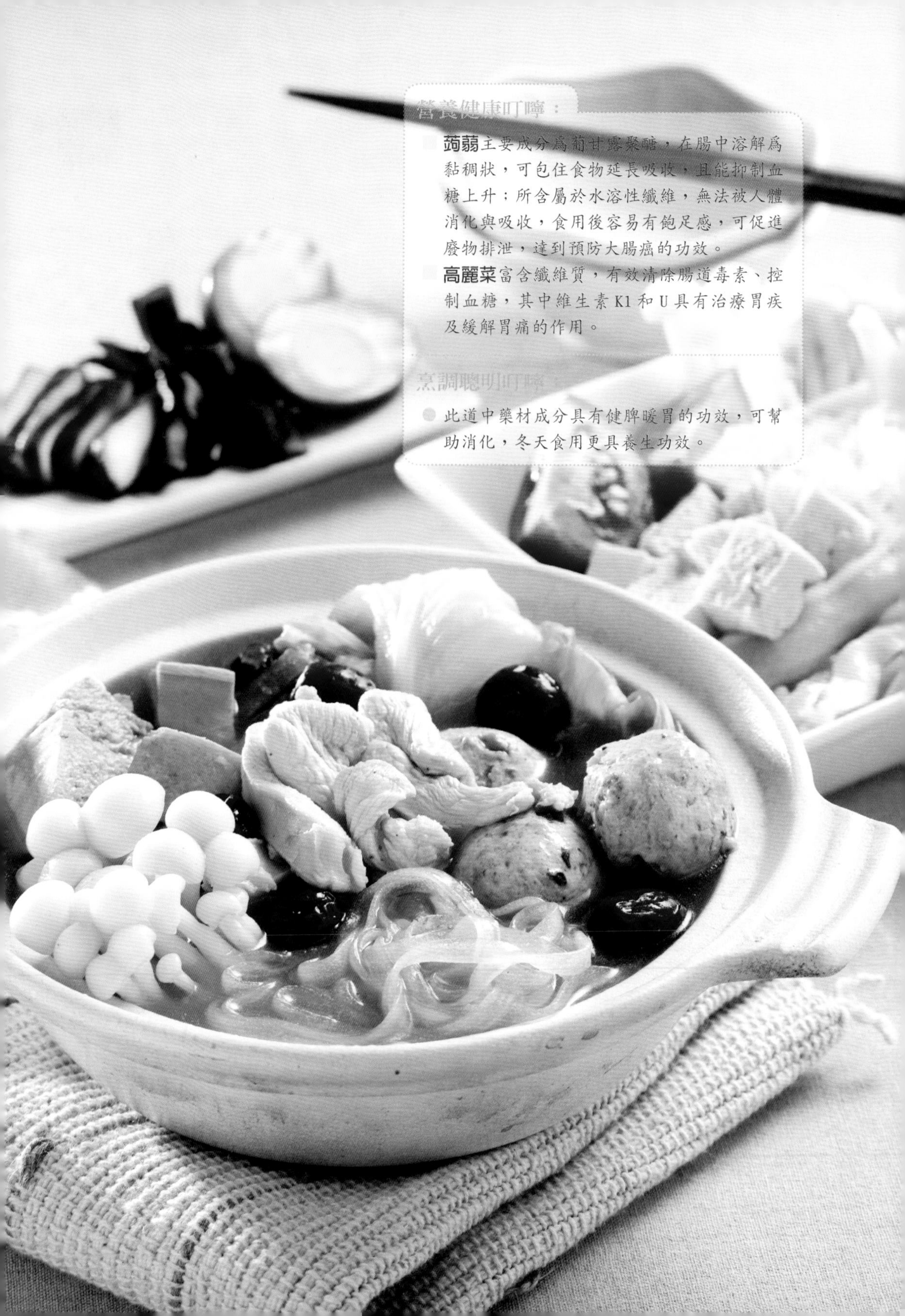

營養健康叮嚀：

- **蒟蒻**主要成分為葡甘露聚醣，在腸中溶解為黏稠狀，可包住食物延長吸收，且能抑制血糖上升；所含屬於水溶性纖維，無法被人體消化與吸收，食用後容易有飽足感，可促進廢物排泄，達到預防大腸癌的功效。
- **高麗菜**富含纖維質，有效清除腸道毒素、控制血糖，其中維生素K1和U具有治療胃疾及緩解胃痛的作用。

烹調聰明叮嚀：

- 此道中藥材成分具有健脾暖胃的功效，可幫助消化，冬天食用更具養生功效。

主食

養生涮涮鍋

材料：

雞肉片……50克
粗冬粉條……40克
高麗菜……50克
蒟蒻丸……100克
凍豆腐……40克
金針菇……30克
番茄……50克

中藥材：

草果……1粒
胡椒粒……3克
小茴香……3克
陳皮……3克
紅棗……20克
黃耆……30克

調味料：

鹽……少許

作法：

1 將所有材料洗淨；粗冬粉條泡水軟化，剪約10公分長；高麗菜剝大片；凍豆腐切小塊；金針菇去除根部；番茄切塊狀備用。
2 所有的中藥材洗淨，放入紗袋包裝起來。
3 取一個湯鍋，放入水5碗煮沸，放入中藥材包，以小火熬煮約30～40分鐘，再放入番茄、凍豆腐煮約10分鐘。
4 放入粗冬粉條、高麗菜、蒟蒻丸、金針菇、雞肉片煮至熟，加入鹽調味，即可食用。

熱量	352	蛋白質	18.9	醣　類	60.7
		脂　肪	3.7	膳食纖維	9.5

副食

香味滷菜

材料：

滷蛋……1個
豆乾……30克
海帶……30克

滷汁材料：

醬油……1大匙
蔥段……10克
蒜頭……2顆
冰糖……10克

作法：

1 將全部的滷汁材料放入湯鍋中，加入水2碗煮沸，轉小火熬煮約5～8分鐘。
2 再放入所有的材料，以小火煮約30～40鐘（滷的過程中要不時翻攪），待入味後，取出，切片裝盤，即可食用。

熱量	137.6	蛋白質	12.7	醣　類	3.3
		脂　肪	8.4	膳食纖維	1.6

晚餐第5套
1人份總熱量
490（卡）

總蛋白質（克）	總醣類（克）
31.5	64

總脂肪（克）	總膳食纖維（克）
12.1	11.1

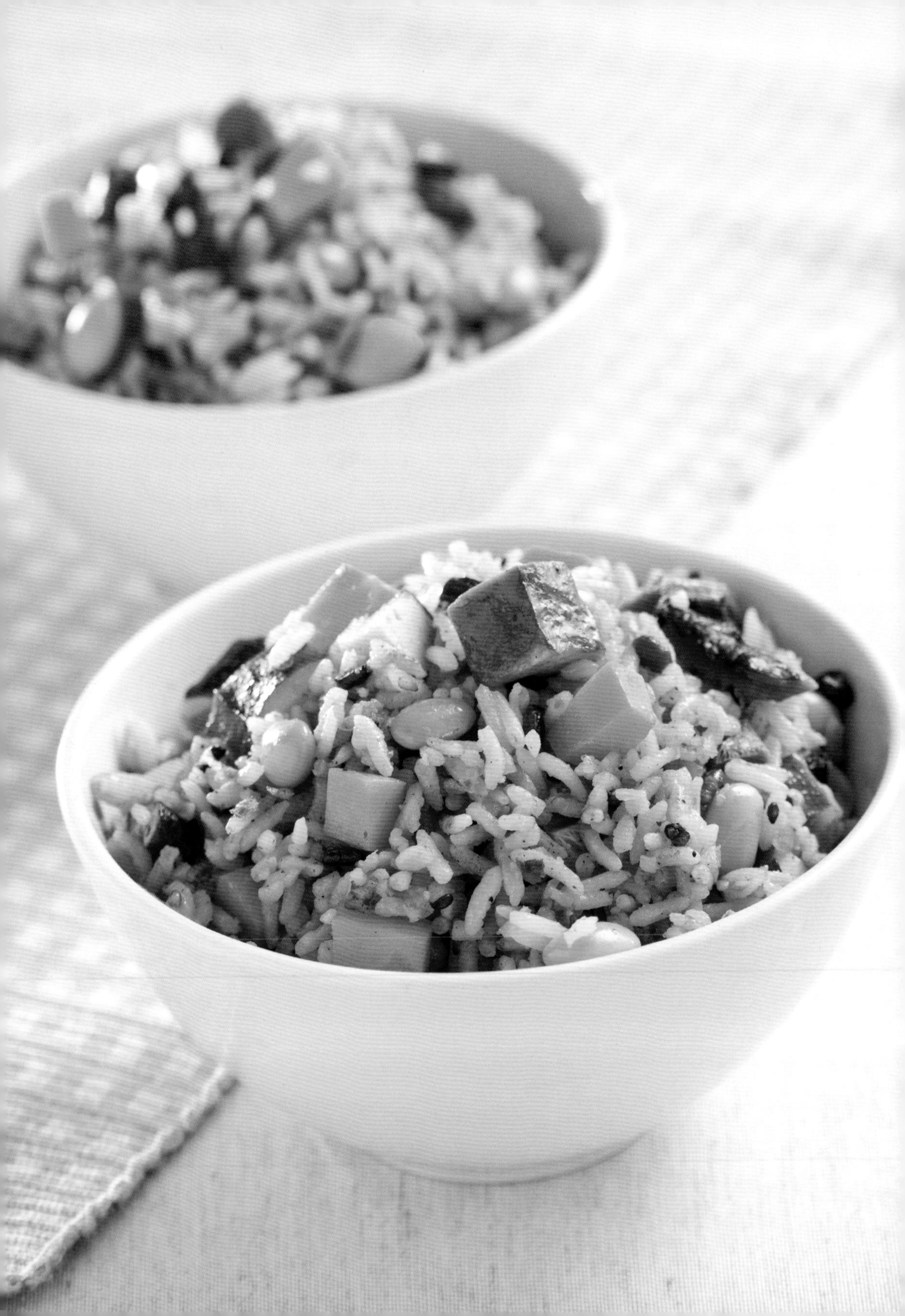

主食 三色五穀飯

材料：

五穀米	60克	香菇	20克
紅蘿蔔丁	20克	毛豆	20克
豆乾丁	20克	橄欖油	2小匙

調味料：

鹽 ...... 少許

作法：

1 五穀米洗淨後，泡水2～3小時，加水1又1/2碗（米和水的比例份量約1：1.5杯），移入電鍋中煮至熟，取出，待涼。

2 香菇洗淨，切細末；毛豆洗淨，備用。

3 準備一鍋滾水，分別放入紅蘿蔔丁，毛豆汆燙，撈起，瀝乾水分。

4 取一個炒鍋加入橄欖油預熱，放入豆乾丁、香菇末爆香，再加入五穀米拌炒，最後放入紅蘿蔔丁、毛豆，加鹽調味，即可食用。

熱量	284.5	蛋白質	13.6	醣類	44.7
		脂肪	5.7	膳食纖維	4.7

營養健康叮嚀：

五穀米大多以糙米爲主，再搭配雜糧類，如燕麥、大麥、小米、蕎麥、薏仁等食材合成。而且雜糧類中，最理想的胺基酸組成便是蕎麥，富含人體容易缺乏的必需胺基酸。五穀米有助於排便順暢，及緩和飯後血糖上升的速度。

毛豆的蛋白質含量也優於瘦肉、牛奶及雞蛋，因而有「植物肉」的美名，其豐富的膳食纖維，可預防便秘；還有特殊的皂苷類物質，可降低血液中脂肪吸收，促進代謝以防止血栓，而所含的鉻元素，可調整醣分代謝，防止血糖升高。

烹調聰明叮嚀：

- 炒飯時建議用筷子代替飯匙翻動米粒，可避免飯粒壓碎。
- 煮五穀米時，可添加少許的食用油，讓米粒更鬆散又美味。

優質米食選擇—糙米

保留豐富的蛋白質、不飽和脂肪酸、維生素與纖維質，且GI低。根據研究發現，米糠層的油脂有助於降低血中的壞膽固醇（LDL），因此經常食用糙米，對人體健康具有良好的助益。

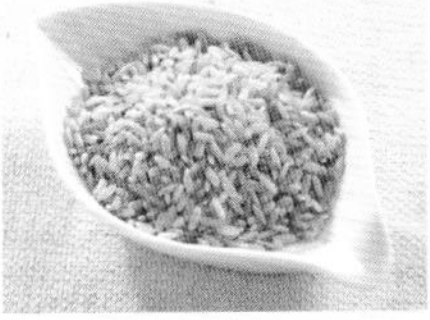

晚餐第6套

1人份總熱量	522（卡）
總蛋白質（克）	28.9
總醣類（克）	58.6
總脂肪（克）	19.1
總膳食纖維（克）	10

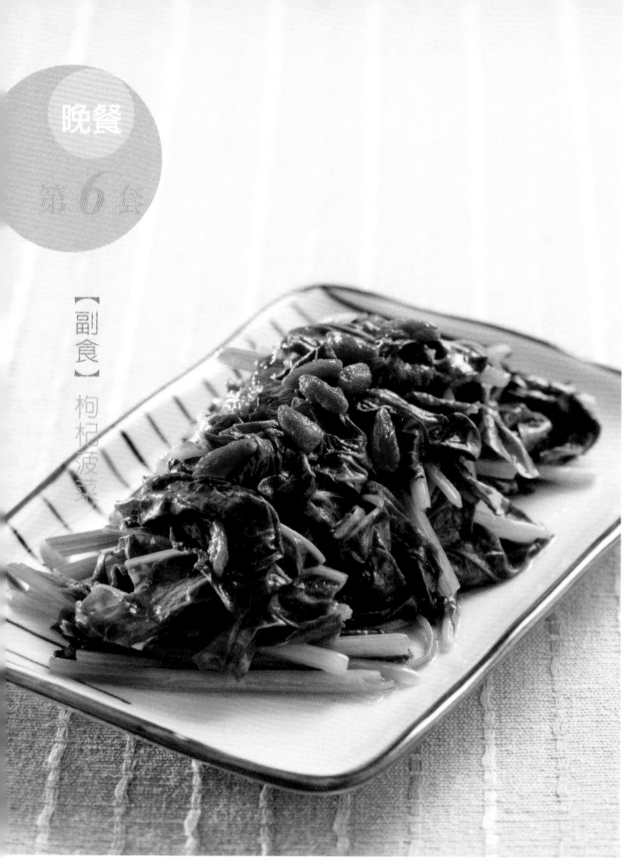

副食 枸杞菠菜

材料：

枸杞……10克
菠菜……100克
橄欖油……1/2小匙

調味料：

鹽……少許

作法：

1 枸杞用冷水泡約5分鐘；菠菜洗淨，切段（約2～3公分）。
2 準備一鍋滾水，放入菠菜汆燙至熟，撈起，擺入容器中。
3 再撒上枸杞，用少許的橄欖油及鹽拌勻，即可食用。

晚餐第6套 1人份總熱量	
522（卡）	
總醣類（克）	總蛋白質（克）
58.6	28.9
總膳食纖維（克）	總脂肪（克）
10	19.1

熱量	151.6	蛋白質	4.9	醣類	9.6
		脂肪	10.4	膳食纖維	3.4

營養健康叮嚀：

菠菜含有豐富的礦物質鎂、鉀，可以幫助降低血壓；其β類胡蘿蔔素是優良抗氧化劑，可預防癌症與多種疾病；而所含的維生素A、葉黃素及玉米黃素能預防視網膜和白內障的退化；其大量的葉酸，可降低血中同胱胺酸的濃度，降低冠心病的發生率，還含有鉻元素及類胰島素物質，可使血糖保持穩定。

烹調聰明叮嚀：

- 菠菜爲冬季當令菜，汆燙後可去除澀味及草酸成分，味道更佳；但切記不要煮太久，以免維生素、鈣、鐵等養分流失。

菠菜GI值低

菠菜所含的葉綠素、纖維質較易為人體消化吸收，且GI值較低可經常食用。

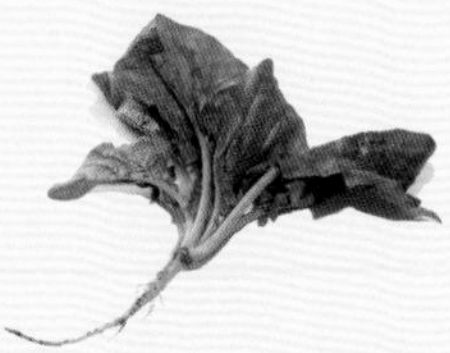

湯品

竹笙雞湯

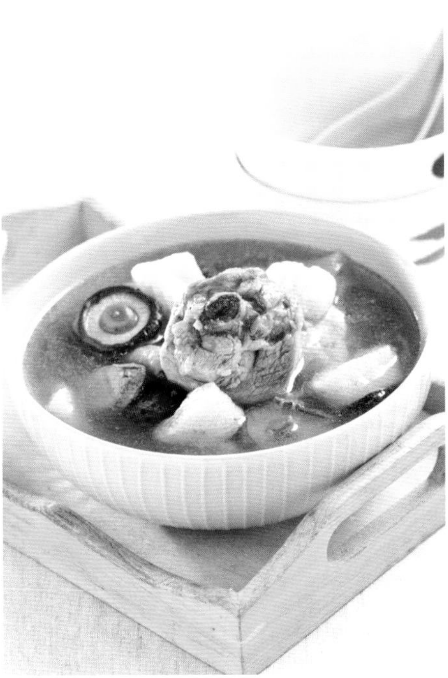

材料：

乾香菇 ....30 克

雞腿 ....45 克

竹笙 ....10 克

老薑片..................................30 克

調味料：

鹽 .... 少許

作法：

1 乾香菇用水沖淨，泡水約 20 分鐘；雞腿洗淨，切塊；竹笙泡水至軟，切小段。

2 準備一鍋滾水，放入雞腿塊汆燙去血水後，撈起。

3 再準備一鍋滾水，將竹笙汆燙後，撈起，備用。

4 電鍋內鍋加入水 1 又 1/2 碗，再放入乾香菇、雞腿、竹笙、老薑片，外鍋倒入水 1 又 1/2 杯燉煮至開關跳起，加入鹽調味，即可食用。

熱量	85.8	蛋白質	10.4	醣類	4.3
		脂肪	3	膳食纖維	1.9

晚餐第6套

1人份總熱量

522（卡）

總蛋白質（克）	總醣類（克）
28.9	58.6
總脂肪（克）	總膳食纖維（克）
19.1	10

營養健康叮嚀：

雞腿含優質蛋白質、多種脂溶性維生素 A、E 及礦物質，且其蛋白質的胺基酸組成接近人體的需要，有利於提高人體抵抗力。另外，雞肉脂肪含量低，且所含的脂肪多爲不飽和脂肪酸，對小朋友、中老年人、心血管疾病患者、大病後元氣虛弱急需恢復的人，都是非常理想的蛋白質食物。

竹笙爲富含多醣體、纖維素，能有效控制血糖值，及排除體內毒素，具有抗炎及抗腫癌作用。

烹調聰明叮嚀：

- 此道湯品建議可多煮一些份量，然後再分成小包裝冷凍，待食用時再取出加熱，非常方便。

吃雞肉的原則－烹調前要將脂肪處理乾淨

處理雞肉時，建議將雞肉的脂肪處理乾淨，避免攝取過多的動物性脂肪，以免造成健康的危機。

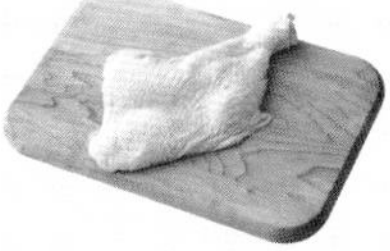

晚餐
第7套

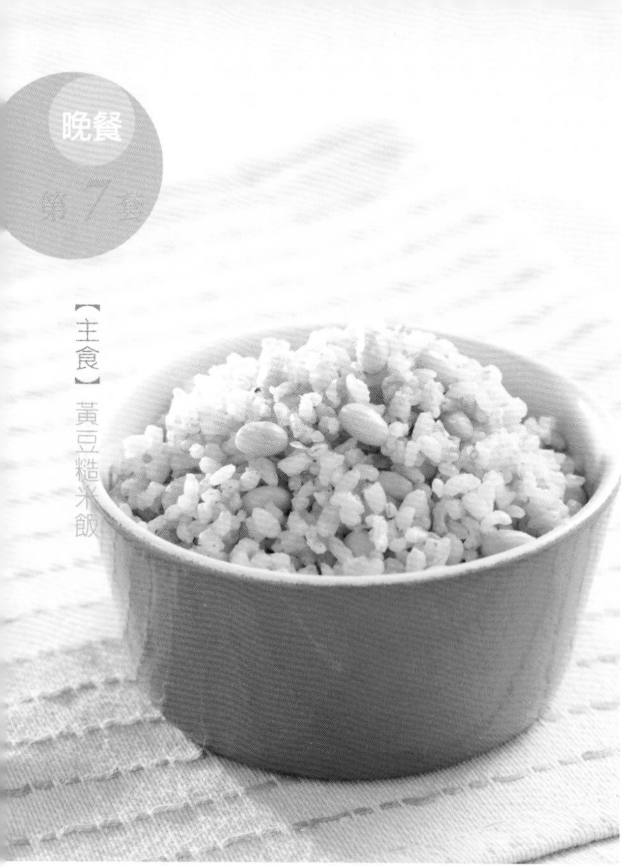

【主食】黃豆糙米飯

主食 黃豆糙米飯

材料：

黃豆 ....10 克

糙米 ....50 克

作法：

1 黃豆洗淨，泡水約 6 小時後，倒掉浸泡後的水。

2 糙米洗淨，泡水約 6 小時，倒掉浸泡後的水。

3 將黃豆及糙米置於飯鍋內，加入水 2 杯（米與水的份量比例爲約 1：1.5 杯），移入電鍋中煮至熟，取出，即可食用。

熱量	214.5	蛋白質	7.3	醣　　類	39.8
		脂　肪	2.9	膳食纖維	2.8

晚餐第7套
1人份總熱量
499.3（卡）

總醣類（克）	總蛋白質（克）
59	20.5
總膳食纖維（克）	總脂肪（克）
11.6	20.1

營養健康叮嚀：

黃豆含豐富蛋白質、脂肪、胡蘿蔔素、維生素B群、葉酸、皂苷素、膽鹼等，可增強免疫系統功能，並能幫助體內脂肪代謝，達到淨化血液，降低膽固醇的作用，對於防止血管硬化、降血壓、消除便秘、糖尿病以及阿茲海默氏症等，也都有一定的功效。

※ 此道豆穀飯有利於血糖控制，建議糖尿病患者可經常食用。

烹調聰明叮嚀：

- 泡黃豆過的水含有皂素，容易引發脹氣，所以建議烹煮前要先瀝掉。

豆穀飯營養又健康

黃豆添加在米飯中，可增加主食的營養，攝取到優質的蛋白質。此外，糙米也可搭配其他的食材混合煮食，如蓮子、紅薏仁、紅扁豆、燕麥或蕎麥等。

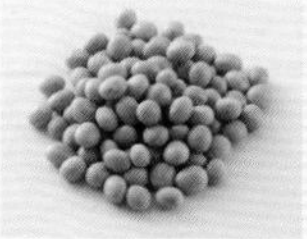

副食 樹子鱈魚

材料：

樹子（破布子）....................10克
鱈魚 1片
（約60克）
薑片 10克
蔥段 10克

作法：

1 鱈魚洗淨備用。
2 取一個乾淨盤子，將鱈魚鋪於盤上，放入適量樹子及樹子醬汁，再鋪上薑片、蔥段。
3 移入蒸鍋中，以中火蒸約5～10分鐘至熟，取出，即可食用。

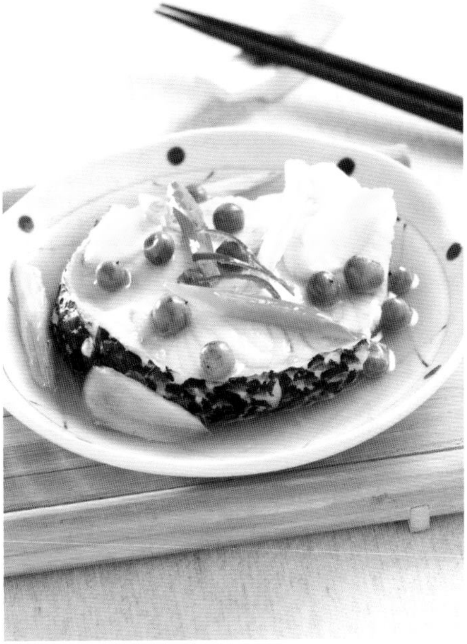

熱量	109.2	蛋白質	8.9	醣　類	4
		脂　肪	6.4	膳食纖維	2.2

晚餐第7套
1人份總熱量
499.3（卡）

總蛋白質（克）	總醣類（克）
20.5	59

總脂肪（克）	總膳食纖維（克）
20.1	11.6

營養健康叮嚀：

鱈魚除了含有優質蛋白質外，還有維生素A、B、D、E及豐富的礦物質，其所含的鋅、鉻元素，能使胰島素功能恢復正常；特有的牛磺酸也能促進胰島素分泌，減少膽固醇；而其豐富的Omega-3（EPA、DHA）則可幫助降低膽固醇、三酸甘油脂，清除血管，所以常吃鱈魚，有預防高血糖及動脈硬化的益處。

烹調聰明叮嚀：

- 清蒸鱈魚片時，可在鱈魚片與盤子的中間，用兩隻竹筷架高鱈魚片，讓水蒸氣的氣流可以上下順暢的循環，縮短煮熟的時間。

魚肉是優質的
動物性蛋白質來源

魚肉是高蛋白、低脂肪、低熱量的健康水產食品，含有優質的蛋白質與高度的多元不飽和脂肪酸，還有人體腦部所需的EPA及DHA，可提高記憶力，強化抗病力。

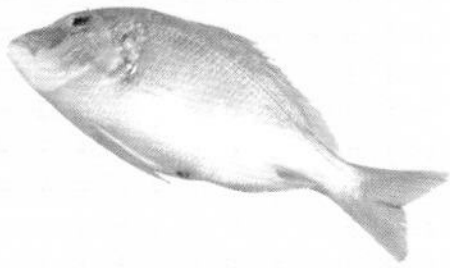

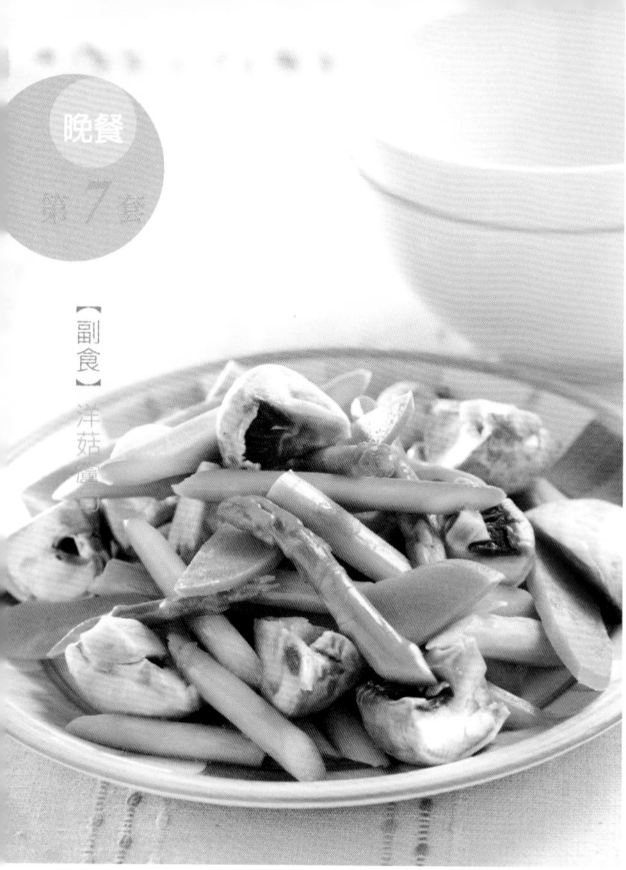

副食 洋菇蘆筍

材料：

洋菇 50克
蘆筍 100克
紅蘿蔔 20克
橄欖油 2小匙

調味料：

鹽 .... 少許

作法：

1 洋菇洗淨，切1/4片；蘆筍洗淨，去皮，切小段；紅蘿蔔洗淨，去皮，切片備用。
2 準備一鍋滾水，分別放入蘆筍、紅蘿蔔片汆燙至熟後，撈起。
3 取一個炒鍋加入橄欖油預熱，放入洋菇，以大火快炒，再加入蘆筍、紅蘿蔔片拌炒。
4 再加水30c.c.煮至熟後，加入鹽調味，即可食用。

熱量	140.4	蛋白質	2.3	醣　類	9.4
		脂　肪	10.4	膳食纖維	3.2

晚餐第7套	
1人份總熱量	499.3（卡）
總醣類（克）	59
總蛋白質（克）	20.5
總膳食纖維（克）	11.6
總脂肪（克）	20.1

營養健康叮嚀：

- **蘆筍**是優良的抗氧化、防癌的蔬菜，可中和體內的自由基，防止細胞癌化，同時也可改善糖尿病的症狀，對於高血壓、肥胖症，也都有一定的預防作用，其所含的鉀、鈣、鎂，更有益心血管健康。
- **洋菇**含有大量植物性蛋白質且熱量低，其所含乙醇萃取物，具有降血糖的作用；也含有多種抗腫瘤的活性物質，可調節免疫功能及抗癌，另具有降血脂、抗凝血及保護心血管的功效。

烹調聰明叮嚀：

- 蘆筍雖然含有豐富的葉酸，但很容易遭受破壞，所以調理時要避免高溫烹調，即使是用滾水汆燙也容易流失葉酸，因此烹調蘆筍最好是以中小火煮食。

蘆筍可平衡血糖

含胡蘿蔔素、各種胺基酸、甘露聚醣、天門冬胺酸、葉酸，可平衡血糖、保護視網膜，預防高血壓、肥胖症，促進新陳代謝，提升免疫力。

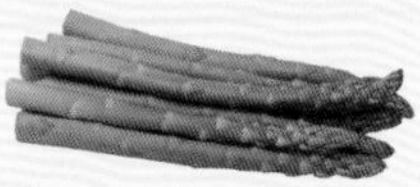

湯品

雙菇湯

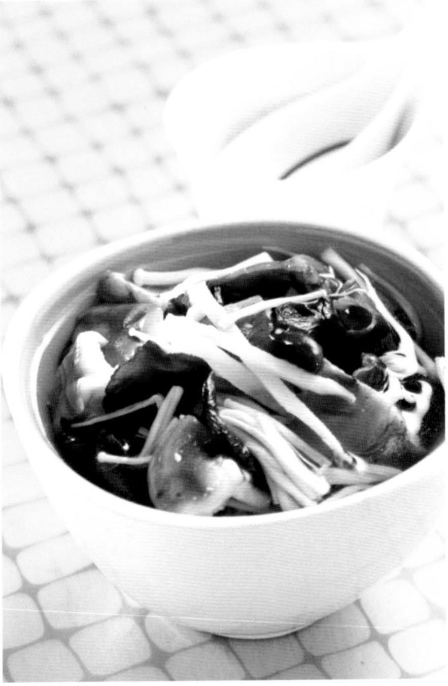

材料：

黑木耳 ....30 克

金針菇 ....30 克

新鮮香菇 ....30 克

薑絲 .... 少許

調味料：

鹽 .... 少許

香麻油 .... 少許

作法：

1 黑木耳泡水洗淨，去除蒂頭；金針菇洗淨，切除蒂頭；香菇洗淨，切除蒂頭，每朵再切成四等分備用。

2 取一個湯鍋，加入水 2 碗，放入黑木耳、薑絲以大火煮沸，再轉小火煮約 10 分鐘。

3 放入金針菇、香菇煮沸約 3 ~ 5 分鐘，加入鹽、香麻油調味後，即可食用。

熱量	35.2	蛋白質	2	醣　類	5.9
		脂　肪	0.4	膳食纖維	3.4

晚餐第7套

1人份總熱量

499.3（卡）

總蛋白質（克）	總醣類（克）
20.5	59

總脂肪（克）	總膳食纖維（克）
20.1	11.6

營養健康叮嚀：

香菇是屬於高鹼性食物，具有增強免疫力、防癌、控制血脂等功效。香菇的孢子內發現有多醣體，是一種抗癌症的干擾素，其所含的糖蛋白及 β-葡聚糖多醣體，能提升肝功能，有助於預防和改善糖尿病；而富含的膳食纖維，可抑制醣分吸收，緩解血糖上升速度。

烹調聰明叮嚀：

- 此道湯品適合素食者食用。
- 新鮮香菇煮出來的湯汁鮮甜可口；但若要獲取大量維生素D，則應多吃經過太陽曬過的乾香菇，對身體健康有較多的輔助作用。

黑木耳 GI 值低

含有豐富的纖維素和特殊植物膠原，能促進胃腸蠕動，減少脂肪吸收，其所含的多醣體，具有抗癌作用，能降低血中膽固醇，有效防止血栓及冠心病形成。

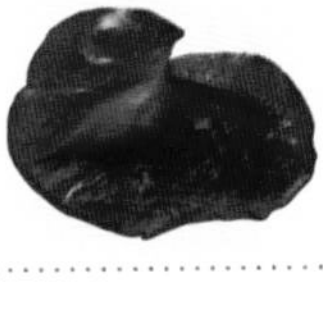

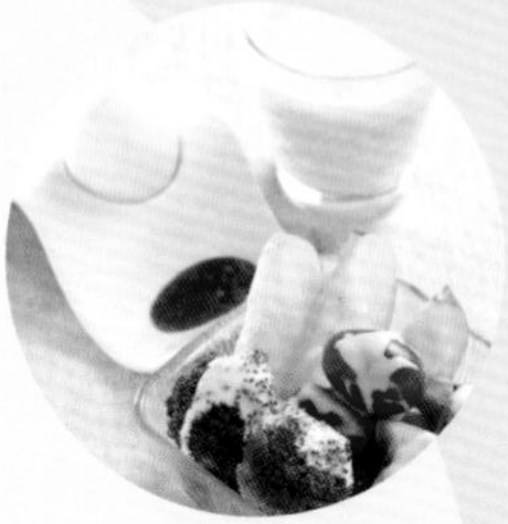

Family 健康飲食15Y

減脂肪
降血糖
防三高
低GI飲食全書 全彩圖解暢銷增訂版

作　　者／吳益群、柳秀乖
選　　書／林小鈴
主　　編／陳玉春

行銷經理／王維君
業務經理／羅越華
總 編 輯／林小鈴
發 行 人／何飛鵬
出　　版／原水文化
115臺北市南港區西新里003鄰昆陽街16號4樓
電話：（02）2500-7008 傳真：（02）2500-7579
網址：http://citeh2o.pixnet.net/blog E-mail：H2O@cite.com.tw
發　　行／英屬蓋曼群島商家庭傳媒股份有限公司城邦分公司
115台北市南港區昆陽街16號5樓
書虫客服服務專線：02-25007718；25007719
24小時傳真專線：02-25001990；25001991
服務時間：週一至週五9:30?12:00；13:30?17:00
讀者服務信箱E-mail：service@readingclub.com.tw
劃撥帳號／19863813；戶名：書虫股份有限公司
香港發行／香港九龍土瓜灣土瓜灣道86號順聯工業大廈6樓A室
電話：852-25086231 傳真：852-25789337
電郵：hkcite@biznetvigator.comm
馬新發行／城邦（馬新）出版集團 Cite (M) Sdn Bhd
41, Jalan Radin Anum, Bandar Baru Sri Petaling,
57000 Kuala Lumpur, Malaysia.
電話：(603)90563833 傳真：(603)90576622
電郵：services@cite.my

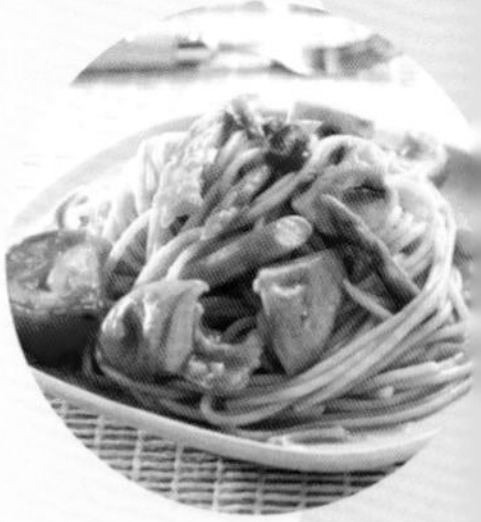

城邦讀書花園
www.cite.com.tw

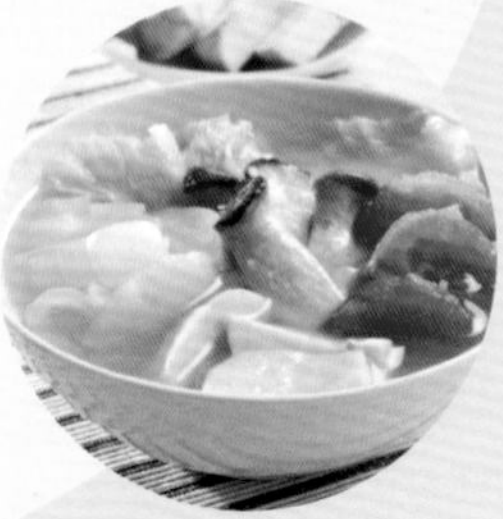

美術設計／鍾如娟、張曉珍
內頁繪圖／盧宏烈
封面設計／許丁文
特約攝影／子宇影像工作室（徐榕志、沈彬捷）
製版印刷／科億資訊科技有限公司
初版一刷／2010年9月7日
初版28.5刷／2013年8月27 日
二版一刷／2013年12月19日
三版4.5刷／2024年8月19日

定　　價／420元
ISBN 978-986-6379-29-1
EAN 4717702100698

國家圖書館出版品預行編目資料

減脂肪・降血糖・防三高 低GI飲食全書 / 吳益群, 柳秀乖合著 —— 初版. -- 臺北市：原水文化出版：家庭傳媒城邦分公司發行, 2020.04
面； 公分——（Family健康飲食；15Y）
ISBN 978-986-6379-29-1(平裝)
1. 健康飲食 2. 食譜

411.37　　99010787

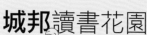

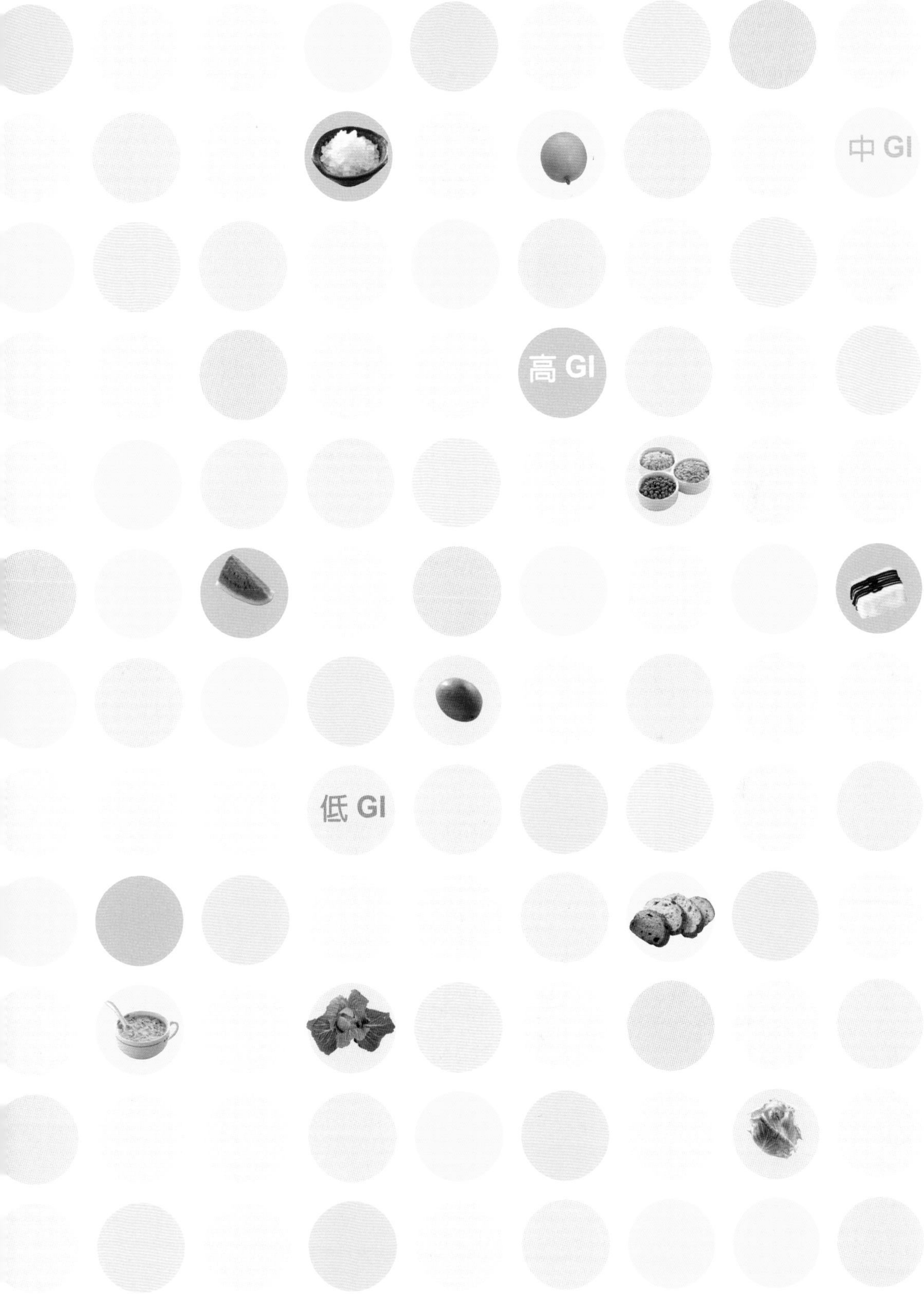
中 GI
高 GI
低 GI

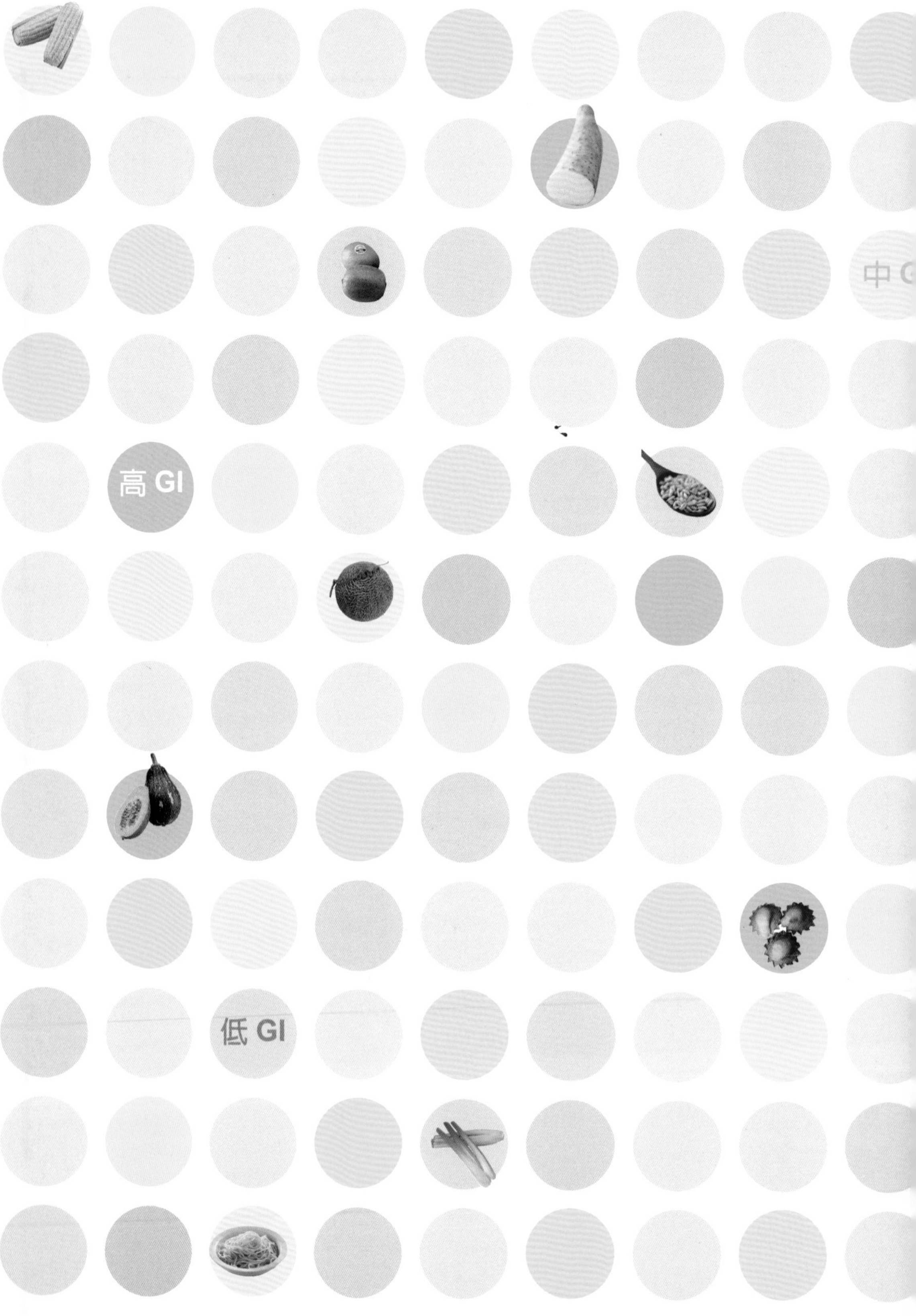
高 GI
中
低 GI

常見食物GI值、食物代換速查表

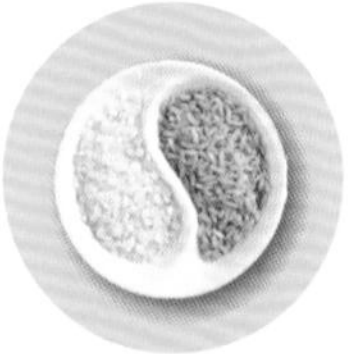

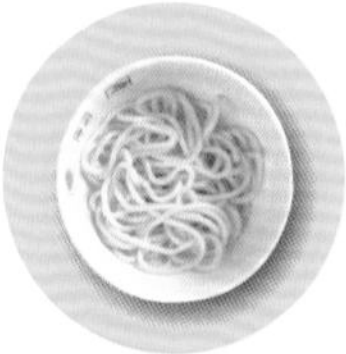

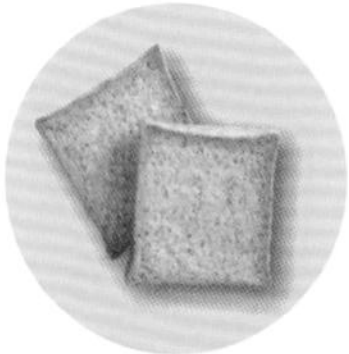

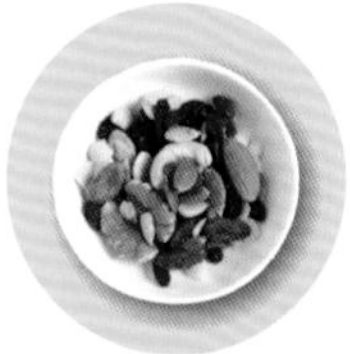

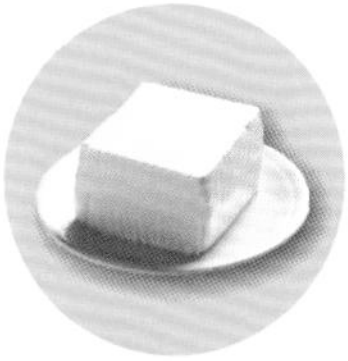

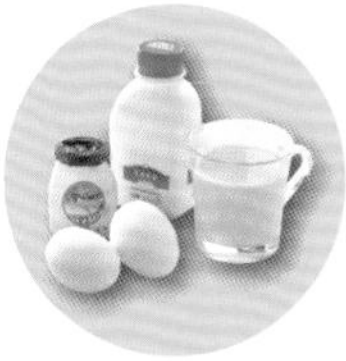

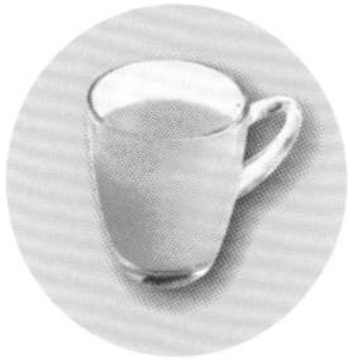

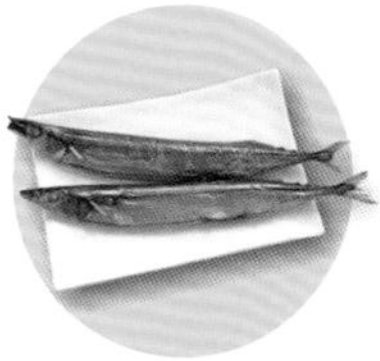

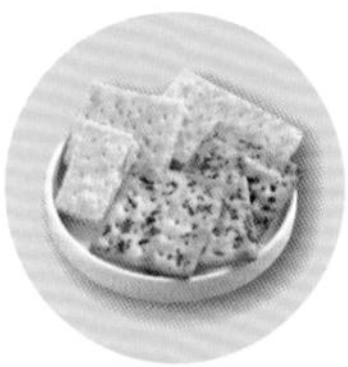

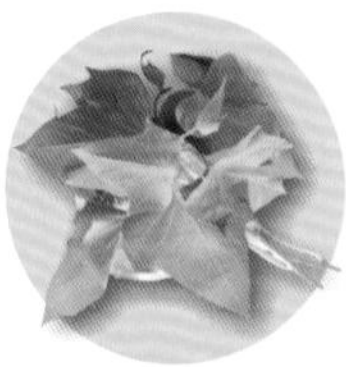

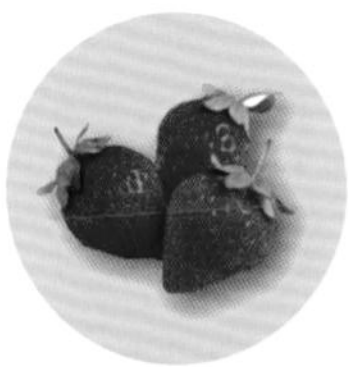

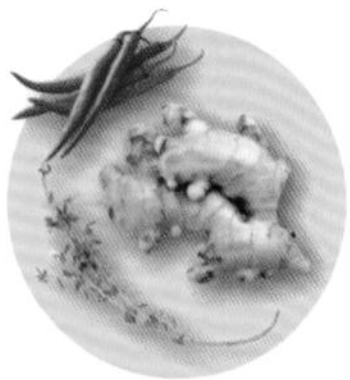

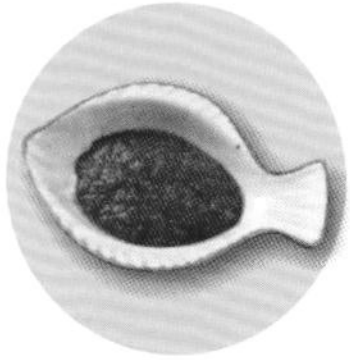

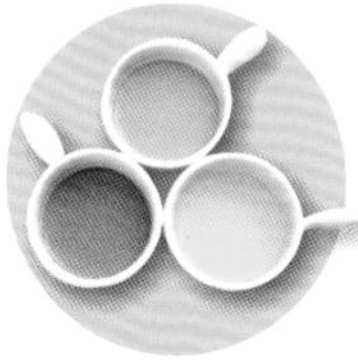

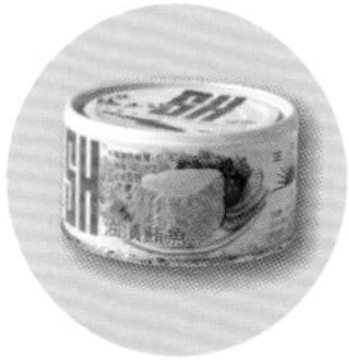

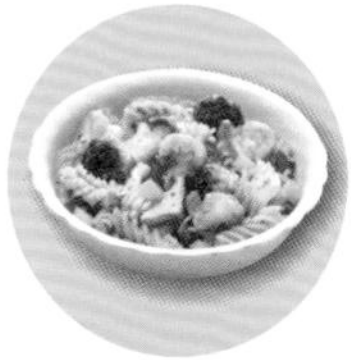

常見食物GI值●●●燈速查表

一、GI 值表使用說明

GI 值的升糖指數 ⟷ 以燈號標示

為了方便比較、選擇食物，在 GI 值表中列有常見食物的升糖指數：

- 食物的 GI 值小於或等於 55，屬於低升糖指數等級，以「●」綠燈表示。
- 食物的 GI 值介於 56 ～ 69 之間（包含 56 與 69）屬於中升糖指數等級，以「●」黃燈表示。
- 食物的GI值等於或高於70以上，為高升糖指數的食物，以「●」紅燈表示。

GI 值分級	代表的燈號	食物的 GI 值	對人體血糖的影響
低 GI 等級	● 代表的燈號為「綠燈」	介於 0 到 55 之間 	最不容易造成血糖值的波動
中 GI 等級	● 代表的燈號屬於「黃燈」	介於 56 到 69 之間（包含 56 與 69） 	血糖值是介於高跟低的中間值
高 GI 等級	● 代表的燈號為危險的「紅燈」	高於 70 以上 	最容易造成血糖值的波動

GI 值屬危險性高 ⟷ 以紅字標示

GI 值大於 55 者，在 GI 值表中都是用紅色字顯示，表示對血糖的控制屬危險性高的食物，必須注意攝取量。

接下頁

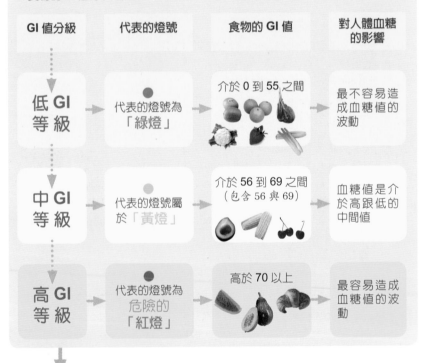

從食物成分鑑定 GI 值法 ⟷ 在 GI 值欄有時會加上 ※、+、△的標示

「※」的符號一 表示該食物幾乎不含或只含少量人體可吸收的醣類成分，所以 GI 值幾乎是零。

「+」的符號一 表示 GI 值是經由測量不同來源的食物所取得的平均值。例如，不同來源的水果優格，口味會有差異性，為了取得一般水果優格的 GI 值做為擇食的參考，表中水果優格的 GI 值是取自不同來源、口味的水果優格所測得的 GI 平均值。

值得注意的是選擇食物，除了考慮食物本身的 GI 值之外，還要注意動物性脂肪的含量。

「△」的符號一 是指含有飽和脂肪酸的食物，食用過多富含飽和脂肪酸的食物有害健康。

GI 值低但不宜多吃 ⟷ 在飲食建議欄標示說明

有一些食物的 GI 值雖然低，但是熱量高或烹調方式易產生有毒物質，不宜多吃，在建議欄中會加註提醒。

GI 值表格排序方式 ⟷ 以食物的種類做分類

GI 值表的食物排列是依種類做分類，使用前最好先瀏覽過整個 GI 值表一遍，以了解不同類別食物的普遍 GI 值。使用 GI 值表時，可依食物的種類尋找，例如：蔓越莓屬於乾果類的製品，可以在果乾類找到；而巧克力牛奶是奶製品，可以在乳製品中找到，而牛奶巧克力是甜品，可在點心類中的表格中找到。

GI 值食物自由搭配方式 ⟷「一飯、二菜、三指肉」的調配原則

在本書 PART3 中有提到，「一飯、二菜、三指肉」的調配原則（詳見本書 P.082），其中「一飯」可以從五穀類、麵食類、麵包糕點中選擇低 GI 的健康主食；「二菜」可以從蔬菜與芽菜或菇類等食物中，選擇數種不同的蔬菜，並且要注意不同顏色、不同部位的搭配原則；「三指肉」可以從魚、肉類、奶蛋類、豆類 & 豆製品中找到低 GI、低飽和脂肪酸的健康食物。

水果類可以在餐前或是作為兩餐之間的點心。若仍不足還可以選擇點心類、麵包糕點類、蔬菜類、豆類、飲料類等的食物。

二、常見食物的 GI 值速查表

■五穀類（主食）：所含醣份多寡及烹調方式、加工方式造成 GI 值之不同。

	食物名稱	升糖指數燈號	GI 值	飲食建議
1	米麩	●	18	可加入煮好之米飯、粥內，增加營養，更適於老年人、嬰幼兒。
2	麥麩	●	24	
3	大麥	●	22	低 GI 值穀物，可挑選為平日主食食用或混合搭配米飯。
4	黑麥粒	●	34	
5	小麥	●	41	
6	燕麥	●	54	
7	蕎麥	●	54	
8	糙米	●	54	
9	薏仁	●	29	
10	All Bran（家樂氏）	●	35	可加入奶品類食用。
11	All-Bran frnitn oats（家樂氏）	●	39	
12	米粉（米製品）	●	65＋	少食用。
13	即食燕麥	●	66	宜搭配全穀粒主食，可降低 GI 值。
14	白米＋糙米（相等比例混合）	●	68	可偶爾搭配吃（尤其是胃腸消化不良者）。
15	胚芽米飯	●	70	不可多吃，需搭配全穀粒主食。
16	糙米稀飯	●	72	
17	白米稀飯	●	86	
18	白米飯	●	85＋	
19	白糯米飯	●	99	不可多吃。
20	米漿	●	85＋	
21	八寶糯米粥、飯	●	85＋	
22	糯米粽子	●	85＋	
23	糯米粉製品（糕粿、粄條、麻糬）	●	92＋	
24	湯圓	●	95＋	

■麵食類（主食）

	食物名稱	升糖指數燈號	GI 值	飲食建議
1	冬粉	●	45	低 GI 值食物可做為主食食用，注意攝取量。
2	菜肉水餃（不同口味平均）	●	40 ＋	
3	素包（不同口味平均）	●	42 ＋	
4	菜肉包（不同口味平均）	●	42 ＋	
5	全麥麵	●	50	
6	蕎麥麵	●	55	
7	義大利通心麵	●	47 ＋	
8	全麥義大利麵	●	50 ＋	
9	義大利餃	●	40 ＋	注意內餡食材，宜選低脂成分。
10	義大利麵	●	50 ＋	可搭配其它食材（肉、蔬菜）降低 GI 值。
11	傳統麵線	●	68	少食用。
12	蔥油餅	●	58 △	
13	烏龍麵	●	80	不可多吃。
14	饅頭	●	80 ＋	

■麵包糕點類

	食物名稱	升糖指數燈號	GI 值	飲食建議
1	全麥玉米薄餅	●	30	GI 值低，可作主食之變換。
2	粗穀粒大麥麵包（含 75%穀粒）	●	33	
3	粗穀粒大麥麵包（含 50%穀粒）	●	48	
4	全麥硬麵包（緊實的）	●	51	
5	黑麥硬麵包（緊實的）	●	55	
6	馬芬	●	46 ＋△	含糖及油脂量高，少食用。
7	蘋果馬芬	●	50 ＋△	
8	香蕉馬芬	●	60 △	

＋：不同來源食物的平均值　※：不含澱粉或含量很低　△：飽和脂肪酸

	食物名稱	升糖指數燈號	GI 值	飲食建議
9	中東皮塔餅皮	●	57	油脂含量高，少食用。
10	漢堡麵包	●	62	
11	燒餅	●	69	
12	牛角麵包	●	70	油脂含量高，不可多吃。
13	鬆餅、貝果	●	75 +	
14	白吐司	●	80	
15	甜甜圈	●	86	
16	法國麵包	●	94	

■堅果類

	食物名稱	升糖指數燈號	GI 值	飲食建議
1	芝麻	●	※	富含優質油脂的低 GI 食材，適量食用。
2	大胡桃果	●	11	
3	杏仁	●	26	
4	腰果	●	29	
5	核桃	●	18	
6	開心果	●	18	

■豆類及豆製品：一般豆類及豆製品，含糖份少！纖維素多、GI 值低，少數豆類含澱粉多，GI 值較高。

	食物名稱	升糖指數燈號	GI 值	飲食建議
1	黃豆（煮）	●	18	高纖維質、高蛋白、低糖份之營養食物，可多選用。
2	花生	●	15	
3	毛豆	●	18	
4	雞豆（雪蓮子）	●	28 +	
5	黑豆	●	28	
6	扁豆	●	28	
7	白鳳豆	●	31	

	食物名稱	升糖指數燈號	GI 值	飲食建議
8	綠豆（煮）	●	39	高纖維質、高蛋白、低糖份之營養食物，可多選用。
9	小紅豆（煮）	●	42	
10	大紅豆（煮）	●	43	
11	豌豆	●	46	
12	豆製品：豆腐、百頁豆腐	●	42	可搭配食用。
13	油豆腐	●	43	
14	豆漿	●	44	營養飲品，注意攝取量。
15	香蕉豆奶昔	●	35	
16	納豆	●	56	可搭配食用。
17	蠶豆	●	79	少量食用。

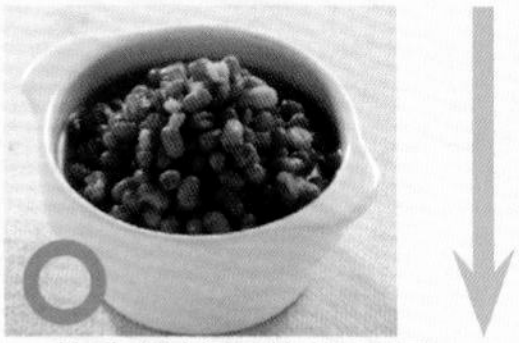

▲熟度恰恰好的綠豆湯

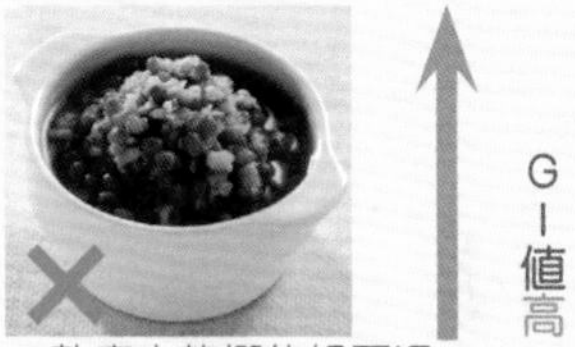

▲熟度太軟爛的綠豆湯

■蛋類及乳製品

	食物名稱	升糖指數燈號	GI 值	飲食建議
1	蛋	●	30 △ ※	一日一顆為宜。
2	全脂鮮奶	●	27	含動物性脂肪，可酌量食用。
3	低脂鮮奶	●	30	
4	脫脂鮮奶	●	32	最佳選擇（無脂肪）可每日食用一份，補充營養。
5	原味優格	●	18	
6	水果優格（不同口味平均）	●	27 ＋	
7	低脂水果優格（不同口味平均）	●	40 ＋	

＋：不同來源食物的平均值　※：不含澱粉或含量很低　△：飽和脂肪酸

	食物名稱	升糖指數燈號	GI 值	飲食建議
8	低脂巧克力奶（代糖）	●	24 △	注意攝取量。
9	巧克力牛奶	●	40 △	含糖份熱量高，不宜多吃。
10	巧克力慕思	●	39 △	
11	奶油	●	30 △	高脂肪，不宜多食。若有需要宜選低脂食用。
12	乳酪片	●	33 △	
13	鮮奶油	●	39 △	
14	全脂香草冰淇淋	●	46 △	熱量高，宜選低脂食用，不宜多食。
15	低脂香草冰淇淋	●	40	
16	冰淇淋（不同口味平均值）	●	47 △＋	
17	加糖煉乳	●	84	熱量高，不可多食。

■飲料類

	食物名稱	升糖指數燈號	GI 值	飲食建議
1	茶（不加糖）	●	10	適量飲用。
2	咖啡（不加糖）	●	16	
3	健怡飲料	●	※	代糖飲品。
4	番茄汁（不加糖）	●	38	可適量選用。
5	紅蘿蔔汁（不加糖）	●	43	
6	蘋果汁（不加糖）	●	42	
7	葡萄柚汁（不加糖）	●	45	
8	柳橙汁（不加糖）	●	50 ＋	
9	可口可樂、汽水	●	58	避免食用。
10	啤酒（4.6% 酒精）	●	65	

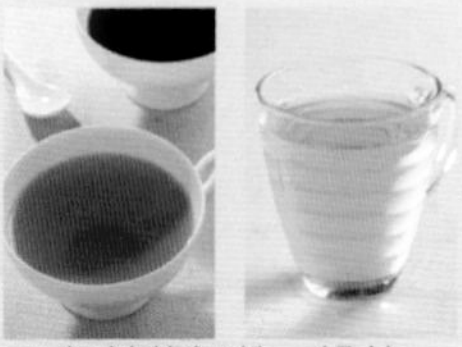

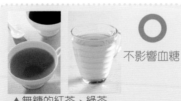

○ 不影響血糖

▲無糖的紅茶、綠茶

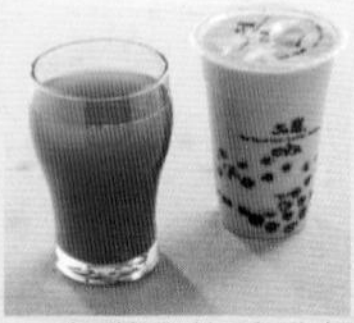

✕ 對血糖的控制有害無益

▲高甜分的珍珠奶茶、加糖稀釋的果菜汁

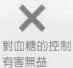

■魚肉類：含蛋白質高、醣份幾乎無，升糖指數可不計，但若添加其它佐料烹調，則 GI 值升高。

	食物名稱	升糖指數燈號	GI 值	飲食建議
1 家禽類（紅肉）	豬肉、牛肉、羊肉	●	△ ※	挑選瘦肉部位食用。
2 家禽類（白肉）	雞肉、鴨肉、鵝肉	●	△ ※	去除外皮、油脂食用。
3 加工肉品	火腿、香腸、培根、臘腸	●	△ ※	油脂含量高、高溫燒烤，不宜多吃。
4 大型魚	鮪魚、鮭魚、鱈魚	●	※	含 DHA、EPA 多，蛋白質多，可依每日需要量搭配食用。
5 青背魚	沙丁魚、秋刀魚、竹筴魚	●	※	
6 小型魚	魩仔魚、小魚干	●	※	
7	蝦、蟹類	●	※	含牛磺酸、EPA 多，有利於防止心血管疾病。
8 貝類	蛤蜊、蜆、干貝、牡蠣	●	※	
9 花枝	小卷、軟絲、透抽、章魚	●	※	
10	炸雞肉（裹粉）	●	45 △	含油脂高且高溫烹調，儘量少食用。
11	炸魚、蝦（裹粉）	●	40 △	
12	肉鬆、魚鬆（無糖調味）	●	※	

■點心類

	食物名稱	升糖指數燈號	GI 值	飲食建議
1	蒟蒻	●	10 ＋	低熱量、低 GI 值，可當點心選用。
2	茶凍（無糖）	●	25	
3	龜苓膏	●	※	
4	黑巧克力	●	22	高熱量、不宜多吃。
5	巧克力牛奶棒	●	44 △	
6	牛奶巧克力	●	45 △	
7	棉花糖	●	65 ＋	高熱量、高糖份，不宜多吃。
8	焦糖布丁	●	56 ＋	少量食用。
9	麻糬（不同口味平均）	●	70 ＋	高熱量、高糖份，不宜多吃。

＋：不同來源食物的平均值　　※：不含澱粉或含量很低　　△：飽和脂肪酸

	食物名稱	升糖指數燈號	GI 值	飲食建議
10	蘇打餅乾	●	70	少量食用。
11	爆米花	●	72 +	高熱量、少食用。
12	洋芋片	●	85	
13	墨西哥玉米片	●	70	高熱量、高糖份，不宜多吃。
14	仙貝	●	91	高熱量、少食用。

■**蔬菜類**：不同種類蔬菜其 GI 值略有差異，大多屬於低 GI 食材，僅有根莖類部份 GI 值較高。

	食物名稱	升糖指數燈號	GI 值	飲食建議
1 葉菜類	地瓜葉、香菜、美生菜、西洋芹、小白菜、芥蘭菜、A 菜、菠菜、青江菜、茼蒿、菊苣、萵苣、高麗菜、紅鳳菜、芹菜、空心菜、莧菜	●	※	每天都可食用的優質營養食物。
2 花菜類	白花椰菜、綠花椰菜	●	※	
3 果菜類	冬瓜、絲瓜、秋葵、小黃瓜、苦瓜、絲瓜、秋葵、小黃瓜、苦瓜、四季豆、番茄、茄子	●	※	
4 豆芽類	豆芽菜	●	※	每天都可食用的優質營養食物。
5 菌菇類	黑木耳、白木耳	●	26※	天然營養的低 GI 食物，可多食用。
	香菇、鴻喜菇	●	28※	
	蘑菇、杏鮑菇、美白菇	●	24※	
6 藻類	海帶、海帶芽、紫菜、石花菜	●	17※	低 GI 優質食物，可常食用。
7 根莖類	竹筍、蘆筍	●	※	每天都可食用的優質營養食物。
	洋蔥	●	10	
	地瓜	●	55 +	不錯的選擇，注意攝取量。
	地瓜（水煮）	●	50 +	
	白蘿蔔、牛蒡	●	※	每天都可食用的優質營養食物。
	芋頭	●	55	不錯的選擇，注意攝取量。

	食物名稱	升糖指數燈號	GI 值	飲食建議
8 GI值較高的蔬菜	甜玉米粒（罐頭）	●	46	可選用，但須注意熱量攝取，必須將主食減量，不宜常使用。
	甜玉米	●	80 ＋	天然營養的優質低 GI 值食物，注意攝取量。
	甜菜根	●	70	可選用，但須注意熱量攝取，必須將主食減量，不宜常使用。
	山藥	●	75	
	櫛瓜	●	75	
	南瓜	●	75	
	紅蘿蔔	●	80 ＋	注意攝取量。
	馬鈴薯（水煮）	●	80 ＋	不宜多吃。
	馬鈴薯（烤）	●	88 ＋	
	馬鈴薯泥	●	87 ＋	

植物的根
如：白蘿蔔、
胡蘿蔔。

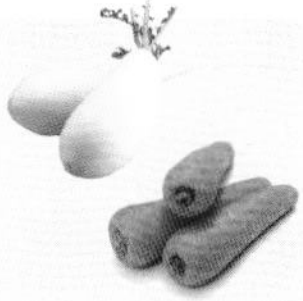

植物的莖
如：芹菜、洋蔥、蓮藕。

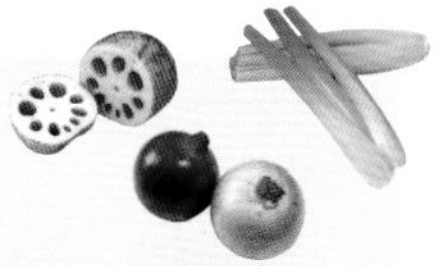

植物的果實
如：絲瓜、冬瓜、茄子、番茄。

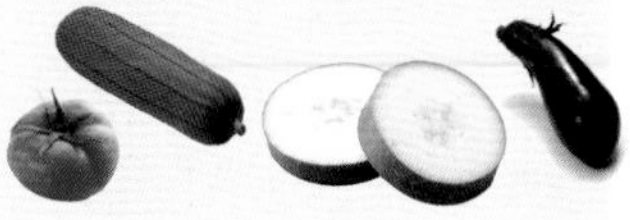

植物的葉菜
如：地瓜葉、白菜、
青江菜、包心菜。

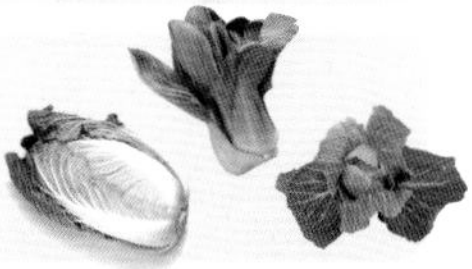

植物的花
如：綠花椰、白花椰、
金針花。

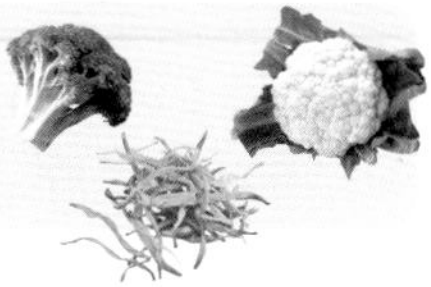

■水果類

	食物名稱	升糖指數燈號	GI 值	飲食建議
1	葡萄柚	●	25	天然營養低 GI 食物，可作為點心食用，注意食用份量。
2	西洋梨	●	33	
3	紅柿	●	38	

＋：不同來源食物的平均值　※：不含澱粉或含量很低　△：飽和脂肪酸

	食物名稱	升糖指數燈號	GI 值	飲食建議
4	李子、梨子	●	39	天然營養低 GI 食物，可作為點心食用，注意食用份量。
5	草莓	●	40	
6	蘋果	●	40 ＋	
7	橘子	●	41 ＋	
8	葡萄	●	50 ＋	
9	櫻桃	●	52	
10	香蕉	●	55	
11	檸檬	●	34※	
12	釋迦	●	55	
13	酪梨	●	27	含好的油脂，適量食用。
14	木瓜	●	59	糖分高，不宜多吃。
15	鳳梨	●	65	
16	哈蜜瓜	●	67	
17	香瓜	●	68	
18	西瓜	●	72	

■辛香料

	食物名稱	升糖指數燈號	GI 值	飲食建議
1	蒜頭	●	※	一般辛香料用量不多，且多為天然植物，依個人口味搭配食用。
2	薑	●	※	
3	蔥	●	※	
4	大蒜	●	※	
5	香菜	●	※	
6	辣椒	●	※	
7	九層塔	●	※	
8	巴西里	●	※	
9	咖哩粉	●	※	

	食物名稱	升糖指數燈號	GI 值	飲食建議
10	薑黃粉	●	※	一般辛香料用量不多，且多為天然植物，依個人口味搭配食用。
11	香椿粉	●	※	
12	肉桂粉	●	※	有助於降低血糖值。

■調味料（包含各種糖類）

	食物名稱	升糖指數燈號	GI 值	飲食建議
1	醋	●	※	有助血糖控制，可常搭配。
2	鹽	●	※	不宜多吃，含鹽份高。
3	醬油	●	※	
4	沙茶醬	●	25 △＋	高油脂不宜多食。
5	味噌	●	20 ＋	鹽份較高，適量食用。
6	楓糖漿	●	55 ＋	適量食用。
7	果糖	●	20	選用天然水果更佳。
8	代糖	●	※	GI 值為零（糖醇甜味劑除外）。
9	寡糖	●	10※	
10	番茄醬	●	60 ＋	含糖份、鹽份，少量食用。
11	純蜂蜜	●	58	不可多吃，適量食用。
12	楓糖糖漿（調味）	●	70 ＋	
13	焦糖	●	70 ＋	
14	砂糖	●	70 ＋	
15	蔗糖	●	71 ＋	
16	冰糖	●	72 ＋	
17	白糖	●	72 ＋	
18	葡萄糖	●	100	避免食用。
19	麥芽糖	●	105	
20	黑糖	●	93	不可多食。

＋：不同來源食物的平均值　※：不含澱粉或含量很低　△：飽和脂肪酸

■油脂類

	食物名稱	升糖指數燈號	GI值	飲食建議
1	橄欖油	●	※	熱量高、但GI值不高，應注意每日攝取量。
2	苦茶油	●	※	
3	大豆油	●	※	
4	葡萄籽油	●	※	
5	葵花油	●	※	
6	芝麻油	●	※	
7	黑麻油	●	※	
8	清香油	●	※	

■果醬／罐頭類／果乾

	食物名稱	升糖指數燈號	GI值	飲食建議
1	鷹嘴豆泥醬	●	7	可作為抹醬用。
2	蘋果乾	●	29	適量食用。
3	什錦水果罐頭	●	55	
4	水蜜桃罐頭	●	57	注意攝取量，糖份高。
5	草莓醬	●	56＋	
6	葡萄乾、蔓越莓乾	●	65	

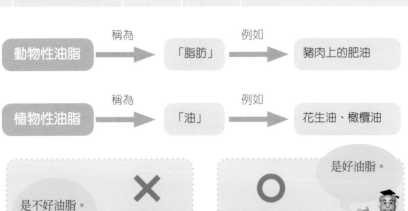

動物性油脂 →（稱為）→「脂肪」→（例如）→ 豬肉上的肥油

植物性油脂 →（稱為）→「油」→（例如）→ 花生油、橄欖油

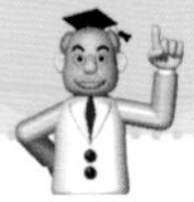

✕ 飽和脂肪酸

○ 不飽和脂肪酸

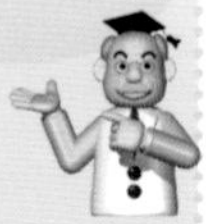

■外食類

	食物名稱	升糖指數燈號	GI 值	飲食建議
1	什錦披薩（薄餅皮）	●	32 △	高熱量，少吃。
2	什錦披薩（厚餅皮）	●	39 △	
3	青蔬披薩（薄餅皮）	●	50 △	
4	小籠包	●	39 △＋	高油脂、偶爾吃。
5	麥克雞塊	●	45 △	高熱量、少吃。
6	鮭魚壽司	●	50 ＋	可挑選食用。
7	潛水艇三明治	●	50 ＋	
8	義大利蔬菜湯	●	50 ＋	
9	烤肉排（含牛、豬、魚、雞肉）	●	△ ※	含優質蛋白質，但油脂高，需去除外皮及挑選瘦肉食用。
10	炒米粉	●	63 △＋	多加蔬菜食用。
11	義大利麵	●	60 ＋	用橄欖油料理，麵條勿糊掉，多加蔬菜食用。
12	義大利通心粉（起士）	●	65 △	
13	雞肉漢堡	●	58 △＋	肉片不選用油炸物，以烤魚肉較佳。
14	豬排漢堡	●	66 △＋	
15	魚排漢堡	●	66 △＋	
16	玉米濃湯	●	70 ＋	不可多吃，少量吃，偶爾吃。
17	米粉湯	●	70 ＋	
18	炒麵	●	80 ＋	
19	粉圓	●	80 ＋	
20	蚵仔麵線	●	85 ＋	
21	炒飯	●	90 ＋	
22	湯圓	●	95 ＋	

＋：不同來源食物的平均值　※：不含澱粉或含量很低　△：飽和脂肪酸

食物代換速查表

■**主食類**：1 份代換表含蛋白質 2 克、醣份 15 克、熱量 70 大卡。

食物名稱	1 份量	重量 (g)	熱量	備註
白米飯	1/4 碗	50	70	GI 值高，少食用
稀飯	1/2 碗	125	70	
糙米飯	1/4 碗	50	70	GI 值低，可多食用
五穀飯	1/4 碗	50	70	
胚芽飯	1/4 碗	50	70	
八寶粥	1/4 碗	25	70	GI 值高，少食用
油飯	1/6 碗	17	70	
炒飯	1/8 碗	15	70	
米粉	1/4 碗	20	70	
冬粉	1/4 碗	50	52	GI 值低，可多食用
拉麵	1/2 碗	25	70	GI 值高，少食用
油麵（熟）	1/2 碗	60	70	
麵條（熟）	1/2 碗	45	70	
鍋燒麵（熟）	1/2 碗	60	70	
粿條（熟）	1/2 碗	60	68	
麵線（熟）	1/2 碗	80	74	
陽春麵（熟）	1/2 碗	70	86	
義大利麵（熟）	1/2 碗	68	70	適量食用
通心麵（熟）	1/2 碗	45	70	
饅頭（中）	1/3 個	30	70	少量食用
全麥饅頭	1/2 個	25	73	
五穀饅頭	1/3 個	25	72	
白吐司（小）	1 片	25	70	GI 值高，少食用

食物名稱	1 份量	重量(g)	熱量	備註
全麥吐司（小）	1 片	30	80	GI 值高，少食用
厚片白吐司	1/2 片	30	90	
蔬菜麵包	1/3 個	20	77	
奶酥麵包	1/3 個	20	74	
水煎包	1/3 個	33	70	GI 值高，注意攝取量
碗粿	1/4 碗	50	85	GI 值高，注意攝取量
米苔目	1/2 碗	60	75	
蘿蔔糕	1 塊	50	70	
燒餅	1/4 個	20	64	
油條	1/3 條	15	70	
水餃（豬肉）	3 個	35	70	可適量選用
包子（豬肉）	1/3 個	27	70	
小餐包	1 個	25	70	GI 值高
湯圓	10 粒	30	70	
燕麥粥	1/2 碗	140	70	注意攝取量
南瓜（熟）	1/2 碗	135	70	
蓮藕（熟）	1/2 碗	100	70	GI 值低，適量食用
甜玉米	1/3 根	110	72	
地瓜（小）	1/2 個	55	70	
芋頭（熟）	1/2 碗	65	70	
馬鈴薯（中）	1/2 個	90	70	GI 值高，注意攝取量

■肉魚蛋類 I：1 份代換量含蛋白質 7 公克、脂肪 3 公克以下、熱量 55 大卡。

	食物名稱	1 份量	重量(g)	熱量	備註
水產類	蝦米		10	55	油脂較低，可每日搭配食用
	小魚干	7-8 尾	10	55	
	魚脯	2 匙	30	55	

	食物名稱	1 份量	重量 (g)	熱量	備註
水產類	草蝦（中）	3 尾	30	55	油脂較低，可每日搭配食用
	小卷（小）	2 尾	35	55	
	牡蠣	6 粒	65	55	
	文蛤	6 個	65	55	
家畜類	豬大里肌肉（瘦肉）		35	55	宜選擇低脂瘦肉食用
	牛腱	3 片	35	55	
	火腿	1 片	45	55	
	豬肉干（+10 公克醣份）		25	55	
	牛肉干（+5 公克醣份）		20	55	
家禽	雞胸肉		30	55	宜選擇低脂瘦肉，可常食用
	雞腿		40	55	
內臟類	豬肝		30	55	少食用
	雞肝		40	55	
	豬腎		65	55	
	（蛋）雞蛋白		70	55	可食用

■**肉魚蛋類 II**：1 份代換量含蛋白質 7 公克、脂肪 5 公克以下、熱量 75 大卡。

	食物名稱	1 份量	重量 (g)	熱量	備註
水產類	虱目魚		35	75	油脂較高，每日適量搭配食用
	鮭魚		35	75	
	鱈魚		50	75	
	肉魚		35	75	
	魚肉鬆		25	75	
	虱目魚丸、花枝丸（+7 公克碳水化合物）	3 粒	50	75	
	旗魚丸、魚丸（+7 公克碳水化合物）	5 粒	60	75	

	食物名稱	1 份量	重量 (g)	熱量	備註
家畜類	豬大排、豬小排、前腿後腿肉、豬腳		35	75	油脂高，適量食用
	豬肉鬆（+5 公克碳水化合物）		20	75	
家禽類	雞翅、雞排		40	75	適量食用
	雞爪		30	75	
	鴨賞		20	75	
內臟	豬肚		50	75	少食用
	豬腸		50	75	
	（蛋）雞蛋	1 個	55	75	每日一粒為宜

■**肉魚蛋類III**：份代換量含蛋白質 7 公克、脂肪 10 公克以下、熱量 120 大卡。

食物名稱	1 份量	重量 (g)	熱量	備註
秋刀魚		35	120	油脂高，適量食用
牛肉條		40	120	
豬肉酥（+5 公克碳水化合物）	3 茶匙	20	120	
雞心		45	120	

■**肉魚蛋類IV**：1 份代換量含蛋白質 7 公克、脂肪 10 公克以上、熱量 135 大卡以上。

	食物名稱	1 份量	重量 (g)	熱量	備註
家畜	豬蹄膀		40	135	含油脂高，不宜多食
	梅花肉		45	135	
	牛腩		45	135	
	加工製香腸		40	135	
	五花臘肉		40	135	
	熱狗		50	135	
	五花肉		50	135	

■蔬菜類：1 份代換量每份 100 公克、含蛋白質 1 公克、醣類 5 公克、熱量 25 大卡。

	食物名稱	1 份量	重量 (g)	熱量	備註
葉菜類	空心菜（熟）	1/2 碗	100	24	蔬菜類含醣份少、高纖，是最佳的低 GI 食物，每日最少食用 3 份以上
	小白菜（熟）	1/2 碗	100	13	
	莧菜（熟）	1/2 碗	120	18	
	菠菜（熟）	1/2 碗	100	22	
	芥菜（熟）	1/2 碗	100	19	
	茼蒿（熟）	1/2 碗	100	16	
	地瓜葉（熟）	1/2 碗	100	30	
	青江菜（熟）	1/2 碗	100	16	
	萵苣（熟）	1/2 碗	100	16	
	川七（熟）	1/2 碗	100	12	
瓜果類	苦瓜	1/2 碗	100	18	低 GI 值食物
	胡瓜	1/2 碗	100	20	
	小黃瓜	1/2 碗	100	15	
	冬瓜	1/2 碗	100	13	
	絲瓜	1/2 碗	100	17	
根莖類	蘆筍	3/4 碗	100	25	纖維質高，優良 GI 值食材，可多食用
	茄子	1/2 碗	100	25	
	綠竹筍（竹筍）	3/4 碗	100	22	
	白蘿蔔	3/4 碗	110	21	
	洋蔥	1/2 碗	70	41	
根莖類	紅蘿蔔	3/4 碗	80	26	
	芹菜	1/2 碗	100	17	
花果類、豆筴類	大白菜	1/2 碗	100	15	蔬菜低 GI 食材，每日可依照所需份量搭配食用
	秋葵	6 根	75	28	
	甜椒	1 個	120	26	
	花椰菜	3/4 碗	115	31	

	食物名稱	1 份量	重量 (g)	熱量	備註
花果類、豆筴類	高麗菜	3/4 碗	100	23	蔬菜低 GI 食材，每日可依照所需份量搭配食用
	荷蘭豆	1/2 碗	100	25	
	甜豆	1/2 碗	100	25	
	四季豆	1/2 碗	100	25	
菌菇類	新鮮香菇	1/2 碗（粒）	100	40	GI 值低，可多食用
	洋菇	1/2 碗（粒）	100	27	
	木耳	1/2 碗	100	35	
芽菜	綠豆芽	1/2 碗	100	33	
	黃豆芽	1/2 碗	100	30	

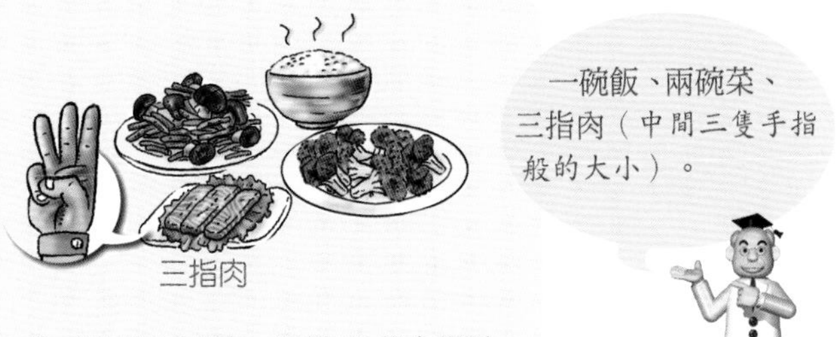
三指肉
一碗飯、兩碗菜、
三指肉（中間三隻手指
般的大小）。

▲「一飯二菜三指肉」為低 GI 飲食原則。

■水果類 I：1 份代換量含醣 15 克、熱量 55 大卡。

	食物名稱	1 份量	重量 (g)	熱量	備註
	蘋果	1 個	130	60	醣份低，可多選食
	芭樂	1 個	155	60	
	水梨	1/2 個	155	60	
	香蕉（中）	1/2 根	75	60	注意糖份，適量食用
	楊桃	3/4 個	180	60	
	番茄（中）	12 個	175	60	
	葡萄	13 粒	130	60	
	木瓜	1/2 個	190	60	

	食物名稱	1份量	重量(g)	熱量	備註
	棗子(綠色)	2-3個	135	60	注意糖份，適量食用
	水蜜桃(小)	1個	150	60	
	加州李	1個	130	60	
	柿子(硬)	1/2個	225	60	
	釋迦	1/2個	130	60	
	蓮霧(中)	2個	180	60	
酸性水果	葡萄柚	3/4個	250	60	未完全成熟時，較具酸味，可選擇食用
	柳丁(中)	1個	170	60	
	橘子	1個	190	60	
	白柚	4片	270	60	
	白文旦	3片	190	60	
	百香果	2個	190	60	
	草莓(小)	16個	170	60	
	櫻桃	9個	85	60	
	奇異果	1又1/2個	125	60	

■**水果類 II**：1份代換量含醣15克、熱量60大卡。

	食物名稱	1份量	重量(g)	熱量	備註
瓜果類	哈蜜瓜	1碗	225	60	注意糖分，宜適量食用
	紅西瓜	1碗	365	61	
	黃西瓜	1碗	320	60	
	香瓜	2/3個	245	60	
	火龍果	1/3個	130	60	可選擇食用
甜度高的水果	荔枝	5粒	110	60	糖份高，少量食用
	龍眼	10粒	130	60	
	愛文芒果	1/2個	150	60	
	金煌芒果	1/2個	140	60	

	食物名稱	1 份量	重量 (g)	熱量	備註
甜度高的水果	紅棗	10 個	30	60	糖份高，少量食用
	黑棗	5 粒	30	60	
	鳳梨	3/4 碗	130	60	

■**豆類及豆製品**：1 份代換量含蛋白質 7 公克、脂肪 3 公克以下、熱量 55 大卡。

食物名稱	1 份量	重量 (g)	熱量	備註
黃豆	1/4 碗	20	55	為低 GI 食物，可每日搭配食用
毛豆	1/2 碗	50	55	
傳統豆腐	4 小格	80	75	薄豆腐 4 方格，厚豆腐 2 方格
臭豆腐		50	66	適量食用
油豆腐	2-3 個	35	75	
嫩豆腐	1/2 盒	140	72	不宜常食用
豆漿	1 杯	240	55	為低 GI 食物，可每日搭配食用
麵腸	3/4 條	40	55	
百頁	1/2 碗	50	75	
素雞	2/3 碗	50	75	
豆干	2 片	45	75	

■**奶類**：1 份代換量含蛋白質 8 克、醣 12 克、脂肪 0 ～ 8 克、熱量 150 大卡。

食物名稱	1 份量	重量 (g)	熱量	備註
全脂鮮奶	240CC	8	152	脂肪高，少食用
全脂奶粉	4 湯匙（35 克）	8	152	
低脂鮮奶	240 CC	4	120	GI 值低，可每日食用
低脂奶粉	3 湯匙（25 克）	4	120	
脫脂鮮奶	240 CC	0	80	
脫脂奶粉	3 湯匙（25 克）	0	80	

■油脂與堅果類：1 份代換量含脂肪 5 克、熱量 45 大卡。

	食物名稱	1 份量	重量 (g)	熱量	備註
油脂類	大豆油	1 茶匙	5	45	酌量食用
	葵花油	1 茶匙	5	45	
	花生油	1 茶匙	5	45	
	橄欖油	1 茶匙	5	45	
	苦茶油	1 茶匙	5	45	
	亞麻仁油	1 茶匙	5	45	
	椰子油	1 茶匙	5	45	
	豬油	1 茶匙	5	45	
	鮮奶油	2 茶匙	5	45	少食用
	沙拉醬	2 茶匙	8	51	
	花生醬	1 茶匙	8	45	酌量食用
	芝麻醬	1 又 1/2 茶匙	8	48	
	黑芝麻粉	2 茶匙	8	45	
堅果類	腰果（生）	5 粒	8	45	可代替油脂使用，注意熱量攝取
	核桃（生）	2 粒	7	45	
	花生	10 粒	8	45	
	開心果	10 粒	14	45	
	杏仁果粒	5 粒	7	45	
	夏威夷豆	3 粒	6	45	

不好的食用油 →

1. 經過精緻化與氫化過程處理。
2. 用高溫大量萃取油質的方法，容易殘留有毒物質在油質中。
3. 多元不飽和脂肪酸比例愈高，則在高溫下愈容易產生氧化作用，油質愈不安定。

好的食用油 →

1. 植物油中的單元不飽和脂肪酸比例愈高，油質愈穩定。
2. 經冷壓萃取出的油才是好油，如初榨橄欖油、苦茶油、亞麻仁油。